新时代健康中国（长江经济带）战略研究丛书

王祚桥　胡慧远　主编

2019年度湖北省宣传文化发展专项项目"长江经济带健康布局研究"和湖北中医药大学校级科研平台"健康湖北智库建设"的研究成果

实施健康湖北战略智库建设

The Construction of Think Tank for Healthy Hubei Program

胡慧远　编著

U0250270

WUHAN UNIVERSITY PRESS
武汉大学出版社

图书在版编目(CIP)数据

实施健康湖北战略智库建设/胡慧远编著.—武汉：武汉大学出版社,2020.10
新时代健康中国(长江经济带)战略研究丛书/王祚桥,胡慧远主编
ISBN 978-7-307-21876-5

Ⅰ.实…　Ⅱ.胡…　Ⅲ.医疗保健事业—研究—湖北　Ⅳ.R199.2

中国版本图书馆 CIP 数据核字(2020)第 204272 号

责任编辑:詹　蜜　　　责任校对:汪欣怡　　　版式设计:马　佳

出版发行:**武汉大学出版社**　　(430072　武昌　珞珈山)
　　　　(电子邮箱:cbs22@whu.edu.cn　网址:www.wdp.com.cn)
印刷:武汉邮科印务有限公司
开本:720×1000　1/16　印张:17.5　字数:241 千字　插页:2
版次:2020 年 10 月第 1 版　　　2020 年 10 月第 1 次印刷
ISBN 978-7-307-21876-5　　定价:60.00 元

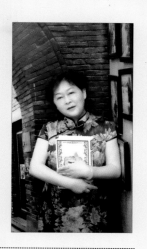

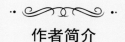

作者简介

　　胡慧远，湖北公安人，湖北中医药大学马克思主义学院党总支书记、院长，教授，硕士生导师，湖北省哲学学会常务理事，湖北省思想政治理论课教指委委员。长期从事思想政治理论教育教学、科研、管理工作，在《江汉论坛》《学校党建与思想教育》等核心刊物发表论文10余篇，主编教材3部，学术著作2部。

前 言

健康中国战略是党和国家的重大治国方略，是全面建成小康社会的题中之义，事关近 14 亿人民群众的身心健康。自 2017 年党的十九大明确提出"实施健康中国战略"以来，湖北省结合本省实际，开展健康湖北智库建设，探索健康湖北的实施路径。为充分发挥中医药优势，积极服务于健康湖北建设，湖北中医药大学成立了"湖北中医药大学健康湖北战略智库"，专门从事健康湖北相关研究。本书是该智库的研究成果之一。

随着人民生活水平的不断提高，追求健康成为人民群众美好生活的重要方面。湖北省在推进健康湖北建设的过程中，在人民群众健康理念的培育、健康文化的传播、健康产业的发展等方面形成了一些行之有效的做法，同时也面临着人民群众健康理念的转变、健康需求的多维和多样、对健康生活方式的重视等新情况。需要探索适应新时代人民群众健康需求的新方路、新路径，以不断满足人民群众对美好生活的向往。

本书结合健康湖北建设的实际，针对新时代人民群众健康理念的新变化，从实施健康湖北战略的依据、重要意义、重大关系、中医药的作用、制度创设、公共卫生体系建设、培育健康产业和创设健康文化等方面，对健康湖北战略的实施进行了理论和实践探索。尝试分析健康湖北建设存在的相关问题，并寻找对策。厘清健康湖北建设中各种影响因素及其相互关系及内在联系。对在健康湖北建设过程中，发挥中医药作用的主要方面及建立健全湖北公共卫生服务体系，培育湖北健康产业和健康文化的具体路径进行了思考。

　　本书运用调查研究的方法，在对湖北健康产业、公共卫生、健康文化等方面进行充分调查研究的基础上，对健康湖北建设中存在的一系列问题进行理论探讨和对策思考，以期增强本书的理论性和实践性。

　　本书的研究初衷是为健康湖北建设提供可能的思考和借鉴，为此，著者付出了积极的努力，进行了认真的探索，但仍有不足之处，请各位同仁指正。

目　录

绪　论

半个多世纪的医学、健康实践告诉我们，健康需要维护、促进，要以预防为主。国民急需健康管理。健康管理分为了解健康、管理健康和促进健康三个阶段，目前大多数人普遍缺乏维护和促进健康观念。树立健康观念，践行健康的生活方式，是现在推动健康管理的关键环节。为了推动我国健康事业的发展，社会需要更多的健康教育和健康管理专家以引导群众树立正确的健康观念，增强自我保健意识，践行健康生活方式，加强个人健康管理，促进长期以来以疾病为中心的理念向以健康为中心的理念的转变。让健康理念、行为和技能成为全民普遍具备的素质和能力，形成自主自律的健康生活方式，提高自我健康管理能力，推动把"每个人是自己健康第一责任人"的理念落到实处。

党的十八大以来，以习近平同志为核心的党中央从党和国家事业全局与中华民族长远发展出发，顺应人民群众健康新期盼，将维护人民健康纳入"五位一体"总体布局和"四个全面"战略布局，统筹协调推进，开启了健康中国建设新征程。2016 年召开了全国卫生与健康大会，明确了健康中国建设的大政方针；发布了《"健康中国 2030"规划纲要》，确定了推进健康中国建设的行动纲领；2017 年，党的十九大作出"实施健康中国战略"的重大决策部署，将健康中国上升为国家战略。2018 年，组建国家卫生健康委，为推动实施健康中国战略做出了组织机构安排。今年，是中华人民共和国成立 70 周年，经党中央同意，国务院印发《意见》，启动实施健康中国行动，充分体现了党中央、国务院对人民健康高度负责的政治担当和维护人民健康的坚定决心，具有重大的现实意义和深远的历史意义。

党的十八届五中全会提出"推进健康中国建设"的要求。改革开放40多年来，我国经济社会发展取得了巨大成就，但是人民健康状况仍需进一步改善，个体健康问题逐渐演变成社会群体性的健康问题，这必将影响到国家健康可持续发展，国民经济发展取得了巨大的发展，医疗卫生投入规模日趋扩大，医疗条件和技术水平有较大程度提升，医疗卫生管理规范水平提高，医疗卫生从业人员素质取得较大进步，国民整体健康水平却呈现下滑趋势。国民健康问题成为当前社会矛盾比较集中的一个领域，如不能加以充分重视和有效解决，既影响人民共享改革发展成果，也制约人力资源水平提高和经济转型升级。

为此，本书带领我们来思考，我们对于健康的认识的深度和广度需要提高，需要进一步提升健康的定义和范畴，健康、医疗、卫生和保健的关系，中医、西医在疾病治疗方面发挥效用，多视野下的健康体系的构建，重塑健康理念和观念，建构健康体系，顺应新形势新要求，促进卫生健康工作从以治病为中心转向以人民健康为中心。

本书从健康湖北战略的理论和现实依据，把握健康湖北战略的历史意义，通过梳理健康湖北战略的实施现状，深刻认识健康湖北指导思想及相关政策，来思考健康湖北实施中的问题，进而把握健康湖北战略实施中的重大关系，特别是人民健康与公共卫生的关系，城市健康与农村健康的关系，疾病治疗与预防关系，充分发挥中医药在实施健康湖北战略中的重要作用，建设健康中国，必须遵循中医药发展规律，传承精华，守正创新，加快推进中医药发展。

一、健康的基本概念

1996年WHO（世界卫生组织）在其发布的《迎接21世纪挑战》报告中明确提出："21世纪的医学不应该继续以疾病为主要研究领域，而应当以人类的健康作为医学的主要研究方向。"

WHO 对"健康"概念的定义："健康是整个躯体、精神和社会的完满和谐状态，而不仅仅是没有疾病或身体虚弱"（Health is a state of complete physical, mental and social weel being and notmerely the absence of disease or infirmity）。这个概念本身是健康的一种表现，但是没有能够全面深刻地展示健康的实质，帮助我们思考是什么来维持和保障健康的状态。

结合《简明不列颠百科全书》1987 年中文版的健康定义："健康，使个体能长时期地适应环境的身体、情绪、精神及社交方面的能力。"这种身体调节平衡的能力和对环境的应急适应能力是健康之本源与内涵。

二、健康与疾病的关系

健康既指身心平衡状态，又指自我拥有的各种生机活力。如果这种动态平衡被打破或暂时不能适应，即不平衡、不和或不通时，机体就表现出来一些症象或不适的感觉，这些症象或不适的感觉每个人随时都可能会出现，这也就是所谓的疾病或病症。同样，如果这种生机活力没有了，内在机制紊乱或自身健康能力出现问题，也就是身体内环境破坏了，内在机制不健全，那么机体就无法保持自我的动态平衡，身体就会生病或老化。

可见，疾病的发生或出现其实只是健康出问题的表现，生命就是疾病和健康交响共演的整个进程。而生病则是生命演进过程中难以避免的事情，它只是一个暂时现象或表象而已，有时还可能是一种健康问题的报警或提醒。然而，现代医学基本是把健康问题说成表象化的"疾病"，再被疾病引导着去寻找对付疾病的医疗方式和方法。如此一来，健康问题疾病化，医学思想医疗化，本应是健康治理却演变成了疾病治疗，其处理方式虽然表面直接而简单化了，但健康问题却更深重而复杂了，其他问题也接踵而至。

三、健康与医疗卫生

目前群众的普遍观点：医疗卫生的进步提高了人们的健康水平，延长了人们的平均寿命，但这个说法是片面的或不准确的。准确的说法应该是医疗卫生的进步减轻了人们的病痛，挽救了很多人的生命，因而，使整个社会的人均预期寿命延长了。但是，人们的健康预期寿命未必就延长了，有时生命虽然保住了，但却是没有健康和尊严地活着。还有，人本应有的自然寿命和健康质量也并没有因为医疗的进步和大量享用而得到同比例、显著的延长和提高。

医疗虽能治病，但保障不了健康，更不可能使人长寿。大量事实证明：健康长寿之人，尤其是百岁老人与医药和医疗基本上没有关系。也有研究证实：与美国人健康寿命相关因素研究中，只有 10% 跟医疗相关。同时，导致美国人健康寿命延长的 30 年中，有 25 年与医学或医疗没有关系。所以医疗只能保障人均预期寿命，我们应该追求的健康预期寿命，更不能只依靠医疗来保障长寿。

医疗本身没有错，医院也没有错，医生也没有错，各级卫生组织也没有错，他们的职责就是防病治病，这也是健康保障体系中重要的一部分。而问题是我们构建的医疗卫生体系是不能单独撑起整个健康体系的，也不能很好地实现健康目标，它们只能解决影响健康的疾病问题，即便是治疗对症了，也还是没有治到根。人为什么会生病？其根本原因是由于健康内在的机制或能力出现了问题，即便是有明显的外在因素影响，但归根结底还是外因造成了内在机制失序或能力不足而发病的。可见，真正应该治理的是健康的内在机制紊乱和能力不足问题，而不是非要去治疗表现出来的病证和病灶。

如今，人们几乎把健康的希望完全寄托在医疗、医院和医生身上，这些外在治病行为有时是多余的，甚至有时是在帮倒忙。因为，关键还是得看患者的自我健康机制和能力能否恢复，外在的这些治疗手段必须通过内在的机制和能力的恢复而起作用。试想，如果一个国家或企业组

织出现问题，难道可以完全依靠外国或外人来解决吗？当然不会，只会
是学习借鉴别人的经验而自治，或者请顾问指导。可是，人的身体出现
问题时，我们却毫不吝惜地把它完全交给医院与医生去治疗和管理。

四、健康的需求和供给侧

人民健康工作是一个系统工程，目前急需推动这个系统工程"以
治病为中心"向"以人民健康为中心"转变。由于工业化、城镇化、
人口老龄化的发展，以及疾病谱、地球生态环境、人类生活方式的变
化，人民健康的发展不断面临着新的挑战。居民健康知识知晓率偏低，
吸烟、酗酒、不锻炼、不合理膳食等不健康生活方式比较多见，由此导
致我国人民健康问题日益突出。

问题出在健康供给侧的结构上，只用医疗卫生方式的生产供给来满
足日益多元化的健康消费需求是不合理的，医疗卫生方式只能用来治病
救命，无法代替增进和保障健康的全部。长期以来，健康供给侧完全由
医疗卫生体系垄断是有理的，治国和治人的理念一样，所以，健康治理
也应该是自治自理，医生只能在场外指导，健康长寿不靠医疗卫生，得
靠自我养生。

五、中医、西医在促进健康方面的逻辑联系

原本发展西医的目的主要是为了救死扶伤、治疗疾病，西医通过疾
病诊疗对减轻疾病损伤的确有一定的成效，且通过人体测量、体格检查
和生理指标等也可以判断一些健康状态。但是对于强健体质、保持精
力、维持劳动效能状态及预防疾病、延长寿命，则很难通过西医的手段
来研判和评价。

经典中医学在一定程度上是健康学的雏形，它的健康理念正是源于
脏腑、气血和经络理论，形气充足、有力为健，经络通畅、顺达为康。
人要保证气血充足、经络畅通，身体才能维持正常的运转和健康的平和
状态，利用这种健康调节机制和自强能力来应对疾病，协调身体机能平

衡，维持健康状态。遗憾的是，现代中医更多地转向对疾病的诊治，而对于经典理论和重要理念的实践还需要进一步拓展，在过去的 100 多年里，中医与西医一直在争论防病治病的科学性和实效性，而忽略了治理健康或对促进健康的功效性。为此，我们的研究对中医和西医做了重新的分工或功能定位。

2019 年 10 月，习近平对中医药工作作出重要指示，中医药学包含着中华民族几千年的健康养生理念及其实践经验，是中华文明的一个瑰宝，凝聚着中国人民和中华民族的博大智慧。发挥中医药防病治病的独特优势和作用，为建设健康中国、实现中华民族伟大复兴的中国梦贡献力量，我们必须要遵循中医药发展规律，传承精华，守正创新，加快推进中医药现代化、产业化，坚持中西医并重，中西医相结合，相互补充、协调发展，推动我国中医药事业和产业高质量发展。一方面要积极充分发挥中医药"治未病"的养生理念和实践方法的作用，另一方面要积极发挥弘扬中华优秀传统文化，加强中医药文化建设。

我们发展中医学也好，发展西医学也罢，不过是解决和维护"健康"的一些方法、工具，纳入健康的范畴内来整合和认识，遵循生命自然规律，尊重人体自身发展平衡能力，更好地实现中西医优势互补。中医通过调理养护的方式来促进和增进健康，是"以健康建设维护中心"理念的实践，西医通过疾病诊治、消除疾病来保卫生命、恢复健康，运用药物和手术对疾病的治疗控制，摄取饮食能量对健康进行调养促进，利用正确的信息和良好的心理对健康的转换校正，中西医配合，发挥各自优势，共同促进人们的健康，以实现健康利益的最大化为目标。

六、健康体系的构建

首先，"健康湖北"建设是一个系统工程，协调推进，统筹规划，科学规范。"健康湖北"建设必须坚持推动健康体系建设"以治病为中心"向"以人民健康为中心"转变，聚焦公共卫生管理服务体制，健康文化普及教育，健康产业发展等要素，需要形成合力，为健康湖北实施提供抓手，运用各项政策保障措施，推进各项工作。

健康湖北必须不断完善组织建设，从省级、地级、县级和乡级进行组织机构安排和人力资源调配；从建立健全湖北公共卫生服务体系、加强湖北公共卫生制度创设和完善湖北城乡公共卫生服务体系着手，加强培育健康产业，通过制定健康产业政策和政府资金支持，逐渐形成合理的健康产业布局；倡导健康生活方式，推动树立全民健康观念，创设积极向上、多元共享的健康文化；以法治保障健康湖北战略的实施。构建形成以"人民为中心"的健康法治体系，加强健康湖北法治体系建设，推进健康湖北战略制度化、规范化运行。

其次，顶层设计一定扎根湖北，围绕人民需求，顺应时代发展需要，深入调查研究，走一条关照人民健康的健康湖北道路。

习近平总书记强调，"没有全民健康，就没有全面小康"。健康是人民群众美好生活的重要基石，也是经济社会发展的基础条件。改革开放以来，我国卫生与健康事业加快发展，人均预期寿命、婴儿死亡率、孕产妇死亡率等主要指标大幅改善。我们用持续的资源投入，获得了较高的健康产出，创造了巨大的"健康红利"，走出了一条符合我国国情的卫生与健康发展道路。由于受文化差异、生活习惯、遗传背景等影响，我国卫生和健康事业发展不能盲目照搬西方研究结论及标准，诸如健康指标制定和药物剂量确定等方面，一定要进行国家、区域的大样本调查和规范化的人群验证，这样才能建立更符合中国人口特征和地方发展特点的大健康体系。

再次，健康湖北建设要以健康城市、健康村镇建设为发力点，针对当地居民主要健康问题，把健康融入所有政策，深入开展健康社区、健康村镇、健康单位、健康家庭等"健康细胞"工程建设，构建完善的社会健康管理和服务体系，实施医疗卫生、体育健身、环境保护、心理干预等综合治理，开展一场针对重大疾病的新时代群众性卫生健康革命，依靠全社会和广大群众共谋、共建、共管、共评、共享，让健康中国建设各项任务在所有基层落地生根，切实提高人民群众健康质量。

本书的第一章详细地阐述了健康湖北战略的现实依据、理论依据及现实意义。在国家战略层面，《"健康中国2030"规划纲要》为"健康湖北"的发展战略提供了纲领性的指导意见。人口老龄化问题对于健康水平和生活质量、养老配套设施服务等方面提出了严峻挑战；由于缺乏健康知识，健康意识不足，以及高负荷的社会压力下的生活方式导致高血压、糖尿病、超重率、肥胖率、血脂异常等主要慢性病和心理健康问题的发病率较高。随着经济社会的发展，人民群众对于健康生活内容和质量有了较高的要求，健康知识和理念、健康生活方式与行为、基本技能的培养和学习需要拓宽渠道、丰富路径；"健康中国2030"战略目前面临一个重要的社会问题，即物质财富的发展与人民群众健康水平的发展不协调的问题，发展健康产业和健康事业一方面能为经济发展提供新的增长点和经济突破口，另一方面，也能提高人民健康水平，为经济社会发展提供人力支撑和智力保障，进而促进健康产业和健康事业的发展。健康湖北建设是中华人民共和国成立以来，中国卫生健康事业发展的新的探索和发展规划，中国走出了一条符合中国国情的卫生健康事业发展道路，这也是社会主义制度优越性的直观和集中体现。

健康湖北的理论依据主要从马克思主义的健康观和中华人民共和国成立以来国家领导人的卫生健康思想进行了考察。马克思主义健康观是从无产阶级生命健康高度关注的人民健康，通过无产阶级健康问题的深层社会原因的社会健康观、批判资本主义摧残工人生命与健康的革命健康观、实现人的全面自由发展的全面发展健康观三个视角来把握和理解的理论内涵。在马克思主义中国化的过程中，我国几代领导人结合中国国情实际也进行了长期的实践和探索，提出了符合中国现实的健康和卫生思想，指导健康事业的发展，把握了健康与社会发展、经济发展、文化建设等的关系，明确了健康是人民的基本权利，是健康事业发展的根本、中心、目标和保障，丰富了健康事业领域的内容，掌握了健康事业完善的方式方法。本章从中国梦和人的全面发展两个角度来认识"健康中国"建设的重要内涵，提出推进健康湖北战略是时代的要求，是全面建成小康社会的重要基础，是维护人民群众健康的重要举措，也是推进供给侧结构性改革的重要抓手。

第二章详细地阐述了健康湖北战略的实施现状。湖北省委、省政府颁布《"健康湖北 2030"行动纲要》开启了健康湖北新篇章。"健康湖北 2030"战略实施进程中获得了许多的政策保障与支持。战略实施以来全省卫生与健康事业取得显著成效，但还是面临着许多严峻的挑战，例如，多重疾病威胁并存、多种健康影响因素交织的复杂局面，迫切需要强化服务人民健康意识，加强对主要健康问题及主要影响因素的有效干预，不断提高全民健康素质等。

在健康湖北战略实施进程中收获的经验：坚持健康优先、坚持以人民健康为中心、坚持改革创新、坚持科学发展、坚持统筹兼顾。一方面健康湖北战略实施进程中存在的问题，全省的医疗卫生事业发展滞后于省内人民需求，城乡居民生命生活质量仍有待提升且差距有待缩减；各地区之间、人群之间贫富差距突出、二元结构显著；各种"城市病""职业病"依然凸显，等等；另一方面针对健康湖北战略实施进程中的问题的对策：营造健康环境、完善健康服务、培育健康人群、构建健康社会、加强健康支撑等方面推动促进健康湖北战略推进与发展提出相应对策建议。

第三章全面深刻论述了健康湖北战略实施进程中存在的三个重要关系：人民健康与公共卫生的关系、城市健康与农村健康的关系、疾病治疗与预防的关系。在战略实施进程中和实现路径上要清晰地将各个重大关系厘清，这样才能在具体推进过程中为方案制定尤其是内在指标的层次性、逻辑性设定提供理论依据和支撑。

第一，人民健康与公共卫生的关系。经济建设取得重大成就，转变发展方式，发展质量和效益不断提升，高速经济发展推动社会结构和人民群众的生活方式的调整，也为解决目前食品药品安全、饮水安全和环境污染、重大传染病和慢性非传染病的双重威胁等问题提供了经济保障，"未病先防"公共卫生一贯的价值理念和应有内涵也深入人心，而公共卫生是以预防医学知识为基础，必须加强公共卫生体系建设，保障人民健康。目前湖北省公共卫生服务项目存在的问题及医改面临的体制机制矛盾日益凸显，因此解决公共卫生服务项目问题的措施就是需要加大对公共卫生事业的投入，不断提高疾病预防控制和公共卫生费用占卫生事业费的比例，通过公共卫生措施，不断改善卫生环境，实施扩大国家免疫规划，有效防控各类重大疾病，其次要坚持预防为主，倡导健康文明生活理念和方式。

第二，城市健康与农村健康的关系。城乡基础医疗保障体系不完善，"医养结合"尚未破题、健康养老严重滞后等，是目前亟待解决的问题。城市健康与乡村健康的现状、问题与提升共同决定着健康湖北战略实施的具体推进和最终成果。

第三，疾病治疗与预防的关系。随着工业化、城镇化进程和人口老龄化的加快以及受不健康生活方式等因素的影响，近年来我国慢性病发病呈快速上升趋势，心脑血管疾病、恶性肿瘤等慢性病已成为我国居民的主要死因。因此疾病预防控制机构的建立是有必要的。早预防、早发现、早诊断将会大大减少疾病的发病率，减少病人机体损伤和治疗痛苦，还可有效缓解医疗资源压力。

第四章从充分发挥中医药"治未病"的养生理念和实践方法的作用，充分发挥中医药"治未病"的养生理念和实践方法的作用这两个方面来介绍中医药在实施健康湖北战略中发挥巨大的作用。现今由于生活方式因素、环境污染因素、社会因素等因素导致我国目前亚健康的人约有7亿，知识分子、企业管理者、机关干部中70%以上处于亚健康状态。因此，充分发挥中医药"治未病"的养生理念和实践方法能够很好地改善亚健康的人员数量。中医将生命状态划分为"已病""未病"两种状态，因此治未病是重要阶段，治未病的思想是以防为主、防重于治的养生思想，其核心内容应为"防"，预防"已病"状态的发生，预防生命规律的异常，通过中医药治未病，主要包括以药物内外调养、饮食药膳调养、起居调养、情志调养、针灸调养、体育调养、按摩调养、物理调养。即使中医药文化有其产生的历史性、民族性和地域性，但其思想智慧和文化精髓，在科学技术高度发展的今天，仍然具有旺盛的生命力。

因此，弘扬中华优秀传统文化、加强中医药文化建设是建设健康湖北战略的重中之重。近几年来中国政府对弘扬发展中医药、促进中医药文化对外传播日益重视。提出坚持中西医并重发展，传承创新中医药文化，发展中医药事业。由于部分人在对中医药文化的认识上有不少误区、西方医学科学文化冲击着中医药文化的传播、欠缺行之有效地传播中医药文化的途径、缺乏传播中医药文化的具体实施细则和配套文件，从而使我国中医药文化对外传播面临困难。

第五章介绍了在社会快速发展的今天，城乡居民收入分配不公平的现象日益显著，城乡基本公共服务水平不平衡，建立一个完善的促进城乡基本公共服务均等化的财政政策体系，从而提高全社会公民的福利水平成为政府工作的当务之急。虽然湖北省社会保障已经基本实现制度全覆盖，但在社会保障程度方面，城乡依然存在较大差距，城镇地区的社会保障资金主要来源于市县财政支出，而农村的社会保障资金来源于县、乡、村三级财政统筹支出，由于乡和村两级基金困难，对农村居民的生活保障能力非常有限。这就导致了城乡在养老保险制度等方面的差异。同时湖北省城乡间居民在基础教育、医疗卫生、社会保障和基础设施建设等方面依然存在着严重的供求不均衡、不协调现象。自实施"健康湖北"的全民行动计划以来，湖北省农村医疗卫生服务网络不断优化，城乡医疗卫生水平差距通过多渠道得以缩小，但供给机制仍然存在不足。

因此，加强完善湖北城乡公共卫生服务体系、发挥政府在农村卫生领域的作用和功能成为缩小城乡公共服务体的重要措施。同时，要改革和完善卫生经济政策，推行降低药品价格，降价甚至取消药品加成、提高医护人员劳务费用试点工作，在维护农村居民健康权利和医护人员合法收入权利的同时，促进卫生事业的不断发展。

第六章阐述了根据社会发展、人民需要和健康产业的重要性，要求培育健康产业。我国经济发展进入新常态，大众消费升级，医疗改革的不断推进，人口进入老龄化阶段，人民健康意识不断增强，为健康产业发展奠定了基础。推动健康产业发展，需要加紧战略推动与产业扶持，发挥行业职能，促进行业发展，优化产业环境，发展产业集群，加强人才保障，提升人才素质。（以湖北省为例）根据健康产业目前的发展布局和现存问题，必须深化产业组织和医疗卫生保障体系改革，全面规划产业布局，构建产业生产安全服务体系，推进产业信息化，进一步推进医养结合的养老产业发展；大力发展与大健康产业相适应的教育事业，加强健康产业的自主创新等来进一步完善发展健康战略布局。

第七章阐述了进入新时代根据习近平总书记的重要指示，应大力倡导健康的生活方式，推动树立全民健康理念，创设健康文化，将健康文化深植于人民群众的心中和中国特色卫生与健康发展道路中。提高居民健康意识方面，发展建立以政府为主导，基层医疗机构、学校为主力，社区共建的建设路径，发展健康文化。在生活方式方面，从健康教育、健康意识、体检、饮食、运动、心理等倡导全民培养健康生活方式。在健康理念方面，树立"治未病""全过程""全方位""时代性"的健康理念。在文化传播方面，通过构建健康理念宣传平台，保障健康文化建设的物质基础，注重健康文化产业的培育，推动健康理念的有效传播。

第八章阐述了以法治保障健康湖北战略实施和如何构建形成以"人民为中心"的健康法治体系。以法治保障健康湖北战略实施方面，法治建设是健康湖北建设的制度基石、内在要求，明确其方向道路和增进社会共识，有利于使健康观念深入人心，突出健康问题的解决并推动生产力发展，实现社会和谐安定的美好愿景。构建形成"以人民为中心"的健康法治体系方面，讲述了"以人民为中心"的健康法治建设内涵，从目的论、效果论和方法论阐释了"以人民健康为中心"的健康法制建设的核心要义。通过不断完善健康卫生立法体系，加大卫生文明执法力度，推进卫生文明司法进程，加强立法研究，鼓励和倡导卫生法治建设上的全民守法，为健康湖北建设提供制度保障、重大举措、良好基础和科学依据。

第一章　健康湖北战略的现实依据、理论依据及现实意义

2016 年 10 月 25 日，中共中央、国务院印发的《“健康中国 2030”规划纲要》（下文简称《纲要》）。《纲要》明确提出“推进健康中国建设，是全面建成小康社会、基本实现社会主义现代化的重要基础，是全面提升中华民族健康素质、实现人民健康与经济社会协调发展的国家战略”。习近平总书记深刻指出：没有全民健康，就没有全面小康，强调推进“健康中国”建设是实现中国两个百年目标的重要基础和组成部分，要求把人民健康放在优先发展的地位，加快推进“健康中国”建设。①

《纲要》的内容及习近平总书记的论断可以看出党和国家历来都高度重视人民健康。新中国成立以来，特别是 1978 年中国实行改革开放政策以来，我国在国民健康领域所取得的成果是十分瞩目的，从人民生活的周边环境的改善，到全民健身运动的迅速推广；从基层医疗卫生服务体系的日益完善，到人民身体素质和健康水平的不断提高，无不印证着我们党和国家对人民健康事业的高度重视。在取得成绩的同时，随着社会的发展进步，也带来了一定的问题和矛盾。工业化步伐加快、城镇化水平提高带来了我国历史上从未出现的新问题。例如，人口老龄化问题、慢性病激增的问题、生态环境破坏的问题以及生活方式发生转变的

---

① 李斌. 《“健康中国 2030”规划纲要》辅导读本 [M]. 北京：人民卫生出版社，2017.

问题等，这些新问题的出现也给我们维护和促进我国居民健康水平的提高带来了一系列的新挑战，政府能够提供的健康服务供给总体水平不足，与我国居民的健康需求增长之间的矛盾也在不断加深。健康领域的发展与社会经济的发展协调性差，健康服务业的发展未跟上经济发展的部分，这些问题都需要从国家战略层面来统筹规划相关问题。

正因为当今中国社会正处于一场深刻的变革之中，全面建成小康社会进入到决胜阶段、中国特色社会主义进入新时代的关键时期，正是在这样的社会发展背景下，健康中国战略应运而生。健康中国战略的提出正是为了应对我国现在所处的社会主义新时代所面临的问题而产生的。在健康中国战略的指导下，湖北省政府也提出了健康湖北的湖北省发展战略。

第一节　健康湖北战略的现实依据

一、《"健康中国 2030"规划纲要》是纲领性文件

《纲要》的提出为"健康湖北"的发展战略提供了纲领性的指导意见。《纲要》中指出："推进健康中国建设，必须高举中国特色社会主义伟大旗帜，全面贯彻党的十八大和十八届三中、四中、五中全会精神，以马克思列宁主义、毛泽东思想、邓小平理论、'三个代表'重要思想、科学发展观为指导，深入学习贯彻习近平总书记系列重要讲话精神，紧紧围绕统筹推进'五位一体'总体布局和协调推进'四个全面'战略布局，认真落实党中央、国务院决策部署，坚持以人民为中心的发展思想，牢固树立和贯彻落实新发展理念，坚持正确的卫生与健康工作方针，以提高人民健康水平为核心，以体制机制改革创新为动力，以普及健康生活、优化健康服务、完善健康保障、建设健康环境、发展健康产业为重点，把健康融入所有政策，加快转变健康领域发展方式，全方位、全周期维护和保障人民健康，大幅提高健康水平，显著改善健康公

平，为实现'两个一百年'奋斗目标和中华民族伟大复兴的中国梦提供坚实健康基础。"在《纲要》总体战略思想的指导下，遵循其提出的四大原则——"健康优先、改革创新、科学发展、公平公正"。只有在这种战略思想的指引下，才能真正实现湖北省人民健康水平的不断提升。

二、影响全国居民健康水平的主要问题及其在湖北地区的表现

（一）人口老龄化问题

人民是社会发展的主要推动力，提高人民的健康水平和生活质量是健康中国战略的目标和落脚点，在这一目标指导下，提高湖北省内人民的健康水平也就成为健康湖北战略的主要目标。但要实现这一目标还有很长的路要走，首先要克服的问题就是人口老龄化问题。

人口老龄化，国际上的通常看法是，当一个国家或地区60岁以上老年人口占人口总数的10%或65岁以上老年人口占人口总数的7%，即意味着这个国家或地区已处于老龄化社会。"根据2015年全国人口抽样调查显示，我国老龄化程度越来越加深，老龄化速度越来越加快。2010年我国60岁及以上人口为1.78亿，2018年则增长到2.49亿，占总人口的比例从13.3%快速上升到17.9%。自2000年起，我国65岁及以上人口比重达到7.0%，0~14岁人口比重为22.9%，老年型年龄结构初步形成，中国开始步入老龄化社会。2018年，我国65岁及以上人口比重达到11.9%，0~14岁人口占比降至16.9%，人口老龄化程度持续加深。我国人口年龄结构从成年型进入老年型仅用了18年左右的时间。人口老龄化的加速将加大社会保障和公共服务压力，减弱人口红利，持续影响社会活力、创新动力和经济潜在增长率，是进入新时代人口发展面临的重要风险和挑战。预计到2050年中国60岁及以上人口将达到4.5亿人，届时每3人中就有一位老年人。随着老年人口的快速增

加以及居民健康意识的不断提高，全社会对卫生健康服务的需求必然呈现快速增长趋势"①。

老龄化问题在湖北省内也是十分严峻的。截至 2017 年年底，湖北省常住人口 5902 万，其中 60 岁及以上人口为 1107.85 万，占总人口的 18.77%；65 岁及以上人口为 715.64 万，占总人口的 12.12%，这些数据显示湖北省目前已经进入了快速老龄化时期。

人口老龄化的问题，意味着湖北省目前及接下来的很长一段时期内，劳动力资源都将处于缺乏的状态。正如图 1-1 所示，据预测湖北省 65 岁以上的老龄人口，在未来的 30 年间将持续增长，在 2050 年将会达到湖北省总人口的 28% 左右，这就意味着，青壮年劳动力的比例在未来的 30 年间将持续下降，这种劳动力的缺失将对湖北省的经济和社会发展造成严重的打击，同时老龄人口的增多也将大大增加湖北省的养老成本和社会总的健康成本。面对这一情况，提高全省人民的健康水平，延迟退休年龄，增加工作年龄，特别是一些针对湖北省高校众多，

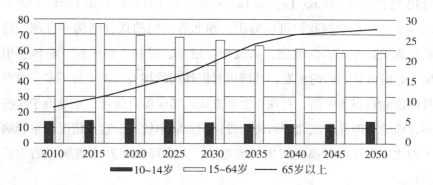

图 1-1 湖北省未来主要年份人口年龄结构变化预测②

① 单菁菁. 建设健康中国：现状、问题与对策 [J]. 中州学刊, 2018 (2)：71-73.
② 李文汐，饶惠霞. 湖北省人口老龄化现状趋势及对策分析 [J]. 现代商业, 2015 (36)：173-174.

高级知识分子众多的现状，延长高级知识分子的退休年龄，也可以成为解决老龄化问题的一个思路。

（二）慢性病问题

慢性病问题是威胁我国国民身体健康的又一严峻问题。经调查显示，现在由慢性病造成的死亡人数已占总死亡人数的85%以上。"通过分析湖北省6个国家级慢性病及其危险因素监测点2010年监测数据，7个国家级肿瘤监测点2012年全年恶性肿瘤发病与死亡数据，2014年23个疾病监测点的死因监测数据，2015年国家严重精神障碍信息系统数据进行统计研究。湖北省居民2014年期望寿命78.0岁，2012年肿瘤的发病率为194.3/10万，2010年>18岁居民高血压、糖尿病、超重率、肥胖率、血脂异常等主要慢性病的患病率分别为31.3%、7.0%、30.3%、9.5%、47.4%，>18岁居民吸烟率为31.9%，≥18岁居民有害饮酒率为11.2%，居民家庭人均每日食用食盐量为8.7g，人均每日食用烹调油量为63.1g，≥18岁居民身体活动不足总暴露率为20.4%。"[①] 由数据我们可以看出，湖北省居民的饮食结构不合理，这就造成了高血压、高血脂、高血糖、超重、肥胖、糖尿病、痛风、中风、心脑血管疾病的多发，且居民对慢性病的相关知识了解不多，对自身健康的意识不够高，对现有生活方式的错误没有认可，正是由于这些多方面的原因导致湖北省居民的慢性病发病率较高，这一情况严重影响了湖北省居民对幸福美好生活的追求，大大降低了湖北省居民的生活质量。

除上述提到的身体上的健康问题之外，心理健康问题也应予以重点关注。随着生活节奏的加快以及日常生活中压力源的增多，越来越多的现代社会居民出现不同程度的心理疾病，健康的人生就是身心都健康，

---

① 周芳，张庆军，陈致泽，张岚，张敏．湖北省居民健康状况及重点慢性病流行现况 [J]．疾病监测，2017，32（2）：91-92.

因此保障湖北省居民的心理健康就是健康湖北战略的另一重点关注领域。"2015年湖北省社区新登记建档严重精神障碍患者46586例，累计登记225256例，累计在册患者218480例。共上报新诊断且录入国家严重精神障碍信息管理系统的严重精神障碍患者46586例。上报新诊断的患者中，精神分裂症39758例，占全部病例的85.3%；精神发育迟滞（伴发精神障碍）3176例，占6.8%；癫痫所致精神障碍1536例，占3.3%；双相（情感）障碍1294例，占2.8%；分裂情感性障碍687例，占1.5%，偏执性精神病135例，占0.3%"① 精神类疾病的发生往往会对一个家庭造成严重的影响，一个家庭中出现一个精神类疾病的患者，会给家庭的经济和心理都造成极大的负担，很可能造成连锁反应，因此要重视对精神类疾病的关注。

三、提高居民健康素养和疾病预防的需求

疾病的预防首先要关注的是造成这些疾病的因素。在现代社会里，不良生活方式和有害健康的行为习惯已经成为危害健康、导致疾病的主要原因。如吸烟、酗酒、缺乏锻炼、不良饮食习惯等，正是这些因素导致人群中高血压、冠心病、糖尿病等"现代生活方式病"的患病率不断增高。健康危险因素是指与疾病发生、发展密切相关，会导致不良健康后果发生概率增加的各种因素。主要包括：

1. 遗传危险因素

遗传因素是个体健康状况和疾病的基本决定因素，一些疾病与遗传直接相关，如白化病、血友病等。生物学特征如对某疾病的易感性、遗传危险性等，是影响个体健康水平的重要因素。

2. 环境危险因素

（1）自然环境危险因素。自然环境是人类赖以生存的外部物质基

---

① 周芳，张庆军，陈致泽，张岚，张敏. 湖北省居民健康状况及重点慢性病流行现况［J］. 疾病监测，2017，32（2）：91-92.

础，对人类健康的影响波及面广，持续时间长，包括生物性、物理化学性等危险因素。生物性危险因素常常是各类感染的直接致病源，包括细菌、病毒、寄生虫、真菌等；物理化学性危险因素包括噪音、粉尘、农药污染、大气污染等；在工业化和现代化的今天，工业废气，饮用水的污染、交通安全等对人类健康的影响也日趋严重。

（2）社会环境危险因素。社会环境与健康息息相关，社会环境因素包括很多方面，可涉及政治制度、法律、经济水平、文化、教育、人口状况、科技发展、风俗习惯等。如经济状况、居住条件、卫生服务条件、受教育程度、价值观念、生存压力及家庭状况等都不同程度地影响着社区的卫生状况和人群健康水平。

3. 行为危险因素

（1）不良生活习惯与方式。指人们由于自身的不良行为或生活方式而导致健康受损的各种因素，主要集中表现为吸烟、酗酒、作息不规律、久坐、缺乏体育锻炼、不安全性行为、暴饮暴食、嗜好含致癌物的食品等。不良生活习惯与方式导致人群中心血管病、脑血管病、恶性肿瘤等"现代生活方式疾病"患病率不断升高。根据 WHO 的估计，从全球看，由于行为和生活方式引发的疾病和死亡比，在发达国家为 70%～80%，在发展国家为 40%～50%，已成为当今主要的公共卫生问题和影响健康的因素。

（2）致病行为模式。第一类行为者易患冠心病，主要原因是过强的自尊和严重的不安全感。第二类行为者易患肿瘤，常常表现为情绪压抑、自我克制，内心强压怒火而表面谦和忍让。

生活方式的不合理是影响健康的重要因素，特别是一些日常生活中习以为常的生活习惯则会加剧健康问题的出现。例如，人类的身体本能会让人摄入更多的热量同时减少消耗，以应对不知何时发生的"饥饿危机"，这是存在于人类基因中的现象，是不能改变的，正是这一原因的存在，造成了大部分的人对高热量、高糖分的食物没有任何的抵抗能力。也正是这一原因造成了我国目前肥胖问题，特别是儿童肥胖问题与日俱增。改革开放以来，中国儿童肥胖率增加了 30 倍。缺乏锻炼也成为导致我国居民健康问题的一个重要因素。据世界卫生组织统计，缺乏锻炼已经成为全球第四大造成人类死亡的原因，仅次于高血压、吸烟、高血糖。缺乏锻炼会造成人体免疫机能低下、会引发癌症、心脑血管疾病、超重肥胖等问题，进而引起人体的一系列病变。此外，湖北地区喜欢食用高盐、高油的食物，这也会造成高血压、高血脂等问题。

此类健康问题产生的一个重要原因，是由于居民健康素养不高，以及对慢性病和预防知识的缺乏。据国家卫生和计划生育委员会的 3 次全国调查，10 个中国人中只有 1 个具备基本健康素养。这是由于对日常健康教育的关注不足以及相关的科学健康知识在中国教育体系中的普及不够所致。特别是我国现实生活中存在着健康服务与健康需求严重不协调不对称的局面。主要体现在：第一，我国居民体量庞大，所需健康需求的种类繁多，而国家目前能够提供的健康服务无法兼顾所有居民的健康需求，且有跟不上需求发展之势；第二，城乡间的健康服务发展不平衡，特别是医疗服务的分配不合理，大部分的医疗资源集中在大城市、中心城市，而城市周边的乡村则面临着医疗资源短缺的局面，甚至有些地方十分匮乏。为了解决这一问题，提出相应的地区发展战略是刻不容缓的。

四、带动国家及地区经济发展的需要

2008 年全球性金融危机以来，世界经济和我国经济都进入了萧条时期，我国年经济增长率持续下降，并且短期内没有复苏的迹象，特别是近年来的"中美贸易战"，使得中国国内经济的发展环境举步维艰。习近平总书记将当前经济状况称为"新常态"。在新的经济常态下，如何能够更好地促进经济的发展，在传统经济手段失灵的情况下，如何寻求到新的经济增长点、新的经济突破口，就是我国目前经济发展最重要的课题。

"健康中国"战略正是在这样一种背景下提出的。当前我国发展的

一个重要问题，就是物质财富的发展与居民自身的发展不协调的问题。从 1978 年改革开放以来，我国经济多年来保持持续高速发展，居民健康水平和医疗卫生条件也在逐年改善，但依然面临着比较艰巨的任务。人口增速过快、医疗卫生条件跟不上人口增长的步伐，特别是健康服务业的发展严重滞后。

我国在经济增长过程中，过度依赖低劳动力成本，盲目扩大产能，忽视了对资源环境安全等关系到全国人民健康发展的问题，医疗服务过度地依赖市场，过度商业化，减弱了医疗服务的公共服务属性，这不仅对人民的健康造成了很大的损害，造成了看病难、看病贵等一系列问题，同时也制约了经济的发展，老百姓不敢将手里的钱投入到消费中去，想要为自己留下"看病钱"，因此，这也限制了内需，限制了国内市场的货物流通。

只有完善医疗保障，才能促进国内需求。2015 年 6 月，习近平总书记在贵州考察时指出，"做好保障和改善民生工作，可以增进社会消费预期，有利于扩大内需，抓民生也是抓发展"。当前我国居民不敢消费的一个重要原因是医疗支出增长过快，预期不稳定，42%的贫困家庭是因病致贫。中央提出以人民为中心、健康优先发展的战略思想，就是要解决这一问题，即从国家的角度来解决中国人民健康问题上的后顾之忧，让人民能够全身心地投入经济建设中去。

人民是一个国家的根本，而人民的健康是促进一个国家健康发展的重要保障。当前社会发展过程中，还存在一些模糊甚至错误的认识，认为只要经济提上去，牺牲一些人民健康问题可以接受，这种观点是完全错误的。习近平总书记就曾在多个场合全面阐述了健康和经济社会发展全局的关系。人民健康本身就是发展的目标之一，也是全体人民的共同追求。把人民健康放到优先发展的目标上，这是马克思主义实现人全面自由发展学说的体现，也标志着我国发展目标导向的重要转变。

随着人民健康水平的提升，社会必然会迎来新的发展速度的高峰，会为中国的发展提供更多的动力。劳动力是经济发展的必然因素。如前所述，我国现在进入快速发展的老龄化社会，老年人口占全国人口的比重将会逐年提升，也就意味着我国青壮年劳动力占人口总的比重将持续下降，在这一前提下为了能够依然保证一定的经济增长速度，必须要保证劳动力人口的健康可持续发展，要维持劳动力人口的稳定，这样才能更好地建设社会主义。而这就要求有完善的社会保障制度以及完善的医疗卫生服务体系和健康服务体系。我国当前恰恰面临着劳动力人口流动性大、医疗体系不健全、健康服务业不完善等问题，只有解决了这些问题，才能更好地促进我国的经济发展，尽快从经济下行的状态下解脱出来。

目前由于外部经济环境较为恶劣，因此我国经济发展的出路还是要在国内内需上做文章，而拉动内需的一个重要因素就是为中国居民提供完善的医疗保障体系，只有完善的医疗保障体系才能够为中国居民提供可靠的健康支持，这样才能引导国内居民进行更多的其他范围的消费活动。当前我国经济领域的许多部门出现产能过剩的问题，但是社会和民生领域仍存在很大的短板和缺口，可以基于这一情况因势利导，把更多的资源投向社会发展领域，补齐经济和社会、物质资本和人力资本发展不平衡的短板。

习近平总书记在全国卫生和健康大会上提出我国新时期卫生和健康工作的基本方针是以基层为重点，以改革创新为动力，预防为主，中西医并重，将健康融入所有政策，人民共建共享。习总书记的这些论断是对我国当前卫生健康事业发展的重要指导，是符合我国当前的国情的。

五、体现中国特色社会主义优越性的需要

中国目前处于社会主义建设的关键时期，是全面建设小康社会的攻坚期。要实现在 21 世纪中叶建成富强民主文明和谐美丽的社会主义现代化强国的目标，就必须要在医疗和健康保障上下功夫，要做到健康事业优先发展。健康优先发展的政策在新中国历史上是有先例的，中华人民共和国成立之初，党和政府就提出了面向工农兵、预防为主、团结中

西医、卫生工作与群众运动相结合等卫生工作的基本方针。正是在这一方针的指导下，我国走出了一条符合中国国情的卫生健康事业发展新路，中华人民共和国并没有照搬西方的模式，而是根据我国基础群众众多，居民居住分布范围较广等特点，提出了将更多的医疗卫生资源向基础倾斜，优先发展公务卫生保健，扩大卫生知识宣传等低成本的有效服务，以制度优势来发动人民群众开展爱国卫生运动。

同时充分挖掘中医药的优势，利用中医可就地取材、不过度依赖仪器设备等特点，不断推广中医药事业发展，以弥补新中国初创期的医疗条件不足问题。通过以上几点，中华人民共和国成立初期，"建立了以农村合作医疗和赤脚医生、城乡三级保健网、爱国卫生运动为代表的中国式医疗卫生发展道路"[1]。正是通过建立符合中国特色的医疗卫生健康发展道路，使得我国以较少的资本投入，实现了人均预期寿命从1949年前我国居民的平均寿命35岁，到2015年我国人均预期寿命76.3岁，比中华人民共和国成立初期提高了41.3岁。这正是中国社会主义优越性的重要体现。

此外，大力发展医疗健康事业，也是继续保持我国人力资源优势，实现"人口红利"的重要保障。劳动力资源的健康与否决定了国家的人力资源发展水平，进而影响国家的经济快速发展。很多发展中国家在经济发展过程中忽视了健康这一重要问题，进而陷入了"经济不发达—牺牲人民健康发展经济—医疗成本提升—经济不发达，人民健康出现问题"的恶性循环。因此，为了避免这一问题的出现，为了保障我国人力资源的优势，建立"保基本、全覆盖"的社会保障体系是必不可少的，中华人民共和国成立以来的事实证明了医疗卫生健康事业对我国经济发展的巨大促进作用，中国的居民健康发展水平在很长时期内都保持着高速增长的势头，甚至领先于中国经济发展水平在全世界范围内

---

① 李玲，江宇. 健康中国战略将开启新时代 [J]. 中国党政干部论坛，2016 (9)：12.

的排名，这正是社会主义以人为本的本质体现。

因此，为了更好地体现社会主义优越性，为国家的发展提供更可靠的劳动力资源保障，特别是针对湖北地区大学生众多、高素质人才较为丰富的现状，保障劳动力资源的健康就需要政府出台相应的健康事业发展规划，对湖北地区健康事业的发展进行长期谋划。

第二节　健康湖北战略的理论依据

除现实原因外，健康湖北战略的提出，也是有着深刻的理论内涵的。

一、马克思的健康观

健康是一个发展的概念，不同时期的人们对健康的认知也有所不同。1948年，WHO提出了三维健康概念，即"健康不仅是没有疾病或不虚弱，而是身体、心理和社会适应的完好状态"。它从三维角度诠释了健康的内涵，不仅仅局限于医学范畴，更多地涵盖了人文，自然，社会等多个学科。1989年，WHO又提出了四维健康概念，即健康是指个体处于身体、心理、社会适应和道德四个方面均健全的状态。躯体健康是基础，心理健康是促进躯体健康的必要条件，良好的社会适应性可以有效协调人与自然、人与社会环境之间的复杂关系，道德健康强调从社会公共道德出发，维护人类健康，即社会中的个体不仅要对自身的健康承担责任，还要对他人的健康承担社会公德。

从WHO的四维健康概念来看，马克思对健康的观念无疑是超前且具有现代性的。马克思的经典论著中对工人的身心健康尤为关注，而他的出发点则是针对无产阶级的整体健康而言的。马克思对广大无产阶级和社会大众的健康是十分关注的。这在他的很多论著中都有体现，尤其是在《资本论》这本著作中，关于无产阶级工人的健康卫生问题时常可见，通过阅读马克思经典著作，可以很好地了解马克思的健康观。

（一）对无产阶级生命健康高度关注的人民健康观

马克思提道："只有禽兽才会漠视人类的苦难，而只关心自己"①。在马克思生活的时代，无产阶级的生活是十分悲惨的。

在马克思生活的时代，工人阶级的处境达致悲惨的境地。19世纪伊始，英国的工作日从10小时延长到12小时，后来甚至延长到14小时、18小时，马克思在《资本论》中代表"一直沉默的工人"说："我必须依靠每天出卖劳动力的价格逐日再生产劳动力，以便能够重新出卖劳动力。如果撇开由于年老等原因造成的自然损耗不说，我明天得像今天一样，在体力、健康和精神的正常状态下来劳动。你经常向我宣讲'节俭'和'节制'的福音。好！我愿意像个有理智的、节俭的主人一样，爱惜我唯一的财产—劳动力，不让它有任何荒唐的浪费。我每天只想在它的正常耐力和健康发展所容许的限度内使用它，使它运动，变为劳动。你无限制地延长工作日，就能在一天内使用掉我三天还恢复不过来的劳动力"②。马克思的观点认为，资本主义的残酷剥削压榨了无产阶级工人的全部价值，包括他们的身体健康，这对无产阶级造成了沉重的打击，也给无产阶级带来了无限的灾难，这也是造成无产阶级天然的与资产阶级对抗的根本原因之一。

马克思指出，在资本主义生产方式下，"资本是根本不关心工人的健康和寿命的，除非社会迫使它去关心。人们为体力和智力的衰退、夭折、过度劳动的折磨而愤愤不平，资本却回答说：既然这种痛苦会增加我们的快乐（利润），我们又何必为此苦恼呢？不过总的说来，这也并不取决于个别资本家的善意或恶意。自由竞争使资本主义生产的内在规律作为外在的强制规律对每个资本家起作用。"③ 因此，资本主义生产

① ［德］弗·梅林. 马克思传（下）［M］. 樊集，译. 北京：人民出版社，1972：468.

② 马克思. 资本论（第1卷）［M］. 北京：人民出版社，2004：9-789.

③ 马克思. 资本论（第1卷）［M］. 北京：人民出版社，2004：9-789.

"不仅浪费血和肉，而且也浪费神经和大脑。……实际上正是劳动的这种直接社会性质造成工人的生命和健康的浪费。"①

（二）关注无产阶级健康问题的深层社会原因的社会健康观

马克思认为，工人阶级的贫困和疾病与社会经济发展密切相关，不深刻认识和揭示贫困和疾病的社会经济根源，是不可能根本解决贫困和疾病问题的。马克思认为："剩余价值的生产以及财富的积累，与工人的贫困和健康直接相关"②。他指出："最勤劳的工人阶层的饥饿、痛苦和富人建立在资本主义积累基础上的粗野的或高雅的奢侈浪费之间的内在联系，只有当人们认识了经济规律时才能揭露出来。"③

马克思在《资本论》中利用公共卫生调查报告的方式，赤裸裸的揭露了"疾病""毒疮""死亡"等资本主义社会存在的客观事实，深刻分析了造成疾病现象的社会原因。马克思认为："多年来，农业工人居住过挤的状况不仅使关心健康的人深感不安，而且也是一切关心体面和有道德的生活的人深感不安。因为那些提出关于农村地区流行病蔓延情况报告的人一而再再而三地用一成不变的看来已成老套的词句指出，由于居住过挤，为制止已发生的流行病进一步蔓延而作的一切努力都白费了。……揭露这类情况的人对别的祸害也没有保持沉默。虽然他们原来的任务只限于保健工作，但是他们几乎总是不得不注意到问题的其他方面。"④ 论述中的"别的祸害"以及"问题的其他方面"，正是马克思试图去追寻的疾病的社会根源。

马克思正是通过引用英国医师群体的公共卫生调查报告，揭露了英国无产阶级劳动者身心疾病方面的问题，更进一步鲜明地指出了这些身心疾病产生的社会原因，即资本主义制度，以及资产阶级对无产阶级的

---

① 马克思. 资本论（第3卷）[M]. 北京：人民出版社，2004：103-111.
② 马克思. 资本论（第3卷）[M]. 北京：人民出版社，2004：103-111.
③ 马克思. 资本论（第1卷）[M]. 北京：人民出版社，2004：9-789.
④ 马克思. 资本论（第1卷）[M]. 北京：人民出版社，2004：9-789.

剥削和压迫，是造成这一问题的深层次原因。由此，我们可以认为，马克思所持有的是一种社会健康观。

（三）批判资本主义摧残工人生命与健康的革命健康观

马克思是无产阶级革命的理论家，他一生都奉献给了无产阶级革命事业，在这一过程中，他坚定地站在无产阶级的立场上，坚决抵制资产阶级对无产阶级的剥削和压迫，努力为无产阶级争取更多的健康权利。马克思认为资本主义国家为工人阶级提供的社会保障，特别是医疗卫生健康保障制度，在一定程度上维护了资本主义社会的稳定，同时也在一定程度上改善了当地无产阶级工人的健康状况。但马克思也明确指出，不能被资本主义所采取的表面文章所蒙蔽，这些资本主义国家的保障制度虽然在一定程度上给无产阶级带来了好处，但其局限性是不可避免，这种制度的根本目的还是为了维护资本主义社会的稳定，给资产阶级带来更多的剩余价值。马克思认为，资本主义的各种社会保障制度只是资本力量薄弱时的权宜之计，一旦资本的力量强大了，就又会加重对无产阶级的剥削力量。"一旦资本感到自己强大起来，它就抛开这种拐杖，按它自己的规律运动。"①

因此，马克思认为，如果不从社会属性上进行根本性的变革，只是走改良主义路线的社会福利计划，或者是以福利保障外衣包裹下的资本主义，都只是对现存政治制度的一种华丽的修饰，只有彻底地改变资本主义制度，推翻资本主义私有制，才能实现真正地促进人的健康发展。对此，马克思引用英国卫生局主管西蒙的结论加以揭示："工人要坚持他们在理论上的首要的健康权利，也就是说，要求雇主无论叫工人干什么活时，都要在他的责任所及的范围内并由他出钱使这种共同劳动避免一切不必要的、有害健康的情况，这实际上是办不到的；并且，当工人

---

① 马克思恩格斯全集（第46卷）（下）［M］.北京：人民出版社，1952：160.

事实上没有能力自己争得这个健康权利的时候，不管立法者设想的意图是什么，工人也不能指望从实施卫生警察法的官员那里得到任何有效的帮助。"①

因此，在资本家延长工作日和工人争取健康权之间，马克思认为："这里出现了二律悖反，权利同权利相对抗，而这两种权利都同样是商品交换规律所承认的。在平等的权利之间，力量就起决定作用。所以，在资本主义生产的历史上，工作日的正常化过程表现为规定工作日界限的斗争，这是全体资本家即资本家阶级和全体工人即工人阶级之间的斗争。"② 这一论述充分表明，要根本解决工人阶级的健康问题，真正实现工人的健康权利，必须实行广泛、深刻的社会革命。可见，马克思的健康观是一种深刻批判资本主义摧残工人生命与健康的革命健康观。

（四）实现人的全面自由发展的全面发展健康观

马克思主义认为，人类发展的目标是实现全世界人的自由全面的发展和人的解放。要实现这一目标，单纯地保障人的生命权是不够的，必须要让全世界人民能够享有健康权，在维护身心健康的前提下，这一目标才能实现。因此马克思的健康观本质上也是一种实现人的全面自由发展的全面发展健康观。在马克思的论述中提到了所谓"畸形的人"。这种"畸形的人"的概念，并非指人的身体形态上的"畸形"或"残缺不全"，而是与其提出并期待实现的"全面发展的人"相对应的概念。要实现人的自由全面发展就必须改变现有的社会形式以及社会制度。马克思、恩格斯在《共产党宣言》中指出："雇佣工人靠自己的劳动所占有的东西，只够勉强维持他的生命的再生产。我们决不打算消灭这种供直接生命再生产用的劳动产品的个人占有，这种占有并不会留下任何剩余的东西使人们有可能支配别人的劳动。我们要消灭的只是这种占有的

---

① 马克思．资本论（第3卷）[M]．北京：人民出版社，2004：103-111.
② 马克思．资本论（第1卷）[M]．北京：人民出版社，2004：9-789.

可怜的性质，在这种占有下，工人仅仅为增殖资本而活着，只有在统治阶级的利益需要他活着的时候才能活着。"① 他们认为："在资产阶级社会里，活的劳动只是增殖已经积累起来的劳动的一种手段。在共产主义社会里，已经积累起来的劳动只是扩大、丰富和提高工人的生活的一种手段。因此，在资产阶级社会里是过去支配现在，在共产主义社会里是现在支配过去。在资产阶级社会里，资本具有独立性和个性，而活动着的个人却没有独立性和个性。"② 如果说资本的法则是"活人被死物统治着"，而劳动的法则可以说是"健康与发展"。马克思曾深刻地指出："时间是人类发展的空间。一个人如果没有一分钟自由的时间，他的一生除睡眠饮食等纯生理上的需要所引起的间断以外，都是替资本家服务，那么，他就还不如一个载重的牲口。他身体疲惫，精神麻木，不过是一架为别人生产财富的机器。"③

马克思认为，人的根本目标是为了实现自由而全面的发展，为了实现这一目标，首先人要有自由的时间可以支配，如果人不能获得足够的可支配时间，那就会成为资本的奴隶，成为资本赚钱的工具。人是需要用自由支配的时间来提升自己、发展自己的。因此可自由支配的时间是人自由而全面发展的重要因素。要实现这一因素，人自身就必须要保持身体健康，社会整体生产力必须高度发达，这样才能使人的自由时间延长，从而能够更好地促进人自身的发展，进而实现人的自由而全面的发展。

综上所述，马克思的健康观是十分鲜明的、深刻的，是充满了人民性、社会性、阶级性和科学性的。

二、毛泽东思想中的健康与卫生思想

在马克思的理论体系中有着深刻的健康观的思想。在马克思主义中

---

① 马克思，恩格斯. 共产党宣言 [M]. 北京：人民出版社，1997.
② 马克思，恩格斯. 共产党宣言 [M]. 北京：人民出版社，1997：42-43.
③ 马克思恩格斯全集（第16卷）[M]. 北京：人民出版社，1964：161.

国化的过程中，我国几代领导人结合中国国情实际提出了符合中国现实的健康和卫生思想。在毛泽东思想中，健康和卫生的思想是其重要组成部分。毛泽东认为，社会性是人的基本属性，所以和人的身体相关的健康问题必然也带有社会性属性，要加强在社会建设中的健康建设。人的健康发展与整个社会、整个国家的健康发展息息相关，因此，加强人的健康社会管理也是国家发展过程中十分重要的一环。

（一）健康与社会发展的关系

毛泽东对人的基本特性的考察说明，"人首先是社会的动物"①，具有社会属性，是社会中的人，"自从人脱离猴子那一天起，一切都是社会的，体质、聪明、本能一概是社会的……拿体质说，现在人的脑、手、五官，完全是在几十万年的劳动中改造过来了，带上社会性了，人的聪明与动物的聪明，人的本能与动物的本能，也完全两样了。人的五官、百体、聪明、能力来自遗传，人们往往把这叫作先天，以便与出生后的社会熏陶相区别。但人的一切遗传都是社会的，是在几十万年社会生产的结果"②。正因为毛泽东看到了人的社会属性，因此他认为与人发展进步息息相关的人的健康问题也必然是带有社会性的问题。人的肉体、思想、灵魂的发展都离不开身心健康的基础。同时毛泽东还指出了人的健康问题的社会性是随着人类的生物进化而来的，是经历了几十万年的人类进化史认证的，因此说明健康问题不仅仅只是对目前的人造成影响，而是会对这个社会的发展都造成极其深远的后果。

关于健康的内涵，毛泽东曾在《体育之研究》中写道："德智皆寄于体。无体是无德智也……体者，为知识之载而为道德之寓者也。"③从这一论述中，我们可以看出毛泽东认为，身体健康是人发展的基础，

---

① 毛泽东文集（第3卷）[M]. 北京：人民出版社，1993：82.

② 毛泽东文集（第3卷）[M]. 北京：人民出版社，1993：83.

③ 毛泽东早期文稿（一九一二年六月——一九二〇年十一月）[M]. 长沙：湖南人民出版社，2008：65.

在德智体三个层面上，身体的重要性居于首位。之所以得出这一结论，是与当时的国情有很大关系的。对于刚刚成立的中华人民共和国来说，健康和卫生观念较为薄弱，基础卫生设施缺乏，健康问题给当时的新中国带来了很大的困扰，对于当时的中国社会来说，尽快提升人民身体健康水平是增强国力的首要任务之一。"就现状来说，每年全国人民因为缺乏卫生知识和卫生工作引起疾病和死亡所受人力、畜力和经济上的损失，可能超过每年全国人民所受水、旱、风、虫各项灾荒所受的损失，因此至少要将卫生工作和救灾防灾工作同等看待，而决不应该轻视卫生工作。"①

(二) 健康与文化建设的关系

将卫生宣传工作融入文化宣传工作中，是毛泽东关于卫生思想的一个重要特点，"除四害、讲卫生……这是文化，要把文化大为提高。"②之所以会出现这样的情况，是与中华人民共和国成立之初的社会环境和国家发展目标分不开的，同时也体现出，毛泽东认为健康问题是具有文化属性的，卫生健康问题是与文化建设分不开的。1944 年 11 月，毛泽东在陕甘宁边区文教大会上指出："我们现在提倡自然科学，是为着扫除边区人民迷信的、愚昧的思想和不卫生的习惯，普遍提高人民大众的文化水平。"③ 从上面的论述中，我们可以看出，毛泽东在考虑卫生健康问题时，是将这一问题与思想上的愚昧无知放在同一层面来考虑的。这说明毛泽东认识到卫生健康不只是身体一个层面的问题，思想上的健康同样重要。"卫生问题是边区群众生活中一个极严重的问题……边区群众中的迷信现象，现在比从前少多了，但是还不能消灭，其中一个最主要的原因就是医药卫生工作还不普及。群众没有旁的方法战胜疾病、

① 毛泽东文集 (第 6 卷) [M]. 北京：人民出版社，1993：176.
② 毛泽东文集 (第 7 卷) [M]. 北京：人民出版社，1993：308.
③ 刘新芝，等. 一切都是为了人民健康——老一代革命领导人对卫生事业的关怀 [M]. 北京：北京医科大学、中国协和医科大学联合出版社，1998：39.

死亡的威胁，只有相信神仙。"① 身体上的健康，会减少群众迷信的根源，身体上的健康是心理健康的重要基础，因此，在这段论述中，我们又一次看到了毛泽东将身心两方面相结合的观点。而身心健康的同时，思想道德水平也会相应地有所提高，封建迷信活动就会减少，这也带动了文化建设的发展，因此健康事业与文化建设事业是相辅相成的关系。

（三）健康与社会主义的关系

毛泽东曾对国力、社会风气、民族体质等问题做过论述，在毛泽东早期发表的一篇文章《体育之研究》中，他说："国力荼弱，武风不振，民族之体质，日趋轻细。此甚可忧之现象也。"② 在这段论述中，毛泽东将国力、社会风气和民族体质放在统一层面进行论述，表明他认为这三者之间是有一定的因果联系的。甚至可以直接认为，毛泽东在这里提出的观点是民族的体质强弱能够直接影响国家国力的强弱。也就是说，毛泽东认为，民族的健康问题，不仅是个人身体的问题，更深层次的是，健康问题将影响整个社会的发展走向。在毛泽东的革命生涯中，随着革命斗争的进行，毛泽东对这一问题的认识在一步一步不断地前进，对健康问题的认知也更加完善了。毛泽东曾说，"疾病是苏区中一大仇敌，因为它减弱我们的革命力量，"③ 因此，要将医药卫生建设放在同生产劳动同等重要的位置，"医药卫生应该放在我们的计划里，和生产计划同时并进。"④ 中华人民共和国成立后，毛泽东进一步加强了对卫生健康事业的建设工作，针对一些干部忽视卫生健康问题的行为，毛泽东还特地发文批评指正，1951 年 9 月，毛泽东在为中共中央起草的《中央关于加强卫生防疫和医疗工作的指示》中强调指出："中央认

---

① 毛泽东文集（第 3 卷）[M]. 北京：人民出版社，1993：119.

② 毛泽东早期文稿（一九一二年六月——一九二〇年十一月）[M]. 长沙：湖南人民出版社，2008：65.

③ 毛泽东文集（第 1 卷）[M]. 北京：人民出版社，1993：310.

④ 毛泽东文集（第 3 卷）[M]. 北京：人民出版社，1993：119.

为各级党委对于卫生、防疫和一般的医疗工作的缺乏注意是党的工作中的一项重大缺点，必须加以改正。今后必须把卫生、防疫和一般医疗工作看作一项重大的政治任务，极力发展这项工作。对卫生工作人员必须加以领导和帮助。对卫生工作必须及时加以检查"。① 1960 年号召重新发动爱国卫生运动时，他总结了卫生工作对社会主义的重要意义，"卫生工作之所以重要，是因为有利于生产，有利于工作，有利于学习，有利于改造我国人民低弱的体质，使身体康强，环境清洁，与生产大跃进，文化和技术大革命，相互结合起来。现在很多人不懂这个移风易俗、改造世界的意义。"②

毛泽东认为，进行卫生健康事业建设不仅仅是改善人民身体健康这一意义，进行卫生健康事业建设，重视人民的身体健康问题，更是直接表明了社会主义国家与资本主义国家、封建主义国家之间的区别，是社会主义国家优越性的重要表现。1944 年 12 月，他在陕甘宁边区参议会上的演说中指出："专制主义者利于人民愚昧，我们则利于人民聪明，我们要使一切人民都逐渐地离开愚昧状态与不卫生的状态。"③ 社会主义社会的发展目标是使人民获得全面而自由的发展，身心上的健康是人民进行发展的前提条件，身心上的健康也是带动社会发展的重要前提条件，因此必须重视健康工作。"如果在五到十年内，我们办起了很多种报纸，组织许多识字组，扫除了文盲，把艺术再来一个普及，并且注意到医药卫生，改善医疗条件，那就差不多了。共产党是不是有用，也就是说共产党有无存在之必要的问题，也就解决了。"④ 从这段论述中，我们可以看出，毛泽东将卫生健康事业的发展与我们党的发展、党的思想的传播紧密联系起来，由此，我们可以看出毛泽东对卫生健康事业的重视。

---

① 毛泽东文集（第 6 卷）[M]. 北京：人民出版社，1993：176.
② 毛泽东文集（第 6 卷）[M]. 北京：人民出版社，1993：176.
③ 毛泽东文集（第 6 卷）[M]. 北京：人民出版社，1993：176.
④ 毛泽东文集（第 3 卷）[M]. 北京：人民出版社，1993：120.

（四）健康是人民的基本权利

　　毛泽东向来重视对人民健康权利的保护。战争时期，有很多将领为了激发战士的战斗力而对战士进行体罚，也不注意照顾伤病兵，毛泽东批评这种做法是封建时代的产物，不利于革命斗争，并在《中国共产党红军第四军第九次代表大会决议案》中明确提出要坚决废止这样的刑罚，指出应优待伤病兵，不得因疾病而歧视、驱逐他们，以及照顾他们的具体办法。① 中华人民共和国成立后，受工业化的紧迫任务的影响，我国的许多工作部署难免向城市倾斜，忽略了农民的利益，特别是医疗卫生方面的资源，毛泽东认为这种思想是很危险的。毛泽东多次指出，"我国是一个大农业国，农村人口占全国人口的百分之八十以上，"② "我国有五亿多农业人口，农民的情况如何，对于我国经济的发展和政权的巩固，关系极大。"③ 医疗不应是特权阶级所独享的好处，而应该是服务于广大人民群众的资源，不能因社会地位、经济资源而区分对待，因而，"大量的人力、物力应该放在群众最需要解决的问题上去。……把医疗卫生的重点放到农村去嘛!"④ 1945 年 4 月毛泽东又在《论联合政府》的报告中说："所谓扫除文盲，所谓普及教育，所谓国民卫生，离开了三亿六千万农民，岂非大半成了空话?"⑤ 毛泽东认为，建设国家、建设社会主义固然重要，但不能以牺牲人民身体健康为代价"革命带来很多好处，但也带来一个坏处，就是大家太积极太热心了，以致过于疲劳。现在要保证大家身体好，保证工人、农民、战士、学生、干部都要身体好。"⑥

---

　　① 毛泽东文集（第 1 卷）[M]. 北京：人民出版社，1993：108-113.
　　② 毛泽东著作选读：下册 [M]. 北京：人民出版社，1986：773.
　　③ 毛泽东著作选读：下册 [M]. 北京：人民出版社，1986：796.
　　④ 建国以来毛泽东文稿（第 11 册）[M]. 北京：中央文献出版社，1996：387.
　　⑤ 毛泽东文集（第 3 卷）[M]. 北京：人民出版社，1993：1078.
　　⑥ 毛泽东文集（第 6 卷）[M]. 北京：人民出版社，1993：277.

(五) 健康包含很多领域内容

关于健康的内涵问题，毛泽东认为，健康是一个包含医疗、医药、公共卫生、疾病预防、生育健康、医学发展等多个领域的问题，因此要从众多的领域、众多的角度来共同探讨健康这一话题。"把卫生工作看作孤立的一项工作是不对的。"① 在上述所谈到的领域内，医疗建设问题向来都是卫生健康事业建设中的主体。毛泽东认为，要想实现国家真正的独立，首先必须培养自己的医疗人才和医药资源，实现医疗能力上的独立，社会主义的建设是必须要依靠属于社会主义的医疗团队的，"无产阶级没有自己的庞大的技术队伍和理论队伍，社会主义是不能建成的。"② "现在应该把医药卫生的知识和工作大大推广一下，想办法在每一个分区训练一些医药人才。……在五到十年内，做到每个区有一个医务所，能够诊治普通的疾病。至于药品问题，边区应该发展这方面的工业。"③ 1944 年毛泽东在《召开陕甘宁边区第二节参议会第二次大会的决定》中指出："边区经济文化建设问题。在与疾病斗争的事业上，更须作极大努力，……应在数年内做到每乡至少有一个医生，每区至少有一个药店。"④ 这些论述是对基础医疗服务建设提出了最低的要求，就是要保障人民的基本医疗卫生需要。在对医疗服务的基本保障提出了最低的建设标准的同时，他也十分重视预防保健的重要作用，他在1945 年的《论联合政府》的报告中指出，"应当积极地预防和医治人民的疾病，推广人民的医药卫生事业。"⑤ 毛泽东还把爱国卫生运动作为医疗劳动的重要补充，"环境卫生，极为重要，一定要使居民养成卫生习惯，以卫生为光荣，以不卫生为耻辱。凡能做到的，都要提倡做体

① 毛泽东文集（第6卷）[M]. 北京：人民出版社，1993：150.
② 毛泽东文集（第7卷）[M]. 北京：人民出版社，1993：309.
③ 毛泽东文集（第3卷）[M]. 北京：人民出版社，1993：119.
④ 毛泽东文集（第3卷）[M]. 北京：人民出版社，1993：180.
⑤ 毛泽东文集（第3卷）[M]. 北京：人民出版社，1993：1083.

操，打球类，跑跑步，爬山，游水，打太极拳及各种各色的体育运动。……必须大张旗鼓，大做宣传，使得家喻户晓，人人动作起来。”①

计划生育政策是对我国影响深远的一项政策，虽然计划生育政策在1982年才正式确立为我国的基本国策，但在毛泽东时期，毛泽东同志对这一问题也是有过深入思考的。他认为，“夫妇之间应该订出一个家庭计划，规定一辈子生多少孩子……社会的生产已经计划化了，而人类本身的生产还是处在一种无政府和无计划的状态中。我们为什么不可以对人类本身的生产也实行计划化呢？我想是可以的。”②“计划生育，也来个十年规划。计划生育，要公开做教育。”③ 通过上面的论述，我们可以看出，毛泽东在健康初期就已经形成了将生育纳入计划的思想，这对我国居民家庭稳定、社会的资源的合理利用都起到了十分重要的作用。

针对中华人民共和国医学发展，毛泽东做出的最重要的贡献就是提出了“中西医结合”的思想，这一思想也是毛泽东卫生健康思想中的重要组成部分。在新中国成立初期，中国共产党人在面对体系、方法完全不同的中医和西医时，如何协调发挥两者的作用曾引起过争论，而毛泽东“中西医结合”的辨证方法，为新中国未来的医药事业发展开辟了新的路径，也为未来中国中医和西医的和谐发展打下了坚实的基础。他说，“不管是中医还是西医，作用都是治好病。治不好病还有医术问题，不能因为治不好病就不赞成中医或者不赞成西医。能把娃娃养大，把生病的人治好，中医我们奖励，西医我们也奖励。我们提出这样的口号：这两种医生要合作。”④ 针对当时的反中医思潮，毛泽东批判到，“几年来，都解放了，唱戏的也得到了解放，但是中医还没得到解放。中国六亿人口的健康，主要是靠中医不是靠西医，因为西医的数量很

① 毛泽东文集（第8卷）[M]. 北京：人民出版社，1993：150.
② 毛泽东文集（第7卷）[M]. 北京：人民出版社，1993：153.
③ 毛泽东文集（第7卷）[M]. 北京：人民出版社，1993：308.
④ 毛泽东文集（第3卷）[M]. 北京：人民出版社，1993：154.

少。中医对人民健康的作用是很大的，但很少向领导上反应，原因是中医在野，西医当权。……看不起中医药，是奴颜婢膝奴才式的资产阶级思想。"① 毛泽东指出，必须反对轻视中医的思想，要批判性地继承中医中好的部分，正确认识中医的价值，"中国医药学是一个伟大的宝库，应当努力发掘，加以提高。"② 1953 年毛泽东在中共中央政治局会议上对卫生工作做了重要指示："中国对世界有大贡献的，我看中医是一项……我们对中医须有全面的正确的认识。必须批判地接受这份遗产。必须把一切积极因素保存和发挥。将来只有一个医，应该是唯物辩证法作指导的一个医，不是两个医。看不起中医是不对的，把中医说得都好太好，也是错误的。西医也有唯心论。中西医一定要团结。西医一定要打破宗派主义。"③ 以治疗的结果来衡量医学的价值，而不是以医疗手段来进行衡量，这改变了国内中医和西医两类医学科学人员之间的相互偏见，促进了中医与西医在医学上的相互融合、相互促进、共同发展，这是毛泽东对中国健康事业发展所作出的重要思想贡献之一。在面对如何培养中西医术结合的问题上，毛泽东认为应走"中国化"的道路，"举办西医离职学习中医的学习班，培养中西结合的高级医生。"④目的是"要以西方的近代科学来研究中国的传统的医学的规律，发展中国的新医学。……要把外国的好东西都学到。比如学医，细菌学、生物化学、解剖学、病理学，这些都要学。也要把中国的好东西都学到。……你们是'西医'，但是要中国化，要学到一套以后来研究中国的东西，把学的东西中国化。"⑤ 无论医术的来源是什么，能够应用到中国实践中来，切实提高人民的健康水平，才是最重要的问题。

---

① 毛泽东卫生思想研究论丛：上册 [M]. 北京：人民卫生出版社，1998：468.

② 毛泽东文集（第 7 卷）[M]. 北京：人民出版社，1993：423.

③ 毛主席对中西医结合工作的指示 [M]. 济南：山东科技出版社，1997：3.

④ 毛泽东文集（第 7 卷）[M]. 北京：人民出版社，1993：423.

⑤ 毛泽东文集（第 7 卷）[M]. 北京：人民出版社，1993：81.

（六）健康改进需要多种方法

在建设社会主义卫生健康事业的工作方法上，毛泽东也提出了很多有价值的思想。首先，是发动群众运动的思想，这也是健康中国战略中人人共建共享理念的主要思想来源。毛泽东指出，"一切问题的关键在政治，一切政治的关键在民众，不解决要不要民众的问题，什么都无从谈起。"① 人人共建共享理念，也是这样一种思想理念，健康中国建设离不开每一名中国人民，因此全民参与到健康中国的建设中才能更好地实现这一目标，因为全社会的健康"没有一个社会力量，不是大家同意，不是大家一起来做，那是不行的。"② 维护健康不仅是人民的基本权利，同时也是每个人应尽的义务，正如毛泽东在《长冈乡调查》一文中指出："如长冈乡一样，发动广大群众的卫生运动，减少疾病以至消灭疾病，是每个乡苏维埃的责任。"③ 社会健康不能只靠国家投入，国家能投入的资源是有限的，而健康在每个人生活中的分量则是无限的，"我们必须告诉群众，自己起来同自己的文盲、迷信和不卫生的习惯作斗争。"④ 召唤起人民对健康的重视，提高对保护健康重要性的认识，是号召的前提，"必须大张旗鼓，大做宣传，使得家喻户晓，人人动作起来。"⑤

关于如何推进卫生健康工作问题上，毛泽东认为，提高人民的健康水平，要因地制宜，不能犯了本本主义的毛病，必须要根据不同情况、根据不同人群的特点，有区别地执行。就计划生育问题来讲，毛泽东就认为这是一个需要根据地区和民族的不同情况来逐步执行的工作。"少数民族地区不要去推广，人少的地方也不要去推广。就是在人口多的地

---

① 毛泽东文集（第3卷）[M].北京：人民出版社，1993：202.
② 毛泽东文集（第7卷）[M].北京：人民出版社，1993：308.
③ 毛泽东文集（第1卷）[M].北京：人民出版社，1993：310.
④ 毛泽东文集（第3卷）[M].北京：人民出版社，1993：1011.
⑤ 毛泽东文集（第8卷）[M].北京：人民出版社，1993：150.

方，也要进行试点，逐步推广，逐步达到普遍计划生育。"① 在面对人群中的健康差异问题时，毛泽东最重视青年人的健康培养。1950 年在他给马叙伦的信中毛泽东写道，"各校注意健康第一、学习第二，营养不足宜酌增经费。学习和开会的时间宜大减，病人应有特殊待遇。全国一切学校都应如此。……关于学生健康问题，前与先生谈过，此问题深值主义"②，说这样的话，是因为毛泽东认为，"青年时期是长身体的时期，如果对青年长身体不重视，那很危险。"③ 这也正符合毛泽东认为身体健康是一切发展前提的观点，因而他给青年们讲的几句话中，第一就是"祝贺他们身体好"，之后才是"二、祝贺他们学习好；三、祝贺他们工作好。"④ 虽然青年时期是人的学习工作的黄金时期，但是"两头都要抓紧，学习工作要抓紧，睡眠休息娱乐也要抓紧。……总之，要使青年身体好、学习好、工作好"⑤。毛泽东多次在讲话中谈到了祝青年朋友们身体好，足以证明他对健康问题的重视程度。

三、邓小平理论中的健康思想

邓小平关于如何促进人民身体健康、建设社会主义健康事业的健康思想也是健康湖北战略的重要来源，其中包含了很多重要的思想内容，从医疗、人口、体育、污染等方面论述了应被重视的、影响健康社会的各种因素，提出了以社会效益为准则的卫生工作发展原则，提出了提高卫生健康意识和普及卫生健康观念相统一的工作思想，解除了人们思想上的迷惑，指出党的群众路线既是对建设健康社会提出要求，也是开展健康工作的路径选择。

---

① 毛泽东文集（第 7 卷）[M]．北京：人民出版社，1993：308．
② 毛泽东文集（第 6 卷）[M]．北京：人民出版社，1993：83．
③ 毛泽东文集（第 6 卷）[M]．北京：人民出版社，1993：277．
④ 毛泽东文集（第 6 卷）[M]．北京：人民出版社，1993：277．
⑤ 毛泽东文集（第 6 卷）[M]．北京：人民出版社，1993：278．

（一）健康同经济发展同样重要

邓小平曾指出，卫生健康工作是党的工作的重要领域之一，不能因为对经济发展的重视，而忽视了对卫生健康事业的投入，在以经济建设为中心的同时，也要重视卫生健康事业的发展。1980 年 1 月 16 日，邓小平在中央干部会议上着重指出："还有一个重要的比例，就是经济发展和教育、科学、文化、卫生发展的比例失调，教科文卫的费用太少，不成比例。甚至有些第三世界的国家，在这方面也比我们重视得多……总之，我们非要大力增加教科文卫的费用不可"①，中央财政对相关领域的资金投入的多寡，是反映中央政府工作重点领域的一个重要标志，加大对科教文卫事业的投入，正是邓小平对卫生健康事业重视的一种表现，也表明邓小平在注重国家经济增长的同时，也要注意经济、文化、卫生健康等领域均衡发展。同年 12 月 25 日，邓小平在中央工作会议上再次强调，"科学、教育、卫生、文化事业，还要尽可能地继续发展"②。改革开放政策实施后，我国人民生活质量有了极大的改善，人民健康水平也有了极大提高，在这样一种成绩面前，邓小平同志敏锐地察觉到其中隐藏的隐患，即随着社会经济的进一步发展，人民对于健康的要求会越来越高，当时的卫生健康事业不足以满足经济快速发展的中国社会的需要，因此，必须加大对卫生健康事业的经济投入，加快卫生健康事业的发展步伐，使其与我国快速发展的经济呈协调发展之势。

（二）发展健康事业有多种途径

邓小平认为，卫生健康事业的发展不能全部依靠医疗工作，要全方位、多途径地发展卫生健康事业。其中宣传是十分重要的推进卫生健康事业发展的手段，要充分利用好宣传这一重要手段。比如说，开展爱国

---

① 邓小平文选（第 2 卷）[M]. 北京：人民出版社，1994：250.
② 中共中央党史研究室科研局. 再造辉煌——邓小平纪事 [M]. 北京：中共党史出版社，1994：393.

卫生运动，邓小平就曾高度赞扬了它的成效，他说："对爱国卫生运动，今后不是减弱，而是加强。这是一项长期的工作。全国的卫生情况，城市固然比过去好了，就是农村，也比过去进步了。但是否已经很好呢？还不是。要做得更好，爱国卫生运动就要长期坚持下去。"① 不同的工作方法，能够取得不同的效果，只有不断地开拓、探索新的发展道路，才能更好地促进我国卫生健康事业的发展。

在面对传染性疾病问题时，邓小平强调，"我们的工作不是消极的防疫，而是积极地做预防工作"②。消极的防疫是一种被动的应对传染性疾病的手段，这种手段会让我国人民承受巨大痛苦，国家遭受巨大损失，因此是对国家、社会资源的巨大浪费，为避免这一情况，提前进行疾病预防所用的支出要小很多，因此提前预防能够更好地针对这一问题。在这方面，中医的效果要远远好于西医，邓小平指出，"不能单纯宣传西医而忽视中医的重要性，要大力宣传中西医结合"③。在给《新编针灸学》题词时邓小平写道："把我们国家许许多多的科学遗产，加以批判的接受和整理，是一件非常重要的工作"④。这里所指的"科学遗产"，就是传统中医药学。"中国传统医学是个宝库，但没有充分发掘出来，而且在科学整理方面还做得不够"⑤，中医药是中华民族极其宝贵的财产，充分利用好中医药可以更好地促进我国卫生健康事业的发展。

中国的人口问题，一直是我国领导人极其关系的话题，也是我国社会发展过程中必须要面对的一个问题，这一问题也是邓小平健康思想中

---

① 邓小平文集：一九四九——一九七四年．下卷［M］．北京：人民出版社，2014：48.

② 邓小平文集：一九四九——一九七四年．上卷［M］．北京：人民出版社，2014. 358.

③ 邓小平文集：一九四九——一九七四年．中卷［M］．北京：人民出版社，2014. 279.

④ 邓小平文集（上卷）［M］．北京：人民出版社，2014：88.

⑤ 邓小平文集（上卷）［M］．北京：人民出版社，2014：305.

的重要内容。邓小平在 1986 年会见日本前首相福田赳夫谈到人口问题时指出："中国对人口增长实行严格控制……这是中国自己一项重大战略决策。"① 这说明，邓小平已经将人口问题放到了国家战略层面来考虑，这无疑表明了邓小平对人口问题的重视程度。邓小平不仅对人口问题极其重视，同时也对控制人口增长的科学原理有一定的认识。1975 年 8 月 6 日会见奥地利中国研究会代表团时，谈到人口问题他说："人口增长过快并不反映经济发达，而是反映经济落后"②，这表明邓小平认为人口的增长要和经济发展水平相适应，而不是一味地加快人口增长的速率，如果人口增长速率高于经济增长的速率，那必然会出现劳动力过剩的局面，这就会出现劳动力工资水平较低、失业率升高等一系列的社会问题，这是不利于我国社会发展的。1986 年 4 月 24 日，《人民日报》发表了邓小平的谈话："中国对人口的增长实行严格控制，是从我们的切身利益出发的。我们力争在本世纪内把人口控制在 12 亿。这是中国的重大战略决策……我们认为，实行计划生育可以使中国更快地发达起来。"③

　　社会发展的水平越高，后天培养对人的影响就越大，过多的人口则意味着每个人所分摊到的教育资源越少，这不利于我国人民的个人发展，也不利于社会的整体进步，因此，限制人口增长，有利于个人家庭增加对每个人的教育投入，也有利于社会教育资源的合理分配，更有利于我国社会的协调均衡发展。"在人口方面，我们还是提倡节制生育，人口增长过快总是一个负担。"④ 控制人口的出生率，能够使社会资源更加合理的分配到每个我国居民身上，使社会资源能够创造更多的价

---

① 邓小平文集（上卷）［M］. 北京：人民出版社，2014：574.
② 邓小平文集（中卷）［M］. 北京：人民出版社，2014：153.
③《中国计划生育全书》编辑部编. 新闻媒体报道的党和国家领导人论人口与计划生育［M］. 北京：中国人口出版社，1997：26.
④ 邓小平文集：一九四九——一九七四年（下卷）［M］. 北京：人民出版社，2014：367.

值。除关系到广大群众的医疗、人口等问题之外，邓小平也关注少数民族和少年儿童的特殊的健康需求。在"各民族共同努力把西南建设好"的号召中，关于卫生文化问题，邓小平表扬，"要求办学校、设医院都是很对的。目前医务人员不够用，所以，将来必须多培养少数民族医务干部，同时可以针对各地区特殊疾病训练专门的医务人员。"① 少数民族地区往往是经济不发达的地区，人们对现现代科学文化的了解程度不高，因当地独特的自然环境有着与众不同的病症，因而更需要足够的医疗资源和了解实际情况的医务人员。而少年儿童由于自身发展的不充分和不独立，很容易沦为被牺牲健康的人群，邓小平指出，"高等学校的在校生身体状况很不好，体质不行。……应该给学生增加生活费，照顾贫苦学生。"② 少年强则中国强，因此青少年作为我国社会主义的接班人和未来中国的建设者，必须要注重青少年的健康问题，这不仅关系到其自身的发展需求，也是关系到我国社会发展的重要问题，因此，邓小平十分注重少年儿童的健康问题。"要加强学校的体育，要把学校的体育工作搞好。"③ 只有青少年的身体素质全面提高了，才有未来整个社会的健康水平的提高。

　　城市卫生与环境污染也是影响居民健康的重要因素，特别是随着城镇化进程的发展和人口在城市中的集中，这一问题会越来越突出。邓小平指出，"城市卫生是很重要的问题，要监督。"④ 1974 年 8 月，邓小平又强调污染问题必须解决，"我国的污染问题没有欧洲、日本和美国那么严重，但也还是一个很大的问题。污染问题是一个世界性的问

---

①　邓小平文集：一九四九——一九七四年（上卷）［M］. 北京：人民出版社，2014：167.

②　邓小平文集：一九四九——一九七四年（下卷）［M］. 北京：人民出版社，2014：196.

③　邓小平文集：一九四九——一九七四年（下卷）［M］. 北京：人民出版社，2014：323.

④　邓小平文集：一九四九——一九七四年（中卷）［M］. 北京：人民出版社，2014：168.

题。……我们现在进行建设就要考虑处理废水、废气、废渣这三废。这个问题我们注意得晚了一点，不过处理起来比资本主义发达国家容易一些就是了。……我们充分考虑到了大化工厂的污染问题"①。

（三）群众是健康事业的重要动力

坚持群众路线，坚持发动广大人民群众共同参与国家建设中来，是我们党的优良传统，在卫生建设事业的建设过程中，坚持群众路线也是具有重大意义的。1956 年 9 月 16 日，邓小平在《关于修改党的章程的报告》中指出："我们在大规模的消灭鸦片烟毒的运动中的胜利，在大规模的爱国卫生运动中的胜利，以及在生产建设和其他各种工作中的胜利，哪一件不是因为这个运动或者这件工作的本身，确实反映了广大群众的要求，并且变成了广大群众自觉自愿的行动的结果呢?"② 由于卫生健康事业的发展与每个中国人民都是息息相关的，因此在发展卫生健康事业的过程中，就需要全面参与，要利用好群众在国家建设过程的积极热情，充分发挥群众的能量。

邓小平认为，个人的卫生健康水平和整个社会的卫生健康水平之间是不可分割的相互联系的关系，以体育为例，"毛主席向来主张'发展体育运动，增强人民体质'，就是发展广泛的群众体育运动……在普及基础上提高，在提高指导下普及。体育也是这个方针嘛，没有广泛的群众体育活动，就没有雄厚的基础，好的选手就选不出来。当然，整个国家水平要提高，这也是不可缺少的。提高和普及是对立统一的关系。"③ 开展群众性的卫生健康运动是提高全民健康水平的一种重要手段，利用

---

①　邓小平文集：一九四九——一九七四年（下卷）[M].北京：人民出版社，2014：381.

②　邓小平文集：一九四九——一九七四年（下卷）[M].北京：人民出版社，1989：220-221.

③　邓小平文集：一九四九——一九七四年（下卷）[M].北京：人民出版社，2014：373-374.

好这一手段能够更加有效地提高全民的健康水平，树立良好的典型，以点带面，用先进的个别经验带动整个社会群体的进步，这是一种能够适用和推广的群众健康活动形式。

四、"三个代表"重要思想中的健康观念

"三个代表"重要思想指出，中国共产党始终代表中国先进生产力的发展要求、始终代表中国先进文化的前进方向、始终代表中国最广大人民的根本利益。健康中国战略的提出，正是符合"三个代表"思想的内在要求的重要体现。

（一）先进生产力需要健康的人民作为基础

领土、主权、人民是构成国家的三个要素，而居民是一个国家生产力水平实现的物质载体，人民的健康程度，直接影响着一个国家的生产力发展水平，以及实现生产力的能力，要保持先进的生产力，就必须要有健康的人民做支撑，国家的长治久安和生产力的进步，也需要以人民的健康为出发点。为了能够保持高速的发展，充分地展现出中国共产党所代表的先进生产力的前进方向，就必须要有良好的人民健康水平作为支撑。

为了能够更好地发展生产力，解放生产力，在目前的社会发展过程中，提高我国人民的身心健康水平是一个很有效的办法，因为科技水平的进步依赖于人的发现、经济水平的进步依赖于人的推动、军事力量的强大，依赖于人去实现，人是这一切的基础。

同时，先进的生产力代表着先进的制度，而运用人民的健康水平来彰显中国特色社会主义制度的优越性是最好的表现形式，我们展现在世界民族之林的是一个强大的民族，一个健康的民族，一个从此站起来的民族，而这与我国的社会主义制度、与中国共产党是分不开的，因此国家的健康中国战略是代表我国先进生产力的最好表现。

46

（二）健康水平的提升是文化先进性的有利证明

一方面，文化包括物质文化和精神文化两个方面，先进的文化证明了一个国家国力的强大，盛唐时期，中国是世界的文化中心，因此唐学远播海外，东到日本，西至西欧都受到唐朝文化的影响，至今唐装、唐人街仍然是中国在世界上的主要形象之一，这证明了先进的文化则意味着强盛的国力。拥有强盛的国力的国家，国人必将拥有健康的体魄，要不然就会沦为中国近代史上的"东亚病夫"，正因如此，中国先进文化的前进方向也包括国民拥有全面的身心健康，也是中国共产党的重要任务之一。

另一方面，文化也包含着社会制度、社会风气、民族民俗等方面的内容，建设公平正义的社会制度，形成风清气正的社会风气，养成高雅的民族民俗也是我国文化建设的重要方面，而建设这些内容，则正是我国社会和谐健康发展的有利证明，社会健康发展，则更有利于保障人民的权利，为保障好人民的权利，则应该更好地发展卫生健康事业，这两者是相辅相成的，因此，公民的健康水平越高，也就意味着我国的社会主义文化越先进。

（三）提高对健康事业的重视是对人民利益的选择

我国的国家性质是人民民主专政的社会主义国家，因此人民是我国国家权力的基础，党和国家一切政策的出发点和落脚点都是从人民的利益角度出发。这一点与大部分的资本主义国家是不同的，资本主义国家的国家政策是从占人口少数的统治阶级——资本家的利益角度出发的，而我国的国家政策则是从占人口绝大多数的人民的角度出发的。

当今世界，由于经济的迅猛发展和经济全球化的进一步加快，世界范围内的贫富差距越拉越大，特别是在西方资本主义国家，这种现象更加明显，而贫富差距加大的一个重要表现就是在卫生健康政策方面，西方发达国家实行的是"免费医疗"，当然这种免费政策是打引号的，因为公立医院数量较少的原因，这种免费的结果就是大部分普通民众在看病时需要排队，而且时间较长。如果不想排队或者有紧急的疾病需要治疗，则可以选择私立医院，而私立医院的价格则比较昂贵，不是普通家庭能够承担得起的，这就在经济上造成了西方国家人民在健康问题上的贫富对立，而我国则实行的全民医保制度，由国家出资，帮助有需要的居民到医院就业，且医院大部分为公立医院，价格较低，这就从客观上促进了我国居民的整体健康水平，也说明了国家对于健康事业的重视，这正是从人民的利益考虑问题的结果。

五、科学发展观中蕴含的健康中国发展理念

在党的十七大上，胡锦涛总书记在《高举中国特色社会主义伟大旗帜 为夺取全面建设小康社会新胜利而奋斗》的报告中提出，科学发展观的第一要义是发展，核心是以人为本，基本要求是全面协调可持续性，根本方法是统筹兼顾，明确了科学发展观是指导经济社会发展的根本指导思想①，而落实健康中国战略，是实践科学发展观的根本要求。

（一）健康是发展的基础推动力

科学发展观的第一要义是发展，发展是全方位的，包括社会的发展、经济发展、法制发展、文化的发展等多个方面，这些方面的发展都是以健康为基础的，没有健康，这些发展都是空谈。特别是我国的经济发展，是依赖于我国庞大的人口基数所营造出来的劳动力市场和消费市场，因此居民健康水平直接决定着我国的经济发展状况，而经济发展则又会带动其他方面的发展推进，特别是在我国社会改革进入深水期、国家产业结构面临升级改革的局面下，更需要大量高素质、健康、有活力

---

① 胡锦涛. 高举中国特色社会主义伟大旗帜 为夺取全面建设小康社会新胜利而奋斗 [N]. 人民日报，2007-10-25.

的人才的加入，因此要维护我国社会的稳定发展，则必然要将健康问题提到国家战略的高度上来，这是解决中国经济发展、社会发展、法制发展、文化发展等一切发展的基础推动力。

（二）健康是以人为本要求的重要体现

科学发展观的核心要义是以人为本，前文提到高素质、健康且有活力的人才是我国目前经济、社会发展的重要支撑，科学发展观强调以人为本正是认识到了这一点。在中华人民共和国成立以来的经济发展过程中，我们更多地强调的是经济发展的速度、GDP 的总量的大小等因素，因此存在着以牺牲环境来片面追求经济发展或以牺牲居民健康水平来追求经济发展的情况，而科学发展观中的以人为本概念的提出，正是对这一情况的批判，是党和国家开始正视这一问题，并着手解决这一问题的重要体现。这种忽视人民群众健康而片面追求经济发展的做法是错误的，是值得反思的，科学、和谐的社会发展应该是人民健康和经济发展齐头并进的。马克思主义的健康观也让我们发现，健康既是人体生理上的需求，也是保证社交正常进行的基础，又是自我实现的必要条件，因此，推动健康中国战略的发展是对以人为本的科学发展观的核心要义的重要体现。

（三）健康服务带来可持续的发展

保健服务能够带来的可持续发展一方面体现在人的可持续发展方面。因一时的利益而牺牲健康来谋发展，在未来必然自食恶果，付出更多的代价来挽回健康。20 世纪 60 年代以前，人们通常把经济的增长视为发展的全部，以经济增长问题涵盖发展问题，以单纯的物质财富增加为核心，以追求经济总量的扩大和分配公平为目标，认为经济的增长必然带来社会财富的增加和社会文明。随着现代社会经济的发展，传统发展观的片面性、局限性及缺陷表现日益突出，1987 年，挪威前首相布伦特兰夫人在她主持的世界环境与发展委员会上提出："可持续发展是指既满足当代人的需要，又不损害后代人满足需要的能力的发展。"这一定义得到人们的普遍认可。健康是既影响当代人，又影响子孙后代的建设工程，推广保健服务的发展，有利于从生命源头开启可持续发展之路。健康带来的可持续发展另一方面体现在人们未来的消费升级转型方面。保健行业大部分属服务业，是资源友好型的绿色产业，随着人们的健康意识和经济水平的提高，保健服务必然会吸引更多的消费，亦能有力推动我国的经济发展模式转型升级。

六、习近平健康治理思想

习近平健康思想是对中华人民共和国成立以来历任领导人的健康思想的继承和发展，是马克思主义中国化的最新成果。习近平指出："努力全方位、全周期保障人民健康，为实现'两个一百年'奋斗目标、实现中华民族伟大复兴中国梦打下坚实健康基础。"① 习近平指出："倡导健康文明的生活方式，树立大卫生、大健康的观念，把以治病为中心转变为以人民健康为中心，建立健全健康教育体系，提升全民健康素养，推动全民健身和全民健康深度融合。"② 在习近平看来，健康国民的基本特征除了具有良好的体魄外，还应具有良好的生活方式和较高的健康素养。这就是大卫生、大健康的观念。党的十九大提出的"健康中国战略"，正是在习近平大健康思想的指导之下提出的。关于健康中国的内涵，根据习近平在全国健康与卫生大会上的论述，健康中国除了传统的医疗卫生资源均等化外至少还包括另外两个方面的内涵。第一，主要解决生态环境或突出的环境污染对人类健康的影响问题。《中共中央、国务院关于加快推进生态文明建设的意见》明确指出，"良好生态环境是最公平的公共产品，是最普惠的民生福祉。要严格源头预防、不欠新账，加快治理突出生态环境问题、多还旧账，让人民群众呼吸新鲜

---

① 习近平谈治国理政（第二卷）［M］. 北京：外文出版社，2017：370.
② 习近平谈治国理政（第二卷）［M］. 北京：外文出版社，2017：372.

的空气，喝上干净的水，在良好的环境中生产生活。"① 第二，就是公共安全，公共安全是国家安全的重要组成部分，主要解决公共安全事件对人民生命健康威胁的问题，是最基本的民生。与健康中国相联系的公共安全主要涉及农产品质量安全、食品药品安全。食品安全是健康中国建设的突出方面。党的十八大以来，党中央和国务院高度重视食品安全问题。2013 年 9 月 11 日，国务院食品安全委员会第一次会议专门讨论了食品安全问题，认为"我国食品安全状况与经济发展、社会进步、群众期待相比，仍然有比较大的差距"，"形势不容乐观，挑战十分严峻"，提出食品安全关系千家万户的幸福和每个人的身体健康，不仅是民生问题、经济问题，而且也是政治问题。提出要把食品安全作为民生大事来抓，作为发展工程来抓，而且要作为政治任务来抓。提出要构建食品安全社会共治格局。党的十八届五中全会明确将"实施食品安全战略，形成严密高效、社会共治的食品治理体系"列入"十三五"时期健康中国建设的重要任务。关于食品安全问题，习近平在 2013 年 12 月的中央农村工作会议上就曾做过深刻论述，他指出，食品安全的环节和因素很多，但源头在农产品，基础在农业。因此，严把农产品的质量关，既是食品安全的重要内容和基础保障，也是建设现代农业的重要任务。把住农产品生产安全关，一要治水治地，净化农产品产地环境；二要控肥、控药、控添加剂、规范农业生产过程；三则要加强监管，形成从田间到餐桌全过程覆盖的监管制度。党的十九大进一步宣布"实施食品安全战略"②，表明以习近平同志为核心的新一届中央领导集体在保障"让人民吃得放心"上的决心和信心。习近平健康思想具体来看分为以下几个方面。

---

① 十八大以来重要文献选编（中）［M］.北京：中央文献出版社，2016：493.

② 党的十九大报告学习辅导百问［M］.北京：党建读物出版社，学习出版社，2017：38.

（一）健康治理以人民为中心

习近平健康治理思想核心内容是坚持以人民为健康治理中心，即所有治理手段都应该围绕人民，以人民利益为先。党的十九大提出的实施健康中国的战略部署，为人民群众提供全方位全周期健康服务的部署，是全党践行全心全意为人民服务宗旨，努力满足人民日益增长的美好生活需要的重要体现，同实现国家昌盛和民族复兴的宏伟目标紧密相连。习近平总书记指出，推进健康中国建设，是我们党对人民的郑重承诺。各级党委和政府要把这项重大民心工程摆上重要日程，强化责任担当，狠抓推动落实。

首先，把人民健康放在治理的战略中心地位。中国政府坚持以人为本，中国共产党坚持执政为民，党和国家把人民利益时刻放在首位是维护党的领导和社会稳定的首要选择，因此要将人民健康置于关键位置，努力提高人民健康水平。其次，健康是促进人全面发展的必然要求。健康治理思想是对马克思主义人本思想的继承和发展。马克思认为，人是从事一切生产活动的主体，人的生产和发展都是围绕人自身的生存生活而展开的。习近平总书记的健康治理思想，从人民群众根本利益出发，人的健康发展是人整体发展的重要内容之一，最终目的是服务于人的全面健康发展。再次，全方位、全周期保障人民健康。卫生工作要把以治病为中心转变为以人民健康为中心，从生活环境、健康服务、健康保障等方面全方位保障人民群众健康，把人民健康贯穿发展整个周期，全面提高人民生活质量。

（二）健康治理以科学为根本

健康治理思想以健康为主题，把健康作为新理念的出发点，将健康融入发展，融入政策方针实施全过程，实现"大健康"。

首先，普及健康生活。习近平总书记在沈阳会见了参加全国群众体育先进单位和先进个人表彰会、全国体育系统先进集体和先进工作者表彰会的代表,并发表主要讲话。习近平强调,全民健身是全体人民增强体魄、健康生活的基础和保障,人民身体健康是全面建成小康社会的重要内涵,是每一个人成长和实现幸福生活的重要基础。倡导全民健身,强健体魄,为创造美好生活打下坚实基础。其次,优化健康服务。加快改善养老服务,健全健康保险,全面发展中医药医疗保健服务,创新发展多样化健康服务。大力创建覆盖农村偏远地区的医疗卫生服务,加强服务体系建设,完善服务体系,达到优化健康服务的目标。再次,完善健康保障。加强食品药品监管,坚决打击违法犯罪行为,坚决落实食品安全法,优化食品安全体系,"严把从农田到餐桌的每一道防线"。复次,建设健康环境。坚持绿色的生活和发展理念,坚决贯彻落实资源节约和环境保护的基本国策,努力为人民留住青山绿水,营造绿色健康的生活环境。最后,发展健康产业。21世纪健康产业已经成为世界的热点,继蒸汽时代和电力时代之后的健康时代已经到来,健康行业已经成为世界重要的资产聚集行业。人们健康消费随着生活水平提高不断增加,应该加快规模型污染型企业向集约型环保型企业转变,推动养老、健身休闲、旅游等行业的健康发展,提高自主创新能力,发展健康新产业,利用健康模式发展新型产业,实现以健康为根本的科学发展。

(三)健康治理以共享为目标

共享发展理念是十八届五中全会提出的五大发展理念之一,主要含义是要把新时代发展成果共享,努力实现公平正义。健康治理思想贯彻和发展共享发展理念,是共享发展理念在卫生健康领域的具体化。"共建共享、全民健康"是建设健康中国的战略主题,旨在发展依靠人民、发展成果由人民共享。

首先,保障弱势群体健康发展。"没有全民健康,就没有全面小康",实现全民健康是实现全面小康的基础和前提。因此,要重视弱势群体,保障弱势群体的健康发展。健康治理思想强调要重点保障弱势群体能够享受到健康的服务和保障体制,保障妇幼健康,为老年人提供连续的健康管理服务和医疗服务，努力实现残疾人人人享受健康服务的目标，关注流动人口健康问题，深入实施健康扶贫工程。其次，坚持基本医疗卫生事业的公益性。医疗卫生事业的最终目标是促进全人口健康，而全人口健康强调医疗卫生事业的公益性。习近平总书记提出要坚持基本医疗卫生事业的公益性，不断完善制度、扩展服务、提高质量，让广大人民群众享有公平可及、系统连续的预防、治疗、康复、健康促进等健康服务。实现医疗卫生健康服务共享，为人民群众健康发展提供便利。再次，对外强调健康发展成果与世界人民共享，通过"一带一路"将中医推向世界舞台，"中医药是打开中华文明宝库的钥匙"，世界对中医药的需求日益增长，为中医药在世界发展开拓了广阔空间。

（四）健康治理以制度为保障

健康治理思想认为，不仅要"将健康融进所有政策"，还要建立健全卫生医疗制度保障。首先，社会制度具有全局性、稳定性、强制性等特点。因此，以制度为保障，确保人民群众健康，是应然之举。其次，获得健康保障是每个人的权利，是人权的重要内容之一，国家性质决定我国保障人民群众的基本权利，因而健康治理必须以建立健全相应制度为保障。再次，我国相关医疗卫生保障制度主要是 5 项基本医疗卫生制度——完善分级诊疗制度、现代医院管理制度、全民医保制度、药品供应保障制度、综合监管制度，并辅以其他制度。习近平总书记强调，要把医药卫生体制改革纳入全面深化改革中同部署、同要求、同考核，支持地方因地制宜、差别化探索。全面建设健康影响评价评估制度，准确评估经济发展政策和项目对健康的影响。健康治理不仅要建立基本医疗卫生制度，还要完善制度监督机制，全方位确立制度优势。

第三节　健康湖北战略的重要意义

习近平总书记在 2016 年 8 月 20 日的全国卫生与健康大会上强调

"没有全民健康，就没有全面小康。要把人民健康放在优先发展的战略地位，……健康是促进人的全面发展的必然要求，是经济社会发展的基础条件，是民族昌盛和国家富强的重要标志，也是广大人民群众的共同追求。我们党从成立起就把保障人民健康同争取民族独立、人民解放的事业紧紧联系在一起。"因此，关注全民健康、促进全民健康事业发展，是我们党和政府的重要任务，这反映了我国政府民生方面的重要安排，是我国社会发展的重要证明，健康中国战略的提出是我国建成富强、民主、美丽的中国的重要保障，而健康湖北战略正是健康中国战略的重要组成部分。

一、健康中国的重要意义

（一）健康中国战略是体现中国特色社会主义制度优越性的重要因素

健康是人民的基本需求，保障人民健康，也就是保障了人民的基本权利，人民的身心健康是国家健康稳定发展的重要影响因素。新中国成立以来，历届中央领导人对于人民群众的身心健康问题都极其重视。这正是我国社会主义制度的基本要求，同时也是我国社会主义制度优越性的重要体现。

人民代表大会制度是我国的根本政治制度，也是中国特色社会主义制度的重要组成部分，人民代表大会的权力归中国人民所有，因此，保障中国人民的身心健康是促进我国稳定发展的重要因素。我国是世界第一的人口大国，人口问题、人民素质问题一直都是我国的根本问题之一，我国在社会主义建设之初，正是由于庞大的人口数量为我国社会主义初期的发展提供了大量的青壮年劳动力，有利地促进了我国社会主义的发展，使我国能够更好地集中力量办大事，人口红利是我国一直维持高速经济发展的重要因素。但我们也应该看到，随着改革开放的深入开展，我国的人口红利优势正逐渐消失，随之而来的是人口老龄化问题、慢性病比例增加的问题、大规模流行病出现的问题，给我国的稳定发展带来了一定的隐患。加之，随着经济的发展，市场激励机制的建立，我国的食品安全问题、环境问题等影响人民身心健康的社会性问题增多，也逐渐突出了建立全新的人民健康保障战略的必要性，正是在这样的背景下，新一届党中央将"健康中国"确定为一项国家战略，以健康中国战略领导全国人民在全面建成小康社会的决胜时期，构建出新的造福全国人民的人民健康保障体制，这正是凸显了我国社会主义制度的优越性，只有在中国特色社会主义制度下，我们的党才是真正为人民着想的党，我们的人民也是与中国共产党上下一心、生死与共的人民，正因如此，人民群众越健康稳定，我们的国家也就越强大。

（二）健康中国战略是加深中国共产党和人民联系的重要纽带

中国共产党的是中国工人阶级的先锋队，同时是中国人民和中华民族的先锋队，是中国特色社会主义事业的领导核心，代表中国先进生产力的发展要求，代表中国先进文化的前进方向，代表中国最广大人民的根本利益。正因为中国共产党是从中国人民之中走出的政党，是人民的选择，是代表着中国最广大人民的根本利益的，因此，中国共产党所采取的国家政策均是从人民的角度去考虑问题，努力实现人民权利的最大化。生命健康权是人最基本的权利，保障人民的生命健康就是尊重人权的最好体现，人民的权利得到满足，则会更加支持中国共产党的领导，中国的社会发展则会更加平稳，正是这种相辅相成的关系，注定了健康中国战略的产生。

党中央通过提出健康中国战略，将人民的身心健康提升到了国家战略的高度，这体现了党中央对这一问题的重视程度。在当今现代社会，随着社会的发展，健康问题已经脱离了简单的疾病问题，健康问题还涉及心理问题、幸福感问题、社会经济发展等一系列的问题，国家在健康中国战略体系中所提出的"大健康"的概念所包含的内容之广，正印证了这一情况。在这一理念的指导下，国家所希望的是中国人民不仅要活得长久，还要活得幸福、活得安心、活得积极。

习近平总书记2014年12月在考察江苏镇江市世业镇卫生院时曾深刻指出，"没有全民健康，就没有全面小康"。健康问题不仅是关乎人民群众的身心健康发展的问题，也是关乎我国经济健康发展的问题，也是关乎我国国家形象健康发展的问题，加强推进健康中国战略，能够更好地增强人民群众的幸福感、增进人民群众的满足感，使我国的人民能够更好地享受社会主义发展所带来的成果。

正因如此，健康中国战略的提出，使人民群众看到了党和国家对人民群众的关心、关爱，党和国家则一战略的提出是立足于促进全体国民的健康成长，立足于提升全体国民的幸福感，立足于推动全体国民的全面发展的高度。正是因为党和国家站在了如此的高度去推动健康中国战略，才使得我们中国在面对2020年席卷全球的新型冠状病毒肺炎疫情时，给出了令全世界震惊的答卷，健康问题已经和我国经济发展、社会进步、政治稳定等问题牢牢绑在一起，加强健康中国战略的推进，就能更好地加深党和人民的联系，就能更好的促进我国的全面发展。

二、健康湖北战略的重要意义

（一）健康湖北战略是湖北特殊地理位置的要求

湖北省地理位置特殊，位于中国中部，是我国重要的交通枢纽省份，通过铁路、水路、陆路交通使我国南方和北方连接贯通。铁路方面，贯穿我国南北的京广铁路、京九铁路均从湖北省境内穿过；水路方面，武汉作为曾和上海起名的水路码头，也彰显着湖北在我国内河航运方面的地位，"大江、大河、大武汉"绝非浪得虚名。通过长江水路，湖北省西接四川、重庆、东至江苏、浙江、上海，在我国大力推进的长江经济带的发展过程中起到了核心枢纽的作用。

地理位置特殊的同时，湖北省也是华中地区的经济发展中心。湖北省省会武汉市，作为华中地区最大的城市，也肩负着带动华中地区经济发展的重任，作为一个常住人口超千万的城市，武汉市吸引了大量的外来务工人口，我国重要的生物高科技产业园区"光谷生物城"就坐落在武汉市内。

由于湖北省特别是武汉市的特殊地位，造就了湖北省的特殊影响力，湖北省作为南北方交流的重要枢纽之一，人口流动性强、人口密度大，湖北省内的人民健康问题会直接影响全国的健康问题。2020年年初的新型冠状病毒性肺炎的传播就是有力的佐证。该流行性肺炎国内是从湖北省武汉市开始出现的，由于外来务工人员返乡过年造成的人口的流动，使该病毒扩散至全国，全国34个省、自治区、直辖市无一幸免，虽经全国上下一心，共同努力抗击之下，疫情得到了有效的控制，但本次疫情的发展过程无疑不是对湖北省地理位置及经济地位特殊性的最好证明。正因如此，加强湖北省内的健康战略的发展是势在必行的。

（二）健康湖北战略是健康中国战略的有机组成

健康中国战略的提出，体现了我国对人民健康问题的重视程度提升到了一个前所未有的高度。为了响应党中央所提出的健康中国战略，积极配合中央政府的工作，湖北省的健康湖北战略必须要坚决而有效地推进。健康湖北战略作为健康中国战略的有机组成部分，健康湖北战略完成的好与坏直接关系到健康中国战略推进的大局。

一个完善的现代社会，人民身心健康问题是首当其冲的，我国在社会发展过程中，人民的生活水平有了极大的提高，但在人民健康体系建设和健康工作促进等方面还存在着一些欠缺和不足，因此需要我们不断地去完善。正如习近平总书记在新时代中国特色社会主义思想中所提到的我国社会现阶段的主要矛盾是人民日益增长的美好生活需要和不平衡不充分的发展之间的矛盾。我们的健康体系建设就存在不平衡不充分的问题，这既是我国全面建成小康社会的现实需要，也是为实现中华民族伟大历史复兴的中国梦打下并创造坚实健康基础的重要选择。同时，也是打赢脱贫攻坚战的硬性要求，让人民群众，从身体到心理都从过去的贫困生活中解脱出来，实现真正的脱贫致富和健康转变。

近年来，我国的社会经济高速发展，特别是 2000 年以来，我国社会经济持续高速平稳发展，使我国拥有了目前世界第二大经济实体的地位，高速发展的经济给我们带来了巨大的社会财富和物质，极大地丰富了我们的生活，也彻底地改变了我们的生活方式，随着新时代网络发展，我们的生活发生了翻天覆地的变化，人民的生活节奏越来越快，越来越多的方便性事务层出不穷。这种生活方式的转变，给我们带来了便利的同时，也带来了新的问题，新的食品安全问题、人民身体素质下降的问题、年轻人猝死的问题、社会人口老龄化越发严重等问题的出现，都使得健康问题重新回到我们的视野中心，这也是国家提出健康中国发展战略的一个重要因素。2019 年我国的人均 GDP 已突破 1 万美元，这是一个重要的数字，因为这意味着我国的人均 GDP 收入已经开始进入中等收入水平，但同时我们也要清醒地认识到，我国距离发达国家还有很长的一段路要走，我们现在所面临的健康问题确实既要面对发达国家的卫生和健康问题，又要面对发展中国家的卫生与健康问题，因此从国家健康战略的发展过程来看，我国的健康发展战略还有很长的路要走。对人民个人而言，个人的身心健康关系到一个家庭的稳定，对整个社会而言，全社会人民的健康关系到一个社会的稳定，对国家而言，全国人民的健康关系到国家的强大与否，因此健康中国战略事关国家和民族的未来，事关中国特色社会主义制度的存续，事关全国人民群众的健康发展，是符合新时代中国发展需要的。健康湖北战略作为健康中国战略整体中的一环，是整个健康中国战略整体的重要组成部分。

（三）健康湖北战略是全面建成小康社会的重要基础

健康湖北战略是湖北省委、省政府贯彻落实党中央关于推进健康中国建设战略部署的具体行动，也是湖北省为推进全面建成小康社会所推行的重要举措。习近平总书记强调，没有全民健康，就没有全面小康。湖北省第十一次党代会提出"确保如期全面建成小康社会"。全面小康社会的建成与否，全民健康体系的建设是一个重要的考核指标，而推进健康湖北战略的发展，正是湖北省委、省政府针对中央的这一考题而给出的湖北答卷，通过健康湖北战略的推进，为全面建成小康社会提供坚实的基础。

保护人民健康是社会稳定的重要保障。稳定的社会环境是我们全面建成小康社会的重要环境保障，为了在湖北省内创造出良好稳定的社会发展环境，实行健康湖北战略是必然的要求。生存和发展是人民的基本需求。疾病不只会给患者本身和其家人带来痛苦，同时也会加剧"因病致贫、因病返贫"的情况，贫困的生存环境和很容易转化为怨愤的情绪，导致暴力、反社会行为的增加，加剧社会矛盾。古人云"仓廪实而知礼节，衣食足而知荣辱"，可见满足人民生活发展的需要是人民安居乐业的基础，而健康是这其中十分重要的一环。

人民的身心健康是整个社会发展进步的物质基础。离开了人民的社会，是虚幻的社会。要推动国家、社会的发展，要依靠人民的力量；要实现中国经济的全面振兴，要依靠人民的力量；要实现中华民族伟大复兴的中国梦，要依靠人民的力量。离开了人民，一切都是镜中花、水中月，都是不可能实现的，因此着眼于人民的利益，着眼于为人民谋幸福是最为正确的发展道路。

身心健康是人民生活幸福的出发点，健康是一个人能够幸福生活的根本，保障人民健康是我们党为人民奋斗的重要目标。党的十八大明确提出："健康是促进人的全面发展必然要求。"党的十八届五中全会作出"推进健康中国建设"的重大部署，标志着建设健康中国上升到国家战略。习近平总书记强调，"人民健康是全面建成小康社会的重要内涵，是一个人成长和实现幸福生活的重要基础"，"没有全民健康，就没有全面小康"。近年来，湖北省委、省政府在党中央、国务院的坚强领导下，全面贯彻党的十八大和十九大精神，凝心聚力、攻坚克难，坚持为人民健康服务的方向，努力做到让人民群众看得上病、看得起病、看得好病；坚持预防为主，实施"健康湖北"全民行动计划，努力提升城乡居民的健康素养；坚持构建政府主导、市场调节、全社会参与的卫生计生事业格局，不断提高人民健康水平，促进人的全面发展、家庭幸福与社会和谐，为实现"中国梦"的湖北篇提供健康支撑。

进入新时代以来，我国的卫生与健康事业也进入了新的发展阶段，党和国家对于保障人民的健康生活提出新的更高要求，为了响应党和国家的号召，湖北省委、省政府积极发挥自身优势，利用湖北省内较为丰富的生物医疗资源，站在党和国家事业发展全局的战略高度，以正确的卫生与健康工作方针，指导湖北省内基础医疗卫生事业发展，坚决保持基本医疗卫生事业的公益性，坚持提高医疗卫生服务质量和水平，坚持正确处理政府和市场关系，推动医疗医保医药相互联动、健康事业与健康产业有机衔接、全民健身和全民健康深度融合，促进健康政策融入全局、健康服务贯穿全程、健康福祉惠及全民，着力打造健康中国湖北特色品牌，在省委、省政府的全力推动下，健康湖北战略为湖北省全面建设健康社会打下了坚实的基础。

（四）健康湖北战略是维护人民群众健康的重要举措

湖北省常住人口近 6000 万，是我国重要的劳务输出大省，以及主要的农产品和粮食产区之一，因此维护好湖北省内人民群众的健康，对于保障我国劳动力平衡和保障我国粮食安全具有重要意义。人民健康是湖北省经济、社会协调发展的重要表现，是衡量湖北省委、省政府执政能力的一个重要指标。"十二五"期间，湖北省卫生与健康事业，按照党中央的指示，在省委、省政府的亲自指挥下，取得了较为显著的成绩，使湖北省内居民主要健康指标均达到了较高标准，在我国中部地区较为突出，这为湖北省的可持续稳定发展提供了良好健康的人力资源保障。社会经济的发展程度越高，就越依赖于高素质的居民数量，身心健康是居民素质的重要内容，保障人民的身心健康，促进人民了解健康相关知识，也是一个提高全民素质的过程。

目前，受新型冠状病毒疫情影响，卫生健康问题再一次成为世界的焦点，而湖北省作为中国境内疫情最早爆发的省份，被疫情推到了舆论的风口浪尖，如何做好本省内的疫情控制，以及疫情过后如何建设湖北省内的居民卫生健康体系，就成为接下来一段时间内湖北省委、省政府最应该重视的一项工作，这不仅关系到省内居民的身心健康问题，同时也关系到政府执政能力和政府公信力的问题，因此加快健康湖北战略的推进步伐是重中之重的工作。

此外，健康中国战略是党和国家做出的重大战略决策，健康湖北战略作为健康中国战略的重要组成部分，就是要坚决按照党和国家的部署来进行推进。当前我国社会的主要矛盾已转变为人民对美好生活的向往同不均衡、不充分的发展之间的矛盾，以健康水平的提高来为人民的美好生活奠定基础，是党和政府充分认识到健康是涉及人的安全、发展需求的重要因素，因而才会高度重视健康中国战略。

另外，改革开放以来，我国经济高速发展，我国在世界上的地位越来越重要，已经成为世界主要大国之一，经济总量更是直追美国，但我国居民生活水平并没有达到与我国国际地位相匹配的高度，特别是卫生健康问题还较为突出，这与我国建设社会主义现代化强国的目标不符，为了更好地实现中华民族复兴的伟大中国梦，健康中国战略就是国家为了这一目标实现的战略保障，同时也是国家为促进我国人民全面发展的重要举措。健康湖北战略必然紧跟党的步伐，以促进湖北人民群众的健康为主要目标，努力促进全民健康的稳步提升。

（五）建设健康湖北是推进供给侧结构性改革的重要抓手

当前，湖北省正处于转型升级的关键阶段。实行健康湖北战略，将带动湖北省内整个生物医药健康产业的全面升级，湖北作为中部地区的重要经济中心，生物医药健康产业是湖北省内较为重要的产业块之一，只在武汉市内，生物医药相关企业就超 200 家，人福集团、健民集团等老牌知名企业在为湖北省提供大量税收的同时，也带动了大批的居民就业。企业发展除靠自身的硬实力之外，地方政府的政策、大的市场环境等因素也尤为重要，而健康湖北战略的推进，相当于给湖北省内蓬勃发展的医药健康产业再一次添了一把燃料，继续助力相关企业快速发展，进而为湖北省经济增长增添了一个新的发动机。这一做法也使得湖北省内的供给侧结构性改革加快，使全省社会经济向着更加合理、更加有质量的方向发展。

合理且有质量的经济社会发展方式，是以满足人民的生产生活需要为前提条件的，而身心健康问题是人民生活得到满足的基础，因此健康中国战略的推进，是全国经济健康增长的前提条件。个人的身心健康程度，决定了他在社会生活中能够达到的高度，个人自我价值的实现是以拥有健康的身体、精神为依托的，更高的身心健康程度更能促进人的自我价值的实现，全民的自我价值实现，则能促进我国社会的发展进步，人的全面发展，意味着人的整体素质的提升，而健康作为人全面发展的基础，是一切的出发点。因此，做好人民健康教育、推进人民健康管理是十分必要的。

要推动人民的健康管理，则要依靠医疗卫生体系的全面完善和生物医药产业的高度发展，健全完善的医疗卫生体系，能够对人民群众出现的健康问题作出快速、准确的反应，而高度发达的生物医药产业，则可以为人民健康提供技术和产品支持。因此完善整个产业链，去除过剩产能，完善供给侧结构性改革有助于推进整个社会经济的发展。

健康产业的供给侧结构性改革的难点是医药卫生体制改革问题，我国目前的医药卫生体制改革已经进入攻坚时期，我国实行的是覆盖全民的全民医保，这给我国的经济带来了巨大的压力，但是作为社会主义国家，人民的利益是第一位，为了增强人民群众的获得感、满足感，维护社会经济的稳定发展，健康中国战略应运而生，在保障人民健康的同时，也要注重健康、经济、社会的协调发展。

　　健康中国战略是我们党对人民的郑重承诺和重大民心工程。当前卫生与健康事业发展的春天已经到来，湖北全省上下要以学习贯彻全国卫生与健康大会精神为动力，牢牢抓住坚持以人民为中心的发展思想、坚持为人民健康服务这一根本点，笃行初心、干在实处、走在前列。

第二章　健康湖北战略的实施现状

　　身心健康是人民幸福的起点，也是个体成长的前提，更是立身之本，是立国之基，是全面建成小康社会的重要前提，同时也是人类社会发展福祉的永续追求。社会文明进步的基础是人民的身心健康，只有拥有健康的人民，才意味着拥有更强大的综合国力和可持续发展能力与潜力。着力推进健康中国工程建设，凝聚着以习近平同志为核心的党中央的深邃思考和长远谋划。当今时代，世界城市化进程日益加快，随之而来的，是城市健康问题开始大量出现，例如流行性疾病的大规模蔓延、人口密度超标、住房日益紧张、交通日渐拥挤、水资源严重污染、犯罪与暴力，世界卫生组织率先为应对 21 世纪城市化给人类健康带来的挑战提出了"健康城市"行动。1994 年年初，世界卫生组织与原国家卫生部合作启动了北京市东城区以及上海市嘉定区的健康城市项目试点工作，这是国内关于"健康城市"最早的实验。自党的十八大以来，以习近平同志为核心的党中央开始系统谋划，从统揽全局的角度着手，以党和国家事业全局为重，开始推进"健康中国"工程建设的重大决策部署，以民生关切为切入点，着手实施一系列利当前、惠长远的重大举措，突出重点、立柱架梁，推动医药卫生体制改革由易到难渐次突破，为人民群众的共同追求和民族复兴的光荣梦想不断夯实健康之基。接着，在 2013 年 8 月，习近平总书记提出了"人民身体健康是全面建成小康社会的重要内涵"的论点；在 2014 年 12 月，总书记又在江苏镇江考察时再次强调了"没有全民健康，就没有全面小康"的观点；2015

年 10 月，党的十八届五中全会中则明确提出了"推进健康中国建设"这一重大任务；2016 年，习近平总书记在 21 世纪以来全国第一次卫生与健康大会上发表了重要讲话，讲话为建设健康中国指明了方向、提供了遵循；2016 年 10 月，中共中央政治局审议通过并发布了《"健康中国 2030"规划纲要》，该纲要详细地勾画出打造健康中国的美好蓝图，正是这一部署正式标志着健康中国建设的顶层设计基本形成。据统计显示，仅 2016 年一年，党中央、国务院共部署 10 方面涵盖 50 项重点医改任务，印发并实施了与健康相关重要政策文件超过 20 个。健康中国建设急需突破的难点、焦点就在于要建立现代医院管理制度、推进家庭医生签约服务、改革完善药品生产流通使用政策、鼓励药品医疗器械创新。针对这些难点问题，全国卫生与健康大会召开后不到一年时间，中央深改组已经先后召开 6 次专题会议，专门研究与健康中国相关议题。而与此同时，中央深改组召开的总计 38 次会议中，有多达 11 次与医疗改革相关。在党的十九大报告中明确指出，"人民健康是民族昌盛和国家富强的重要标志。"这一提法明确体现了我们党对人民健康重要价值和作用的认识达到新高度。全面实施"健康中国"战略，是增进人民健康福祉、促进人的全面发展和社会全面进步、实现"两个一百年"奋斗目标的题中之义，我们必须从国家整体层面统筹谋划推进，这也正是新时代经济社会协调发展的必然要求。高素质劳动者是经济发展最重要的人力资源，健康的、受过良好教育的人群对社会发展作用巨大。有效提高劳动力工作年限和劳动生产率、促进"人口红利"更多转化为"健康红利"、降低人口老龄化对劳动力结构的负面影响，都要求全社会"投资健康"。实施健康中国战略，必将为经济社会的协调发展注入全新活力。

在政策条件升温的引导下，近年来，陆续有新的城市加入"健康城市"的建设中来，湖北省虽然没有城市加入"健康城市"建设项目，但在这一项目实施的基础之上，自 2010 年开始，湖北省人民政府便开始启动开展"健康湖北"项目并且明确制定"健康湖北"全民行动计划，该计划明确地规定"健康湖北"项目在实施推行期间的具体工作任务、所需开展活动以及具体实施目标。打造"健康湖北"是湖北省委、湖北省政府贯彻落实党中央在关于推进"健康中国"建设战略部署中所采取的具体行动，这一举动对推进湖北省在"健康城市"大趋势推进"建成支点·走在前列"进程具有重大现实意义。习近平总书记曾经强调过"没有全民健康就没有全面小康"，并在第十一次党代会上明确提出"确保如期全面建成小康社会"。为推进健康湖北的战略实施，湖北省在咸宁试点举办婴幼儿照护服务，建设"社区儿童之家"；针对农村妇女两癌筛查建立了"建立查治救一条龙服务"模式，此举得到全国人大、全国妇联的一致肯定；湖北省作为高校较多的省份，省政府领导领衔健康校园行动，从学校水龙头、厕所、食堂、寝室这些细节抓起，狠抓落实，武汉学生视力防控受到国务院肯定；而在全过程防控重大疾病上，湖北慢病示范区市州覆盖率达94%，提前两年实现了血吸虫病传播阻断目标。与此同时，湖北省以优化健康服务为保障，抓创新、抓改革、抓特色，构建了紧密型县域医共体，大力推动医共体从疾病治疗转向健康管理，在此工作基础上涌现出了诸如宜昌"互联网+健康管理"、黄冈"整合型+智能化"医共体等改革先进典型。此外，湖北省政府强化"互联网+监管"，对二级以上公立医院实行智能监管和动态监测；还开展了"健康扶贫荆楚行"等健康项目。整体来讲，通过湖北省全省的不懈努力，已经形成了在推动健康湖北主体上从原本单纯依靠卫生健康系统向社会整体联动的转变，策略上也从过去注重疾病治疗慢慢向注重健康管理转变，行动上则从宣传倡导转变为全民参与与个人行动相辅相成。但是与发达国家和地区相比，与国内健康项目实施较早的地区相比，湖北省依然有巨大提升空间，这就要求我们湖北省必须加快步伐、推进健康湖北项目建设，以全民健康托举全面小康，助力第一个百年目标的实现。

第一节　健康湖北战略实施进程中的指导
思想与相关政策

一、健康湖北战略实施进程中的指导思想

习近平总书记在全国卫生与健康大会上强调，坚持以人民为中心的发展思想，将人民健康放在优先发展的战略位置，加快推进健康中国建设。提高全民健康水平，决胜全面建成小康社会。以习近平同志为核心的党中央，始终把维护人民健康作为治国理政的最基本要务，扎实推进健康中国工程建设取得令世界瞩目的成就：构建世界上规模最大的基本医疗保障网，目前已基本实现覆盖城乡，其中大病保险制度惠及超过10亿居民；不断完善医疗卫生服务体系，分级诊疗制度实现让更多百姓拥有自己家庭医生地目标，不断满足居民多元化、多样化的医疗健康需求；不断织密加固公共卫生安全防控屏障，经受住了传染病疫情的严峻考验；中国居民看病就医方面的负担明显减轻，家庭卫生支出占卫生总费用比重降到近20年来最低水平，人均期望寿命从74.8岁（2009年）岁提高到76.34岁（2015年），居民主要健康指标总体上逐渐开始优于中高收入国家平均水平，人民生活水平与生命质量逐渐提升。最近5年以来，我国财政医疗卫生支出从8280亿元（2013年）提高到14044亿元（2017年预算数），占全国财政支出的比例从5.9%迅速提高到了7.2%；人均基本公共卫生服务经费补助标准从原来的25元提高至50元（2017年）；同时我国还建立起能覆盖城乡、相互衔接、多层次的医疗保障体系；实现村村有卫生室、乡乡有卫生院的格局，城乡医疗卫生服务网络基本建成，形成出家门口的"15分钟医疗圈"常态；14类基本公共卫生服务项目惠及全人群全生命周期，大大提高生命健康质量。

建设健康中国作为实现中国梦的重要支撑，正是中国共产党谋定发

展大势、践行执政为民气魄和智慧的最佳体现，是在全球卫生与健康治理中贡献中国大国形象与大国力量的责任和担当，是决胜全面小康、向中国梦进发的重要基石与保障。在"健康中国"这一大前提大背景下，2017年3月，湖北省委、省政府召开全省卫生与健康大会，颁布《"健康湖北2030"行动纲要》，开启了"健康湖北"项目建设新篇章。2016年，全国卫生与健康大会召开，湖北省委、省政府全面动员、各级各部门把思想和行动统一到党中央的决策部署上来，切实增强把人民健康放在优先发展的战略地位的责任感和使命感，真抓实干，竞进作为，努力共建共享健康中国湖北特色品牌，助力健康中国工程的持续和高质量推进。

在"十二五"建设时期，湖北省卫生与健康事业取得非常显著的成效，全湖北省内居民主要健康指标总体上处于中部地区前列，这一状况无疑为全省经济社会发展提供了充足、健康的人力资源支撑。当然，在当前阶段，湖北省也仍然面临多重疾病威胁并存、多种健康影响因素交织的复杂局面，迫切需要继续强化全体人民健康意识，加强对主要健康问题及主要影响因素的有效干预与指导，不断提高全民健康素质，尤其是目前阶段，全省在发展中正处于转型升级的关键阶段，打造"健康湖北"，毫无疑问也将带动整个医药、信息、装备制造等相关产业以及医疗康复、老年护理、健身养生等与健康项目相关的朝阳、绿色、新兴产业发展，有利于拉动增长、扩大就业，加快供给侧结构性改革，最终实现推动全省经济社会实现更有质量的发展。

二、"健康湖北"战略实施进程中的政策支持

2018年，湖北省卫生健康系统全面贯彻党的十九大精神以及习近平总书记在视察湖北时的重要讲话精神，坚决落实中央和省委、省政府决策部署，坚持"一体两翼"工作思路，抓实"两控四改"重点任务，使医药卫生体制改革稳步推进、健康扶贫克难攻坚、医疗卫生服务能力持续提升，各项工作都取得了新进展，在湖北省卫生健康事业改革发展

历程上写下浓墨重彩的篇章。进入 2019 年，湖北省将对准决胜全面建成小康社会卫生健康领域各项任务，综合施策，狠抓落实，围绕努力全方位、全周期保障人民健康的主题，大力推动卫生健康事业高质量发展的主线，建设健康湖北的目标，为全面建成小康社会收官提供有力的健康支持。目前全湖北省在"健康湖北"战略实施上狠下功夫，提供全方位政策保障与支持。主要体现在以下几个方面：

（一）着重建立高层领导、综合推动两个机构

在政策条件的支撑上，要加强各级组织领导尤其是高层领导；各级党委、各级政府要把"健康湖"建设列入经济社会发展规划当中来，将主要健康指标纳入党委和政府考核指标，形成党委统一领导、党政齐抓共管、部门通力协作的科学有效工作格局。同时，围绕《"健康湖北 2030"行动纲要》出台本地实施方案和具体措施，明确各级各类部门责任，建立健全推进协调机制、建立并稳定可持续的卫生与健康保障机制，确保针对"健康湖北"项目的各项投入有效、及时、规范、足额。

（二）完善机制，加强部门联动、监测与评价

不断完善相关政策措施；建立并完善将"健康湖北"理念融入所有政策的工作机制，把保障人民健康当作是经济社会发展的重要目标，研究制定可量化、可操作性强的相关配套政策。同时全面建立健全健康影响评价及机制评估制度，做好重大政策、规划和工程项目等对健康湖北建设影响的评估，守住健康"红线"。建立常态化的责任制落实和督查考核机制，强化激励制度、完善问责制度。建立和健全监测评价机制，对健康湖北建设进度和效果进行年度监测和评估。鼓励各地各级各类部门和组织大胆探索，及时总结推广好做法、好经验，确保健康湖北建设的顺利实施开展。

（三）大力普及健康生活，不断优化健康服务，优化健康环境

在全湖北省内积极开展全民爱国卫生运动；推进城乡环境卫生整洁行动、美丽乡村建设行动，不断加强健康城市和健康城镇建设，努力建立健全城乡环境卫生治理长效机制，并逐步加强健康促进工作。同时，推进将健康教育纳入国民教育体系进程，使全民都有健康理念，建立健全学校健康教育推进机制。促进实施全民营养计划，全方位、多渠道引导民众合理膳食，倡导绿色健康生活方式。

（四）形成合力，聚焦医药卫生体制改革进程

打造"健康湖北"，必须突出医疗、医保、医药的"三医"联动功能，不断建立健全基本医疗卫生制度，将人民群众看病就医安全网织密织牢。首先，着力推进各项制度建设，不断加强分级诊疗制度建设，以家庭医生签约服务为重要突破口，把提高基层医疗服务能力当作工作重点，大力引导优质医疗资源下沉，完善医保差异化支付政策制度，促进基层首诊；其次，发挥医疗联合体、对口支援、远程医疗作用，既明确各级医疗卫生机构功能定位，又加强相互协作。建立现代医院管理制度，破除以药补医机制，建立体现医务人员技术劳务价值的医疗服务价格和动态调整机制，建立符合医疗行业特点的薪酬制度。巩固健全全民医保制度，改革医保支付方式，推动医保支付方式从后付制向预付制转变，实现总额预算管理下的按病种、按人头、按床日等复合式支付方式。完善和巩固药品供应保障及基本药物制度，推进公立医院采购药品"两票制"，降低药品虚高价格；落实重点药品监控、处方点评等措施，大力查处不合理用药行为。建立健全综合监管制度，打造完善的医疗卫生机构综合监管服务平台，引导医疗卫生机构建立内审制度，加强医疗卫生健康行业自律。

（五）不断增强公共卫生服务能力

继续强化支撑保障、坚持不懈推进"健康湖北"项目建设是一项系统宏大的工程，需要全社会各方的共同参与，形成促进健康的合力。同时，需要继续加强全科、精神科、护理等紧缺人才培养培训，建立健全适合行业特点的人事薪酬制度，巩固医德医风建设成果，发挥广大医务工作者的作用，让他们在建设健康湖北中充当主力军。推进实施健康领域创新驱动战略，突破重大关键核心技术，让更高水平的医疗卫生健康服务惠及人民群众。进一步加强人口健康信息服务体系建设，不断推进健康大数据应用，最终实现满足群众个性化服务和精准化医疗的需求。还要做好健康湖北建设的宣传工作和舆论引导，营造浓厚共建共享"健康湖北"的氛围。

第二节　"健康湖北"战略实施进程中的经验、措施及问题与对策

一、"健康湖北"战略实施进程中的先进经验

第一位就是要坚持健康优先，把健康摆在优先发展战略地位，将促进健康的理念融入公共政策制定实施的全过程，加快形成并完善有利于健康的生活方式和经济社会发展模式。第二是要坚持以人民健康为中心，贯彻落实党的卫生与健康工作方针政策，坚持医疗健康卫生事业的公益性，必须立足全人群和全生命周期，为全体人民提供公平、公正、系统、有效、连续的健康服务。第三，要坚持改革创新，把深化医疗改革作为重大突破口，继续加快关键环节改革步伐，建构能促进全民健康的完善制度体系。第四，要坚持科学发展观，把握住健康领域发展规律，必须坚持预防为主、防治结合、中西医并重，同时促进服务模式和服务质量的转变。第五，坚持统筹兼顾的原则，既要着眼长远、明确总

体目标任务，又要立足当前，提高统筹解决影响人民群众健康主要问题的能力，开创一条具有湖北特色的医疗卫生与健康发展之路。

二、"健康湖北"战略实施进程中的有效措施

（一）要坚持预防为主，逐步实现医疗健康关口前移

第一是要加强对重大疾病的防治，实施重大传染病防治、控制战略，实现疫情稳定在低流行状态或得到基本控制。加强对血吸虫病的防治，着力打赢"十年送瘟神"攻坚战。提高对重点慢性病的综合防御控制，提升早期筛查和早期发现的健康意识，推动早诊早治机制。加强对严重精神障碍患者报告登记和救治救助，探索建立重性精神疾病免费治疗制度。第二是要建立健全对重点人群健康的保障机制；大力推进母婴安全计划，向全体孕产妇提供生育全过程的基本医疗保健与服务，保障妇幼健康。同时，继续深化计划生育服务管理改革，做好全面两孩配套医疗设施与健康服务，打造服务型计生、人文化计生、法治化计生、智慧型计生，坚持并完善计划生育目标管理责任制度，综合治理出生人口性别比，促进人口发展长期化、均衡化。推进老年常见病、慢性病的健康指导和综合干预，加强医疗养护融合试点。推进实施健康扶贫工程，切实解决因病致贫、因病返贫等问题。

（二）秉承中西医并重理念，着力推动中医药事业的振兴发展

第一要健全完善中医医疗的服务体系，大力推进中医医疗机构建设，加强综合医院、妇幼保健等机构的中医药工作，推动中医药传承与创新工程和基层中医药服务能力建设项目，推广先进技术。第二是要发展中医医疗保健服务。加快中医优势培育工程，构建中西医结合模式，提高重大疑难疾病临床疗效；扩大中医治未病服务，开展中医药健康管理，探索出一条融合健康文化、健康管理、商业保险为一体的中医健康保障模式体系。第三是要不断推进中医药传承创新；加强对中医药理

论、技术和方法等的继承发展和传承研究；大力支持少数民族医药的发展；促进中医药科技协同创新，提高对重大疑难疾病、慢性病等的中医药防治技术和新药的研发力度。

（三）坚持鼓励创新与引领并重，着力发展医疗健康产业

第一是要不断优化多元办医的格局，大力支持社会力量举办非营利性医疗机构，破除社会力量进入医疗领域的不合理限制和隐性阻断。第二是要发展健康服务非传统业态，促进健康与养老、旅游、互联网、健康休闲、食品等相关产业的融合与交流，引导发展医疗养老、医疗旅游、智慧医疗、健身休闲、健康食品等绿色新兴的朝阳产业；促进专业医学检验中心、医学影像中心和病理诊断中心等第三方服务行业的发展壮大，不断提升个性化健康检测评估、咨询、调理康复等服务质量，探索推进可穿戴设备、智能健康电子产品和健康医疗移动服务。第三是打造医药产业核心竞争力，增强对生物医药和高端医疗器械前沿研究领域创新支持力度，继续推进生物制药、新型制剂、高性能医疗器械、原料药等领域取得新发展、实现新突破，最终实现达到加快推进我省从医药大省向医药强省转变的目的。

三、"健康湖北"战略实施进程中的困境与问题

"健康城市"这一行动作为整体综合的干预体系，它最初是在20世纪80年代被国际首倡，目的是促进联合政府各级部门、民间组织和居民共同应对城市化进程中的有关健康的议题。早在2010年，湖北省政府就已经启动了"健康湖北"建设项目并且制定了"健康湖北"全民行动计划。在这一计划中，明确规定了"健康湖北"项目建设期间的具体工作任务、需要开展的活动及2015年项目应该实现的具体目标。其中，"健康行为基本养成"就是到2015年的主要任务指标之一，"全民健康素养促进行动"是主要内容和活动之一。从"健康湖北"这一概念的提出，到初步实施，又到推进至今，整体评估，近年来虽然湖北

省健康事业虽然可以说是取得长足发展，但离真正建成"健康湖北"的理想状态还相去甚远。这一点，无论是从广度上还是深度上来看，都距目标状态仍有非常遥远的一段距离。全湖北省的医疗健康卫生事业发展滞后于省内人民的整体需求，城乡居民的生命生活质量也都仍有待提升，且城乡差距有待进一步减小；各区域之间、不同人群之间贫富差距突出、二元结构显著；各种"城市病""职业病"问题依然凸显等"健康湖北"工程的推进与实施仍旧面临着重要的任务与严峻的挑战。

（一）整体上看，湖北省内医疗卫生事业发展水平暂时滞后于人民此方面急剧增长的需求

近年来看，湖北省城市医疗卫生健康事业虽然取得了长足进步，但总体上仍滞后于社会发展的需求，主要表现在以下几个方面：

（1）人民群众对于健康的需求日益增长，但与此相对应的是，卫生健康医疗等服务资源相对不足。尤其是当前我国社会已进入快速老龄化阶段。根据2015年全国人口抽样调查的呈现，当前中国60岁及以上人口为2.2亿人，占总人口的16.155%；此数据与2010年相比提高了2.9个百分点。根据目前掌握的数据与规律，预计到2050年中国60岁及以上人口将达到4.5亿人，届时每3人中就有一位老年人。具体到湖北省，此方面的情况似乎显得更加严峻，根据2018年3月27日，湖北人口老龄化形势新闻发布会上省老龄办主任、党组书记尹本武的介绍，湖北省人口老龄化形势和老龄事业发展状况严峻，截至2017年底，全省常住人口达到5902万，其中60岁及以上人口1107.85万，占总人口的18.77%，高出全国平均水平1.47个百分点；65岁及以上人口715.64万，占总人口的12.12%，高出全国平均水平0.72个百分点；100岁及以上人口2091人，年龄最大的老人为114岁。随着全社会老年人口的快速增加以及居民健康意识的不断提高，全民对医疗卫生健康服务的需求呈现快速增长趋势。从近年来看，虽然我国医疗卫生服务投入逐年增加，但人均资源仍然严重不足，2015年每千人口执业（助理）

医师仅有 2.21 人，每万人口全科医生仅有 1.38 人，其中每千儿童人口执业（助理）医师仅有 0.6 人，各大医院人满为患、"一号难求""一床难求"的现象非常普遍。那么具体到湖北省，"十二五"时期，全省坚持不断深化医药卫生体制改革，实施积极的计划生育基本国策，促进卫生计生资源整合的稳步推进，不断提升医疗卫生服务能力，圆满完成了"十二五"目标任务。居民健康水平显著改善。全省人均期望寿命从 75.86 岁增长到 76.5 岁，婴儿死亡率从 9.99‰下降到 6.4‰，孕产妇死亡率从 18.16/10 万下降到 10.2/10 万，5 岁以下儿童死亡率从 13.04‰下降到 8.7‰，均优于全国平均水平，走在中西部地区前列。卫生综合实力大幅增强。全省医疗卫生机构床位达到 33.8 万张，执业（助理）医师达到 12.8 万人，注册护士达到 15.4 万人，分别排全国第 7、第 9、第 6 位，比"十一五"期末增长 74%、37% 和 76%。全省医疗机构年门诊量 4 亿人次，住院量 1141 万人次，均排名全国第 7 位，比"十一五"期末增长 140% 和 76%。全省获得国家级重点专科 98 个，排名全国第 4 位。

（2）医卫服务体系结构尚存在不合理，资源配置存在不平衡的状况。医疗卫生改革是全世界公认的难题，对于中国这样一个世界大国，如何实现让 13 亿多人民看上病、看好病、看得起病，是考验中国共产党人的执政魄力与执政智慧的一道重要试题。要在医疗改革中兼顾既突出医院的公益性又保证医院的正常运营、保障医护人员待遇这样的双重重任，要如何在不增加群众医药费用负担的同时又能充分调动公立医院改革积极性，要织密织牢全球最大的基本医疗保障网的同时顺利应对全国年诊疗量近 80 亿人次的艰难挑战，这都是我国医改所面对着的最难啃硬骨头，同时也是医疗卫生事业改革发展的内在要求。我国医疗卫生事业自党的十八大以来获得了长足发展，在深化医药卫生体制改革取得了突破性进展，人民健康和医疗卫生水平都得到大幅提高，但与此同时，随着工业化、城镇化、人口老龄化进程加快，疾病谱、生态环境、生活方式等发生变化，医疗改革也同样面临多重疾病威胁并存及多种影响因素交织的复杂局面。坚持问题和需求双导向、最大限度地降低健康危险因素、全面提升医疗卫生发展水平是实施健康中国的必然要求。截至目前，从全国的医疗卫生服务体系看，情况呈现为"倒金字塔"的结构，简言之，目前绝大多数优质资源集中在城市大医院，而城市社区和农村地区基层医疗服务机构的力量却非常薄弱。以2015年掌握的数据为例，全国医疗卫生机构的床位总数共计701.5万张，这当中一、二、三级医院占76.0%，基层医疗卫生机构仅仅占20.2%。全国共计有卫生技术人员800.8万人，其中一、二、三级医院占比63.3%，基层医疗卫生机构仅占比28.2%，此外，还有67.9万卫生技术人员在各级各类专业公共卫生机构或其他机构就职，约占全国卫生技术人员8.5%的比例。资源配置存在的严重不均衡，导致群众生病后很难在基层医疗卫生机构得到有效治疗，最终还是不得不涌向城市大医院求诊，但与此同时，大量患者涌到城市大医院就诊造成的不仅是大医院人满为患、不堪重负，也让基层医疗卫生服务机构使用效率居低不升，继而进一步激化了医疗卫生资源的供需矛盾。同样在2015年，全国三级医院总诊疗人次高达到15亿人次，这个数据相当于全国各乡镇卫生院和所有社区卫生服务中心诊疗人次的总和。三级医院病床的使用率也高达98.8%，与此相对应，乡镇卫生院和社区卫生服务中心的病床使用率则分别为59.9%和54.7%。如此大的差距，可见我国医疗资源浪费之严重、资源分配之不均衡。在"健康中国"背景下继续深化医疗改革，其特点可总结为几点，其一是要注重实效性，推动医改由打好基础转变为提升质量；其二是注重长期性，推动医改由形成框架转变为制度建设；其三要注重综合性，推动医改由单项突破转变为系统集成和综合推进该状况在湖北省内亦是如此。湖北省内当前存在医改面临的体制机制矛盾日益凸显的问题。医疗改革进程步入最后的攻坚阶段，公立医院体制机制与服务宗旨的不协调，导致整体医疗卫生健康行业利益机制强化、公益性质弱化、医药费用增长过快。基本医疗服务的内涵和边界模糊不清，医保、医药、医疗"三医"联动的推动力严重不足，政府保障基本的责任也很难落实，人民群众共享医改成果的效果不佳。需要进一步完善和健全基本药物制度和基层医疗卫生机构运行新机制，药品流通秩序也急需规范。同时，基层医疗卫生服务体系能力不足、分级诊疗制度推进困难等更深层次的问题也随之而来，急需解决。不合理的医疗卫生资源配置，加上医疗卫生资源总量不足，不同区域之间医疗卫生资源差异较大，目前需求较大的康复、儿童、精神、老年护理等专科医院发展也严重不足，远远跟不上需求。医疗人才数量紧缺、结构不合理、整体素质不高、医疗卫生机构之间协同性不强、健康服务业发展滞后、计划生育服务管理转型不彻底等，这些都是"健康湖北"工程实施中面临的重要课题。

（3）医疗卫生健康方面的服务类型相对简单，不能满足居民急速增长的多元化需求。目前，湖北省内范围内医疗卫生机构提供的主要服务仍以医疗服务为主，而极少提供群众近年来需求较多的护理、康复、心理咨询、健康管理等其他健康服务，与此相关的医疗健康机构也极少。从全国的数据来看，我国作为一个拥有近 14 亿人口的大国，截至 2014 年年底，全国康复医院仅有 265 所、护理机构则仅有 103 所、疗养院 113 所、精神病医院共计 446 所，这远远无法满足居民多样化健康服务需求。而具体到湖北省内，从 2018 年的数据显示，湖北省从产业分布看，健康服务业目前也是仍以医疗卫生服务为主，疗养服务、健康管理等服务尚未形成产业化聚集的效应，各个健康相关产业之间缺乏联动和共享。从资源分布上看，全省医疗卫生健康资源也大多数集中在武汉、十堰、襄阳、宜昌等这些较大的城市。例如，武汉市有三甲医院 18 家（不包括军队医院、中医院），占全省三甲医院总数的 50% 以上；拥有基层卫生医疗机构 34742 个，床位数 8.9 万张，仅占全省床位数的 23.7%，卫生技术人员 12.2 万人，仅占全省卫生技术人员的 30.5%，偏远地区和贫困地区的医疗养护服务水平明显较低；从机构分布上看，湖北省医疗卫生优质资源也多集中在综合性医院，相反，更贴近群众的社区卫生服务等基层医疗机构的医疗基础相对薄弱。

（二）湖北省内居民健康素质、生命质量和生活质量仍存在巨大提升空间

2015 年数据显示，我国总体人均预期寿命 76.3 岁，其中城镇居民人均预期寿命已经达到 80 岁。但与发达国家比较，国内居民的健康素质和生命质量仍有待提升。而 2017 年湖北人口报告中显示，目前湖北省城市人口平均预期寿命是 74.87 岁，这一数据是略微低于全国平均水平的。也就说明了，湖北省内居民健康素质、生命质量和生活质量方面有待提高。具体主要有以下几个方面的表现：

（1）省内居民罹患疾病比率及因慢性病发生死亡比率皆呈现增长趋势。这也是全国呈现的一个普遍现象，根据第 5 次国家卫生服务调查（从 1993 年开始，我国每 5 年进行一次全国卫生服务调查，至 2013 年已经进行了 5 次全国性卫生服务调查。目前，2013 年的卫生服务调查数据为最新数据），2013 年全国人口调查两周患病率为 24.1%，与 2008 年相比上升了 5.2 个百分点，其中城市居民两周患病率高达 28.2%。2013 年全国 15 岁及以上人口的慢性病患病率为 33.1%，与 2008 年相比上升了 9 个百分点，其中城市地区 15 岁及以上居民罹患慢性病比率高达 36.7%。其中，冠心病、脑卒中、糖尿病、肝癌、肺癌等主要慢性病的标化死亡率（即按照标准人口的年龄构成测算的死亡率）也均呈现增长趋势。根据 2016 年、2017 年湖北省疾病预防控制中心公布的主要慢性病及危险因素监测最新数据显示，湖北省人群高血压、血脂异常、糖尿病和肥胖症等慢性疾病患病率持续不断增加。武汉市设立的急性心脑血管事件网络直报系统内数据也显示了，在共计 52 家二级以上医疗机构和 110 多家基层医疗机构的监测点内，有关此类慢性疾病从 2013 年平均每年上报的数量都超过 3 万例，且逐年呈现增多的趋势。

（2）与健康养老产业相关的资金投入不够。2017 年，健康养老产业非企业单位的年度收入共计 251.32 亿元，仅仅只占大健康产业规模的 6.0%，而湖北省健康养老服务又主要面向低收入群体，属于兜底性

服务；与之相对的，针对中高层次养老人群的服务相对较少，健康养老产业发展结构相对不完善、养老服务供需存在不平衡。同时由于养老行业投资较大、利润微薄、投资回报周期长的特点，加之新建养老机构消防准入门槛非常高，金融支持养老服务体系的构建力度不够，创新型养老金融产品开发滞后，民办养老机构融资渠道不通畅和贷款难等原因，社会资金也存在观望情绪，整体上无论耐心还是信心都不足。湖北省老龄化程度十分严重，根据数据显示，从 2003 年湖北省开始步入老龄化社会以来，人口老龄化速度逐年加快。至 2013 年年末，全省 65 岁及以上老年人口为 592.22 万人，比上年的 567.14 万人增加 25.08 万人，占总人口的比重为 10.21%，比上年的 9.81% 提高 0.40 个百分点，比2010 年第六次人口普查的 9.09% 提高了 1.12 个百分点，这是湖北 65岁及以上老年人口比重首次突破 10%，这也表明湖北老龄化现象已经非常严重了。在老龄化日趋严重的时代，养老水平的高低在很大程度上决定着相当一部分居民的生存质量与生活质量。

（三）湖北省内部不同城市、不同地区人群间存在贫富差异悬殊、二元结构明显

近些年来，经济社会不断发展、城镇化进程持续加快，随之而来的是中国城乡之间的差距不断缩小，但即便如此，城乡之间和城市内部不同区域间的绝对差距依然巨大、二元结构突出。同样的，湖北省也存在经济发展严重不平衡的状况。

（1）城乡之间贫富差距较大、二元结构突出。根据 2005—2015 年国家统计局相关统计数据，2005—2015 年，中国城乡居民的人均可支配收入比由 3.22∶1 降低到 2.73∶1，但绝对差距由 7238 元扩大到19773 元；城镇居民最高收入组与最低收入组的人均可支配收入比由2005 年的 9.2∶1 下降到 2012 年的 7.8∶1，但收入绝对差距由 25638元扩大到 55609 元。由于贫富分化严重，近年来我国基尼系数一直处于高位，2015 年为 0.462，是近 10 年以来的最低值（最高时 2008 年达到

0.491），但仍超过国际公认的0.4警戒线，贫富差距巨大及双重二元结构对社会的和谐稳定发展产生着巨大威胁。2017年数据显示前三季度湖北省地区生产总值25076.03亿元，同比增长7.8%，增速仅居全国第12位，中部第4位，江西、安徽的工业增速分别快于我省1个百分点、0.9个百分点，第三产业增速仅高于山西1.3个百分点，生产性服务业、现代服务业存在明显短板，金融业、非营利性服务业等行业优势逐年不明显化。经济发展的总量与省内基础条件不相称，综合实力不高，产业结构不够优化，尚未形成主导产业优势，难以顶托中部崛起。也尚未充分发挥出连接辐射作用。截至目前，湖北共拥有国家级高新技术产业开发区9个，数量与邻近的湖南、河南两省相当，除去武汉外，宜昌、襄阳等城市辐射半径也都仍局限于省内，2016年湖北客运量分别低于河南、湖南17538万人、18770万人，旅客周转量分别低于河南、湖南452亿人万里、269亿人万里，货运量、货物周转量分别位于中部倒数第1位、第2位。平台载体集聚辐射效应较弱，区位交通优势未能充分发挥出来。而2016年的数据则显示，武汉市GDP占全省总量的36.9%，宜昌、襄阳两市GDP总量仅占全省总量的22.9%。武汉市"一城独大"，与周边城市的协调互动相对不足，辐射带动作用发挥不够。GDP低于1000亿元的随州、鄂州等七个市州的GDP总和为4129.77亿元，仅占湖北省GDP的12.8%。"一主"龙头作用日益凸显，"两副"城市辐射带动功能尚需增强，中小城市规模小、农业比重大、经济实力弱，多极支撑、多点发力的格局远未形成。县域经济实力不强。2017年，我省80个县（市）中，大冶、宜都、仙桃分列"全国综合实力百强县"第88位、第93位和第97位，而江浙两省的96个县（市）聚集了全国34%的"百强县"席位，占据了25席"五十强"。县域发展不足最终结果将制约小城镇发展，助长异地城镇化倾向，加剧城乡人口要素流动失衡，导致脱贫攻坚任务繁重。占全省面积超过40%的"四大片区"虽仅集聚了23%的常住人口，但其贫困人口数量却占全省的58%，截至2016年年底，"四大片区"仍有贫困人口

167 万。

湖北省内城乡经济迫切需要进一步加强交流与融合。城乡收入增长与消费之间存在不协调。2016 年数据显示，湖北省城乡居民的人均收入差距倍比达到 2.31 倍，与此相对应，浙江省同期的数据则为 2.07 倍。另外在基础设施方面，湖北省城镇、社区综合服务设施覆盖率是农村地区的 3.5 倍，省内城镇文化娱乐支出占据家庭消费总支出比重是农村地区的 2.2 倍。城乡区域发展统筹性协调性弱，城乡居民收入、基本公共服务水平及消费结构差距巨大。城镇化与工业化发展存在不协调。2016 年，湖北省城镇化水平达到 58.1%，但同期工业增加值占 GDP 比重仅为 44.5%，两者相差了近 14 个百分点。

（2）农业转移的人口很难真正融入城市地区，城市中的贫困"移民"问题非常突出。随着城镇化进程的不断加快，大量农村地区农业转移人口进入城市。但受城乡二元化制度的制约，这些农业转移人口在为城市发展作出巨大贡献的同时，根本无法公平公正地享有和当地市民同等的就业、子女教育、医疗卫生、社会保障等社会权益，并与城市转型过程中的下岗失业人员一起，二者共同形成了城市贫困人群。根据世界银行的测算，1981—1990 年中国城市贫困人口在 50 万~390 万人，贫困发生率约为 0.5%。但根据近年来官方公布的城市低保人口规模来看，国内享受城市低保的人口规模自 2002 年以来一直在 2000 万人左右，自 2009 年开始逐渐降低，到了 2015 年为 1708 万人。国内有相关领域专家学者利用不同方法测算了中国的城市贫困人口规模，按照收入标准或者联合国"日收入 2 美元以下"的贫困标准，城市贫困发生率在 8%~10%。据此估算，2014 年中国城市贫困人口在 6000 万~7500 万人，其中户籍贫困人口 2000 万人左右，外来贫困人口在 4000 万~5500 万人。这些城市贫困人群在空间分布上呈现出整体地不均衡性和与老城区、工业区重合的特征，在类型上也存在衰败内城、职工大院和城中村三种类型，在发展态势上呈现出逐步增长和阶层固化的趋势，引发了一系列社会矛盾，阻碍了国家有序健康发展。2017 年数据显示，湖北城镇化水平略高于全国平均水平，继续保持着中部第一。2017 年末湖北城镇人口 3499.89 万人，比 2016 年增加 80.7 万人，湖北城镇人口的比重达到 59.3%，比 2016 年增加 1.2 个百分点。2017 年末湖北乡村人口为 2402.11 万人，比 2016 年减少 63.69 万人。近年来，户籍人口城镇化率增速加快，户籍人口城镇化率与常住人口城镇化率的差距在逐步缩小，市民化水平不断提高，促使新型城镇化的步伐不断变快。但与此相对应，农村转入城市的人口却在经济、文化等方面存在明显弱势，他们在经济收入和享受资源方面常常显示出与城市本土居民存在显著差距。数据显示，2016 年湖北城市居民可支配地收入和农民人均总收入相差大概 1 万块，城乡差距还是很大。尤其是像大别山、武陵山、秦巴山、幕阜山这四个片区的 14 个县市情况更为严峻；这四个连片特困地区贫困人口有 499.17 万人，贫困发生率高达 37.4%，占据全省贫困人口规模总数的 60.9%。29 个扶贫开发工作重点县（市）农民年人均纯收入 2300 元以下的贫困人口数 473.55 万人，贫困发生率高达 38%，占全省贫困人口总规模数的 57.78%。

城乡之间的相对差距在随着经济社会的不断发展和城镇化进程的加快会不断缩小，但是城乡之间和城市内部的绝对差距却依然巨大。二元结构突出的现象也正是严重阻碍健康湖北战略的推进与发展的重要因素之一。

（四）环境污染问题成为健康发展瓶颈

现如今，湖北省城乡居民随着工业化和城镇化的不断推进，在享受经济社会快速发展成果的同时，也深受到空气污染、水污染、垃圾围城等日益严峻的环境问题影响和困扰。

（1）空气污染问题日益凸显。目前来看，我国的经济增长方式依然较为粗放，2013 年每万美元国内生产总值对应的能源消耗为 6.5 吨标准油，是世界平均水平的 2.7 倍之多，是同年美国的 3.9 倍，英国的 8.2 倍，日本的 6.5 倍，中国香港地区的 10 倍。高能源消耗带来的必然是高排放和高污染。再加上日益严重的城市交通拥堵问题和日益突出的大气污染问题，"健康城市"的概念将成为空谈。到了2015年，国内城市空气质量从总体来讲，虽然有所改善，但也依然存在问题，例如在开展空气质量新标准监测的338个地级以上城市中，只有73个城市的环境空气质量达标，这也就意味着空气质量不达标的城市占地级以上城市的比例高达78.4%。

（2）地下水环境质量在逐年下降。近几年来，我国地表水环境质量随着江河湖泊污染治理力度的加大逐渐有所改善，但从绝对值上看，地下水环境质量依然堪忧。2015年，国土部门对全国31个省（区、市）202个地级行政区的5118个监测井（点）开展的地下水水质监测结果显示：水质较差和极差级的监测井点占据总数据六成以上，具体比例为61.3%。其中超标指标包括水质总硬度、溶解性总固体、pH值、COD、"三氮"、氯离子、硫酸盐、氟化物、锰、砷、铁等，部分水质监测点甚至还存在铅、六价铬、镉等重金属超标严重的现象。

四、针对健康湖北战略实施进程中问题的对策探讨

健康湖北这一重大战略的实施，必将是一项伟大、宏大而复杂的系统工程。虽然目前在迈向健康发展之路上，湖北省已经取得了不错的成果，全省人民的生命生活质量与医疗健康水平都得到极大提升，然而我们也必须客观地看到，具体到现实层面，健康湖北战略的推进与持续建设仍然面临着诸多的问题与挑战。针对这些问题，本节将从营造健康环境、完善健康服务、培育健康人群、构建健康社会、加强健康支撑等方面提出促进健康湖北战略推进与发展的相应对策建议。

（一）促进医疗健康卫生资源的可普及性和公平性，同时努力优化服务体系布局，提高有效供给地服务质量

第一，要不断增强医疗卫生健康资源配置的公平性和合理性；有的放矢地增加医疗卫生投入，鼓励支持在医疗卫生服务领域引入社会资

金，做到努力丰富和优化医疗卫生服务资源供给。统筹、扩大、优化医疗健康卫生资源的空间布局与合理配置，实实在在地把医疗卫生投入重点放在基层和中西部薄弱地区，加快推进建立和健全能覆盖不同区域、城乡区域的公共医疗卫生服务体系，继续大力促进城乡间、区域间的医疗卫生服务公平公正。通过信息化、科技化的手段，不断促进优质健康医疗资源横向流动，促进远程医疗卫生和健康服务由东部地区向中西部延伸，由城市地区向农村延伸，由上层向基层延伸。第二，要不断提升医疗卫生服务资源的可及性；要坚持把居民和患者的切实需求作为发展导向，坚持保证基本、强化基层、健全机制，深入推进医疗卫生服务资源下沉，进一步完善基层医疗卫生服务机构的规划和设置，大力加强城市社区和农村的医疗卫生服务网络建设，切实提高基层医疗卫生服务能力，尽量把大多数一般性疾病和常见病解决在基层医疗健康服务层面，好让大医院能集中精力治疗重大疾病和疑难杂症，最终实现"小病在社区、大病到医院、康复回社区"这一医疗健康目标。第三，要大力提高医疗卫生地服务质量和服务效率，继续深化医疗卫生服务体制改革，构建新型分级诊疗体系，不断完善基本公共医疗的社区首诊制度、基层与市级医疗卫生服务机构的双向转诊制度，与分级诊疗制度相衔接的医保、财政、价格等各项配套措施也要不断完善与补充。促使上级医疗卫生机构与基层医疗卫生机构组成医疗卫生联合体，打造上下联动、分级诊疗、预防治疗康复一体化的健康服务体系，切实提高医疗卫生服务的连续性与协调性。

湖北省在"健康湖北"项目的进展中也应借鉴先进经验，继续完善医疗服务体系，优化城乡区域之间布局，最终实现相对均衡的发展。另外，也要充分发挥出湖北省医疗机构多、高等院校和科研院所集中的人才和资源丰富的优势，以医疗卫生服务行业为龙头，着力引导社会资本、投资主体慢慢进入健康服务业的各个领域，构建一个能涵盖专科治疗、慢病管理、老年养护服务、养生保健、健康咨询、医疗人才培养等全产业链的医疗健康产业体系。促使政策环境不断优化，加快行业内的市场化与产业化，打破社会力量进入大健康产业的种种限制与隐性壁垒。引导企业、慈善机构、基金会、商业保险机构等以出资新建、参与改制、托管、公办民营等多种形式投资医疗服务业，将产业资金源头活起来。鼓励健康保险业发展，促进非公立医疗机构向高水平、规模化、产业化的方向发展，鼓励发展专业性医院管理集团，提高整体健康服务水平，着力打造一批在全国具有一定影响力的综合性健康医疗平台品牌企业。

（二）推动产业结构升级，提升健康产业优质增量

结合大健康产业链，构建医药产业创新链，根据医药创新平台建设、人才团队培引、新产品开发、新技术应用、成果转化和产业化等打造一批健康产业重大创新项目。创新驱动医药产业结构不断调整和企业不断转型升级，以武汉市的国家级生物产业基地为龙头，把鄂州葛店经济技术开发区和宜昌高新技术产业开发区等高新技术开发区作为重大支撑，着力发展生物制药、现代中药、新西药制剂、生物医药技术服务和现代医药物流等产业。形成医药产业的核心竞争力，增强对生物医药和高端医疗器械前沿研究领域创新支持力度，搭建一批技术创新载体，寻求生物制药、新型制剂、高性能医疗器械、原料药等重点领域突破，构建产业支撑主体，提高产业质量标准，加快推动湖北省从医药大省向医药强省这一质的转变。

（三）提升居民健康素养和生命生活质量、强化生态环境和医疗基础建设

人力资源是生产力中最能动、最活跃也是最基本的要素，培育健康人群既是人类自身发展的内在需要，也是经济社会可持续发展的先决条件。与发达国家相比，目前我国尤其是大陆地区居民的生命健康质量仍相对落后。要提高生命质量，首先，要通过广泛性地开展群众健康教育，引导全民健身运动，逐步提高居民的健康素养，促进居民掌握最基

本的卫生健康知识，吸引居民自觉参加体育锻炼，逐步养成科学健康的生活习惯与生活方式，从而最大限度地减少和消除影响健康的各种危害因素，从传统的"重医疗"逐步转向绿色现代的"重健康"。其次，要针对不同人群，有针对性地实施健康促进计划，健全全民健康管理体系，继续提高孕产妇和儿童系统管理率以及15岁以上人口健康体检率，增强对重大传染病和地方病的防控与预警，加大慢性病监测与管理控制力度。另外，还要转变传统观念中以"治"为主的健康理念，要引导防治结合和全程管理理念，最终要实现全面提升居民的健康水平和生命质量。

城市和乡村是人类经济社会发展的两种重要载体，因此营造清洁宜居的城乡环境与每位居民的健康生活都息息相关。要营造宜居环境首先要继续加强对城乡基础设施的建设。要通过强化水务、环卫等基础设施功能，持续提高城乡污水处理、生活垃圾处理等能力，努力为城乡居民提供更加清洁卫生的生产生活环境。其次是要转变高能耗、高污染的粗放发展方式，提倡发展清洁生产和循环经济，鼓励引导企业采用绿色健康、环境友好的生产技术、生产设备和工艺流程，最大限度地提高资源能源利用效率，从而实现从根本上降低资源能源消耗强度和减少各类污染排放。第三要着力加强环境保护和生态建设，大力推进大气污染、水污染、土壤污染防治行动计划，城乡环境综合治理要全面加强，城乡生态环境质量继续提高，最终要保障居民享有洁净的空气、清洁的饮水、安全的食物和健康的生存环境。

（四）完善社会安全保障体系、构建健康湖北

我国现阶段正处在转型发展时期，社会发展呈现出高度多样性与复杂性，多种社会问题与安全风险交织存在。第一要将保障居民生活和增进居民福祉作为行动宗旨，继续健全和完善社会保障体系。持续深入地推动医疗保险制度改革，逐步提高国民基本医疗保障水平；完善居民基本养老保险制度，优化筹资结构，加强基金管理，推动养老保险的跨地

区转移接续和基金省级统筹工作持续改进；落实城乡居民最低生活保障制度，升级完善社会救助体系；实施健康扶贫计划，着力改善贫困落后地区的医疗条件和保障水平；将农村地区农业转移人口纳入城镇社会保障体系这种，在缩小城乡、区域和不同群体之间的社会保障差距上发力。第二要继续推动安全管理由"重处置""轻预防"向全过程监督管理转变，全面增强城乡安全建设。加快制定出台"城乡安全基本法"等相关法律的进程，建立健全安全监管与应急反应体系，统筹安全监管、疾病防控、防灾减灾、社会维稳等工作之间的协调与安排；不断加强对各类自然灾害和安全风险的监测、监管、预防与预警，做到从源头上减少安全事故的发生和减轻自然灾害的影响；制订详细可操作可量化的防灾计划，提高社会应急反应与自救能力，营造让居民安全、安心、有保障的社会生活大环境。

（五）健全健康政策体系和组织保障、强化健康社会支撑

"健康湖北"战略实施必然是一项宏大、复杂、系统、影响深远的社会工程，实施这一战略，是维护全省安全与省内稳定发展的必备条件。经济全球化持续不断深入发展，类似于埃博拉、非典及新冠肺炎的传染病疫情以及抗生素耐药等跨国播散的公共安全威胁日益严峻。重大疾病流行的出现，如果后续解决不好，就会造成全社会人心恐慌，进而引发不稳，甚至经济社会多年建设成果可能被毁于一旦。实施"健康湖北"战略，保证省内人人享有基本医疗卫生服务，是党和政府义不容辞的职责。这一战略的实施不仅要求跨部门协作，强调全社会参与，更需要发挥政府、企业、社会团体、家庭和个人在健康中国建设中的积极作用，这样才能共同构筑一个安全、和谐、能够承载人们美好生活的健康社会。要想打造好"健康湖北"这一概念社会，第一就是要围绕影响健康发展的几个突出问题，在所有相关政策体系中都要融入"健康湖北"这一理念，尽最大努力为社会民众提供全方位、全生命周期的健康保障与健康服务。第二就是要建立健全以"健康促进"为导向

的跨部门协调工作机制,把健康规划和健康政策的制定、落实、管理等复杂概念整合到统一的实施框架内,这样才能确保卫生、环保、体育、社保、民政、生产安全、食品安全等各部门分工明确、各司其职。第三就是要充分动员发挥社会力量,促进健康理念走进单位、走进学校、走进社区、走进家庭,大力推进健康企业、健康学校、健康社区、健康家庭等"健康细胞"工程的实施建设,在全省形成关注健康、保护健康、促进健康的良好大环境,将"健康湖北"战略实施的微观基础条件打牢打实。

第三章 "健康湖北"战略实施进程中的重大关系

对于个体来说，身心健康是享受幸福生活最基本的前提；对于一个国家与社会来说，居民整体良好的健康状况是开创美好未来的必要根基；那么同样的道理，对于一个民族来说，人民的健康是其屹立于世界民族之林的原始力量。自党的十八大以来，以习近平同志为核心的党中央以国家长远发展为出发点，以民族伟大复兴为总目标，为时代吹响了建设"健康中国"的嘹亮号角。正因为身心健康既是促进人的全面发展的必然要求，也是经济社会发展的基础条件，还是民族昌盛和国家富强的重要标志，更是广大人民群众的共同追求，在十八届五中全会中，我们党明确提出了推进实施"健康中国"建设，从"五位一体"的总体布局上和"四个全面"战略布局上出发，对我国当前和今后一个时期更好保障人民健康作出了制度性安排。编制和实施"健康中国2030"规划纲要是贯彻落实党的十八届五中全会精神、保障人民健康的宏观重要举措，这一行动对全面建成小康社会、加快推进社会主义现代化具有非凡意义。习近平总书记在党的十九大报告中提出要继续深入推进"实施健康中国战略"，这是以习近平同志为核心的党中央从长远发展和时代前沿出发，坚持和发展新时代中国特色社会主义的一项重要战略安排，是实现中华民族伟大复兴中国梦的重要内容之一。"健康中国"战略的实施不仅仅承载着全体中华儿女的共同向往，同时还昭示着国家富强、民族振兴、人民幸福的美好前景。其指导思想是"以习近平新时代中国特色社会主义思想为指导，全面贯彻党的十九大和十九届二中、三中全会精神,坚持以人民为中心的发展思想,坚持改革创新,贯彻新时代卫生与健康工作方针,强化政府、社会、个人责任,加快推动卫生健康工作理念、服务方式从以治病为中心转变为以人民健康为中心,建立健全健康教育体系,普及健康知识,引导群众建立正确健康观,加强早期干预,形成有利于健康的生活方式、生态环境和社会环境,延长健康寿命,为全方位全周期保障人民健康、建设健康中国奠定坚实基础"。此外,在党的十九大报告也指出:"人民健康是民族昌盛和国家富强的重要标志。要完善国民健康政策,为人民群众提供全方位全周期健康服务。"这也恰恰是我们党对人民群众健康高度重视的重要体现。因此健康湖北战略的建设与实施是十九大报告提出实施健康中国战略在湖北的具体行动,是"健康中国2030"在湖北省的具体实践与体现。

在"健康中国"的实施进程中,专家提出必须要全面、系统、准确地把握住"健康中国"战略的核心要义和基本思路,同时还要统筹解决好人民群众最关心最直接最现实的健康问题。在坚持以人民为中心的前提下把人民健康放在优先发展的战略位置,要解决好内在的统筹关系。近年来,湖北省坚持贯彻落实新时代党的卫生健康方面工作方针,以健康湖北战略实施建设为统领,着力推动卫生健康事业高质量高速度发展:首先是以健康湖北战略实施为引领,抓组织、抓保障、抓落地。由湖北省委省政府主要领导亲自推动并成立了由省长任组长的健康湖北实施领导小组,建立协同、督查、评价、激励等长效机制。稳步将健康湖北建设实施纳入省委、省政府重点工作,把细化的8个健康指标列为省委目标考核和督查的重点内容。其次是以实施健康湖北行动为重点,狠抓普及、抓预防、抓干预。对一个影响湖北省居民健康的因素进行全方位干预,成立专门媒体健康宣传联盟,组建省级健康医疗科普专家库并举办相关健康科普大赛,实现全周期维护人民健康。

但是即使我们已经在健康湖北的推进上取得了一定的成果,如果想要将该战略的实施继续深入推挤落到实处,也有必要明确在该战略实施进程中的几个重要议题及各个议题之间的内在关系。要清晰地将各个重大关系厘清，这样在健康湖北这一重要战略实施进程中和实现路径上才能确保正确航向，才能在具体推进过程或者能够为方案制定尤其是内在指标的层次性逻辑性设定提供理论依据。

第一节 人民健康与公共卫生的关系

个体的健康状态是其全面发展的基础，没有全民健康必然也就没有全面小康。从党的十八大以来，党中央持续不断对健康中国进行勾勒和谋划，首要关注的就是全国人民的健康。从运营管理社区卫生服务站到新农村建设及厕所改造，再到移民村的卫生计生服务站质量监控与提升，一次次的实地考察调研，无不记录着党中央对基层卫生事业发展的关怀足迹，也都体现出党中央对人民群众健康状况的高度关注。现如今我国经济发展现阶段已经呈现出快速的工业化、城镇化、老龄化和生活方式迅速改变等特征，与快速发展给人民带来良好的生活、成长、集聚空间这一优点相对应的是，我们也要看到其在一定程度上危害了居民的健康状况。现如今，国内民众不仅面临食品药品安全、饮水安全和生存环境污染等问题，同时还面临重大传染病和慢性非传染病的双重威胁。因此，不断加强公共卫生体系建设，是党中央、国务院为促进经济社会全面协调发展而做出的重大决策和战略部署，这一举措的实施与推进对于保护人民群众的身体健康和生命安全具有非凡意义。随着国家高度重视基本公共卫生体系建设的加强，近几年来，政府不断加大对基本公共卫生事业的后续投入，全力推动公共卫生事业快速健康发展。深入持久影响人类健康的因素是多方面的、多元的，在诸多影响因素之中，个体的行为方式和生活方式、生存环境因素、生物学因素及提供卫生服务等属于相对主要的因素。大力促进公共卫生的改进，其目的正是为了消除不利于人民生活和生命健康的各种因素，同时创造各种有利因素，尽最大努力实现大众不得病或少得病的健康目标。推动公共卫生事业的发展其目的是为服务人类健康，是要真正实现"惠及于民，造福于民"，真正为人民大众的健康搭建可行之路。也由此可知，实施"健康湖北"是离不开高水平的公共卫生服务系统与服务水平的。

一、公共卫生的概念及其在人民健康水平中的地位与作用

公共卫生一般是指关系到一国或一个地区人民大众整体健康水平的公共事业。公共卫生这一概念具体包含了对重大疾病尤其是传染病（如结核、艾滋病、SARS 等）的预防、监控和治疗；对食品、药品、公共环境卫生的监督管制，以及相关的卫生宣传、健康教育、免疫接种，等等。例如对 SARS 这种重大传染疾病的控制预防治疗属于典型的公共卫生职能范畴。它与普通意义上的医疗健康服务是有一定区别的。明确什么是公共卫生，有利于公平、高效、合理地配置公共医疗卫生资源。曾经有美国学者将公共卫生定义为通过评价、政策发展和保障措施来预防疾病、延长人寿命和促进人的身心健康的一门科学和艺术。这一定义并不被学界所普遍接纳。而实际上，就医学领域的分类而言，"公共卫生"一词的内涵与外延都是比较清楚的，它针对社区或者社会的医疗措施，与在医院进行的、针对个人的医疗措施有区别。例如疫苗接种，健康宣教，卫生监督，疾病预防和疾病控制、各种流行病学手段等等，都属于公共卫生范畴。目前有关其定义主要有根据世界卫生组织（WHO）对公共卫生所下的定义，公共卫生即是指通过有组织的社区力量，高效率预防疾病、延长寿命、促进心理和身体健康的科学和艺术。推进公共卫生的目标是营造健康的社区环境，使居民更加健康地生活。公共卫生的推动和人类社会的发展与科学与技术的进步紧密相关，它是以预防医学知识为推送基础的。预防医学是现代医学的一个重要组成部分，医学分为基础医学、临床医学和预防医学，临床医学主要是关注疾病以及病人的诊疗与康复，预防医学则是位于现代医学的顶端，以人群为研究基础，也包含了无病阶段的预防。

公共卫生服务作为一种成本低、效果好的服务，同时又是一种社会

效益回报周期相对较长的服务。各国政府在公共卫生服务的有效性上都起着举足轻重的作用,因此政府的干预作用在公共卫生工作中是不可替代的。更有许多国家和地区对各级政府在公共卫生中的责任都有着详尽明确的规定和限制,以利于最大限度地发挥各级政府的正向作用,有利于监督和评估。事实上,我国早在2000多年前的中医典籍《黄帝内经》中就已经指出"上医治未病,中医治欲病,下医治已病"这样的健康理念,"治未病""防未病"用现在的话语表述就是预防的意思,这正是公共卫生一贯的价值理念和主要内涵。1961年我国首次采用天花疫苗来消灭天花,这一举措提前整整16年实现了世界卫生组织消灭天花的目标,计划免疫接种使麻疹、白喉、百日咳、流脑、乙脑等传染病的发病率大幅度下降,脊髓灰质炎、鼠疫、霍乱等其他严重危害人民健康的烈性传染病也已限制在较小的流行范围内,碘缺乏病和氟中毒、寄生虫病的暴发与流行都已得到相对有效的控制。截至目前,每年脊髓灰质炎、麻疹、白喉、百日咳、流脑、乙脑等较实施免疫规划前平均减少发病达2500万例,减少死亡人数33万例。传染病的死因顺位也已经从1952年的第1位下降到第10位,也是在这之后,国人人均预期寿命从中华人民共和国成立前的35岁延长到当前的77岁,已非常接近发达国家的人均预期寿命水平。而这些,都离不开公共卫生的发展尤其是疾病预防控制的有效开展。发展公共卫生的优点不仅在于覆盖人群广,它同时还伴随着低投入、高效益等重要优势。公共卫生实践和统计学规律早就已经证实,在所有现有的医疗卫生干预手段之中,以疾病预防为核心的公共卫生服务是性价比最高、成本效益最好的,应该被优先选择。而免疫预防接种更被认为是目前最具成本效益的公共卫生投资之一。2016年8月26日,由中共中央总书记习近平主持的中共中央政治局会议上,着重审议了"健康中国2030"规划纲要。会议指出,要大力推进健康中国的建设,就一定要坚持预防为主,大力推行健康文明的生活方式,为全民营造绿色安全的健康环境,以减少疾病发生。同时还要调整优化健康服务体系,实现早诊断、早治疗、早康复,以保基本、强基层、建机制为坚持，以更好满足人民群众日益增长的健康需求。还要坚持全民共建共享和全民健康，在坚持政府主导的前提下，广泛动员全社会参与，要突出解决好妇女儿童、老年人、残疾人、流动人口、低收入人群等重点难点人群的健康问题。要规范组织实施，增加政府投入，继续深化体制机制改革，促进健康人力资源建设，倡导健康科技创新，构建健康信息化服务体系，增强健康法治建设，深化和扩大健康国际交流与合作。以 1987 年全国残联开展的残疾人抽样调查结果为例：截至 1987 年全国已有因脊髓灰质炎致残者 183 万，而经过免疫接种后，在 2000 年的世界卫生组织论证中，确认我国已经实现了"无脊髓灰质炎"这一宏大目标。这正是低成本投入与巨大社会经济效益的正面典型范例。根据我国"九五"攻关项目高血压综合预防统计所知，国家在公共卫生事业每投入 1 元的宣传、教育、预防费用，后续可以为国家节省 8.59 元的医疗费用。无独有偶，根据美国业内科学家的调查分析结果，政府每投入 1 美元用于控制吸烟、禁毒、禁酒及安全性行为教育，后续可以节省 14 美元由此引发疾病的治疗费用。与此相对，每花费 1 元接种流感疫苗，后续可以节省 3~4 元的医疗花费。这对于老年人和儿童而言显得尤其重要，因为感染呼吸道疾病会随着流感疫苗的接种实现患病概率的大大降低，还可避免因流感引发并发症带来住院、家庭成员误工等经济上的损失，有效延长老年人寿命和提高儿童成活率，这亦节省了社会医疗财政开支和有效保存了社会潜在劳动力。"健康中国"在实施过程中，居民健康因素的干预上，首先表述的也是要实施健康知识普及行动，认为维护健康首先需要掌握必要的健康知识，要在健康项目的实施进程中面向家庭和个人普及预防疾病、早期发现、紧急救援、及时就医、合理用药等维护健康的知识与技能，同时建立并完善健康科普专家库和资源库，建立健全健康科普知识发布和传播机制，加强医疗卫生机构和医务人员开展健康促进与教育的激励和约束，倡导各级电台电视台和其他媒体开办优质健康科普节目。预计到 2022 年和 2030 年，达到全国居民健康素养水平分别不低于 22% 和 30% 的目标。从种种政策、研究与数据都不难得出这样的结论：公共卫生领域是一个预防和控制疾病、维护和促进健康、提高生活质量、延长健康寿命的健康行业与科学，必须大力推动公共卫生事业的发展，使其具备广泛为健康服务的多种能力，这样才能从长远上促进健康湖北这一战略的实施。

二、目前湖北省公共卫生服务项目的现状

自中华人民共和国成立以来，尤其是改革开放以来，从我国整体局面来看，健康领域的改革发展成就非常显著，人民的医疗健康水平得到不断提高。在我国，"民之所系·政之所向"。在 2015 年这一个距离实现全面建成小康社会的百年奋斗目标还有 5 年的关键节点和特殊年份，党的十八届五中全会通过了《中共中央关于制定国民经济和社会发展第十三个五年规划的建议》，在该建议中明确提出要推进建设健康中国的新目标，同时也全面开启对城乡居民大病保险、药品价格、食品安全战略等密切关系着百姓健康切身利益的几大问题作出明确部署和规划。国家卫生计生委主任李斌说："健康的决定因素不仅仅是医疗卫生，还牵涉到生活方式、环境、遗传等多种因素。"党中央将实施"健康中国"上升为国家战略，这意味着亿万人民将能在更好的制度设计和公共服务中享有健康。但与此同时，我们也不得不看到，国家也面临着工业化、城镇化、人口老龄化以及疾病谱、生态环境、生活方式不断变化等新变化带来的新挑战，需要统筹解决，这几个重要问题的解决关系着人民健康的重大和长远问题。同样的，大力推进"健康湖北"战略实施进程，既是湖北省委和省政府对全省人民健康关怀和重视的体现，同时也是党和政府对人民健康高度负责的政治态度和责任担当的重要体现。身心健康是最基本的一项人权，人民身心健康是安身立命的先决条件之一，同时也是立国之基。我国目前正处于新的历史发展时期，为了实现国家的奋斗目标，公共卫生事业的发展也面临着前所未有的挑战，同时迎来了千载难逢的重大机遇。

"十二五"时期，湖北省全省继续不断坚持深化医药卫生体制改

革，积极推动计划生育基本国策，稳步加强卫生计生资源整合，大力提高医疗卫生服务水平与服务能力，圆满完成了"十二五"期间各项目标任务，省内居民整体健康水平与健康状况得到显著改善。湖北省人均期望寿命也从原来的 75.86 岁延长至 76.5 岁，婴儿死亡率从原来的 9.99‰下降至 6.4‰，孕产妇死亡率从原本的 18.16：100000 下降到 10.2：100000，5 岁以下幼童、儿童死亡率从 13.04‰下降到 8.7‰，这几项数据均领先于全国平均水平，并走在中西部地区前列，医疗卫生的综合实力实现大幅度提升与增强。截至目前，全省医疗卫生机构床位已经达到 33.8 万张，执业医师（包含助理）人数达到 12.8 万人，注册护士已达到 15.4 万人，这几项数据分别居于全国第 7、第 9、第 6 位，与"十一五"期末相比较，分别增长了 74%、37% 和 76%。省内医疗机构年门诊总量达到 4 亿人次，住院量共计 1141 万人次，均居于全国第 7 位，与"十一五"期末相比分别增长了 140% 和 76%。全省获国家级重点专科共计 98 个，居于全国第 4 位。

当前，全省大力促进医药卫生体制改革全面实施。全民医保制度已经得到基本建立和推行，基本医保的居民参保率保持在 95% 以上，全面推行实施城乡居民大病保险、疾病应急救助、重特大疾病医疗救助、商业健康保险等多方互动、多元保障格局初步建立。推进基本药物制度，不断完善基层医疗卫生机构运行新机制，稳步逐步实现基本医疗和公共卫生服务质量与能力的提升增强。同时，全面推动县级公立医院综合改革和城市公立医院改革试点，鼓励社会办医稳步发展，医疗健康服务产业已经初具规模。

在重大疾病的预防与救治方面成效明显。健康项目的实施，要实现对健康因素的科学管理，对重大流行病的防控是其重要因素之一。自 1949 年以后，我国加强了对疾病防治机构和专业队伍建设，强调预防为主、预防与治疗相辅相成的方针，不断建立和完善制度化、规范化、法制化的管理体系。随着科技的进步，不断研究、开发、推广、应用适宜的技术和手段，着力强化疾病预防控制工作技术力量，建立起完整的疾病预防控制工作体系，从而消灭和控制一些严重危害人民健康的疾病，如天花、鼠疫、霍乱、流行性斑疹、伤寒、黑热病等曾经严重威胁过人类生命安全的流行性疾病。在20世纪60年代初，中国团队通过接种牛痘消灭了天花，在2000年实现了消灭脊髓灰质炎的健康目标，2008年实现了消灭丝虫病的健康目标，到了2012年基本消灭了新生儿破伤风。自2004年以来，我国在传染病疫情防控形势上总体处于平稳状态，甲乙类传染病年报告发病率与死亡率分别控制在272/10万及1.25/10万以下，态势良好。对心脑血管疾病的防治行动也是重要举措之一。心脑血管疾病近年来一直是我国居民排名第一位的死亡原因。通过健康项目的实施，不断引导居民学习掌握心肺复苏等自救互救知识技能，同时对高危人群和患者开展生活方式指导，并在此基础上全面落实35岁以上人群首诊测血压制度，加强对高血压、高血糖、血脂异常的规范化和常规化管理，提高院前预先急救、静脉溶栓、动脉取栓等突发应急处置能力，这都是提升健康水准的重要举措。目前国家法定的几种传染病病种总发病水平均已呈现平稳态势，已知的重大突发传染病疫情也得到有效防控。全面推动基本公共卫生服务均等化，为城乡居民免费提供12类45项基本公共卫生服务。从湖北省医疗保障局了解到，全省现在已经执行最新基本医保药品目录，新增十多个临床治疗领域，这一举措将大幅降低大病患者经济负担，同时也率先在全国启动健康促进与健康管理工作。通过实施以控制传染源为主的综合防治策略，截至2013年，全省已经达到血吸虫病传播控制标准，整整提前两年实现了该疾病的防治目标。

近几年来，随着我国中医科学院专家屠呦呦教授研发出抗疟中药青蒿素并且获得诺贝尔医学奖，社会各界对中医药的关注度空前高涨，全体国民与政府对中医药的期待也随之大幅度提升，重视中医，大力发展中医事业成为历史发展的新方向、新潮流。在这种势头之下，湖北省内中医药事业近年来也得到持续快速稳步的发展。中医药行业服务管理体系得到进一步完善，国家级中医药临床研究基地也已建成并正式投入使用，市县两级的基层中医院经过全面改进与再建设，目前开展了"十县百镇千村"中医药示范单位创建和中医药"三堂一室"建设等项目。相继建成了国家级中医药重点专科及学科共计 105 个，在全国居于第 4 位。全面实施开展中医"治未病"工程，稳步提升中医药预防保健服务水平。

持续深入开展新形势下的计划生育工作。稳步逐步实施"单独二孩"政策，深化计划生育服务管理体制改革，加快加强计划生育基层基础示范单位的创建，优化治理出生人口性别比。实施农村计划生育家庭奖励扶助制度，促进计划生育特别扶助制度和流动人口基本卫生和计划生育服务都得到落实。

三、湖北省公共卫生服务项目的困境与改进措施

（一）医改面临的体制机制矛盾日益凸显

当前医改进入深水期、攻坚期阶段，公立医院现有运行体制机制与医疗行业服务宗旨不甚协调，导致利益机制凸显而公益性质弱化，医药费用增长速度过快。基本医疗服务的内涵与边界模糊不清，医保、医药、医疗三医互联互动动力不足，政府最基本的医疗责任难以落实。医疗人才总体数量严重不足且结构不合理，医疗队伍整体素质有待继续提升加强。医疗卫生不同部门及机构之间的协同性不强。健康服务业发展严重滞后。另外，计划生育服务管理的转型还远远不够，对人口问题认识与应对的长期性、全局性、战略性存在不足。

（二）预防理念尚需继续推广

习近平总书记在全国卫生与健康大会上曾深刻指出："人民健康是社会文明进步的基础。拥有健康的人民意味着拥有更强大的综合国力和可持续发展能力。如果人民健康水平低下，如果群众患病得不到及时救助，如果疾病控制不力、传染病流行，不仅人民生活水平和质量会受到

重大影响，而且社会会付出沉重代价。"曾经的血吸虫病的流行，给社会造成了重创，这正是因疾病预防控制不到位致使传染病肆虐，从而导致人口增长受挫、社会经济损失的惨痛教训。因此，当今社会，促进健康工程的实施，必须要全面提升公共卫生事业发展力度、大力加强以疾控中心为主的公共卫生机构改革发展。只有这样，才能真正促进全民健康，才能为建设强大、富裕、幸福中国提供最基本保障、打下坚实基础。新形势下，为更好地促进公共卫生事业的发展，特提出以下几点意见与建议。

第一是实施"健康湖北"，首先要把健康概念放在首位。把健康作为工作重心与中心，尽最大努力实现居民不得病、少得病或晚得病的目标，将维护健康当作首要任务，把工作重心放置在健康人群的疾病预防之上。要继续加大对公共卫生事业的投入，提升疾病预防控制和公共卫生费用占卫生事业总费用的比例。借助公共卫生措施，达到改善环境卫生、扩大国家免疫计划、有效防控各类重大疾病等目的。

第二是要坚持预防为主，全面提高全省公共医疗卫生服务水平，着力抓好健康提升，在全民广泛开展"三减三健"行动，鼓励倡导健康文明生活方式，形成自主自律健康行为习惯。同时，要坚持防治结合、因病施策，深入推进基本和重大公共卫生服务等项目。开展深入的爱国卫生运动，综合整治城乡环境卫生环境，推动健康城市、村镇、社区、学校、家庭等方面建设，建设有利于生命健康的良好生态环境。

第三是要继续加大对慢性病防治的经费投入，遏制慢性病上升的趋势。国家卫生行政主管部门应该逐步提高对慢性病预防控制重要性的认识，采取积极行动去应对慢性病，把慢性疾病的防治逐步纳入社会经济发展和深化医改的重要内容之中去，实行公共卫生投入优先的政策，制定出一套适应国民健康需要的慢性病防治策略，优化卫生事业发展模式，提高慢性病经费投入，由治疗转向预防，实现"关口前移""重心下沉"。

第四是要注重公共卫生队伍人才队伍建设，不断促进公共卫生事业的发展。当前公共卫生体系建设存在着三个问题，其一是与健康中国建设的要求不相适应，其二是行业内工作人员薪酬待遇偏低，其三是人才流失问题严重。针对此三个方面的问题，建议相关部门可以从以下三方面推进人才培养计划实施：首先要切实落实预防为主的方针，尽快实现使居民不生病、少生病的目标，从而将更多的资源投入公共卫生机构的扩大建设中去，优化公共卫生机构的保障措施，提高设备条件，制定更加合理的人员编制数目和结构。其次是要尽快建立健全更加合理的公共卫生机构收入待遇机制，提高人员绩效工资待遇。探索人才激励机制，发挥行业人员的工作活力与创造力。最后是要营造能吸引人才、留住人才的大环境，重视对高层次拔尖人才的引进，注重学科和专业建设的加强，致力于公共卫生队伍的能力水平的提升，打好人才基础。

第五是渠道要扩充起来，邀请社会各界共同参与公共卫生事业建设。公共卫生事业的发展与建设过程是需要多部门共同参与的庞大的社会工程，必须把维护和促进健康的理念融入各部门公共政策制定实施的全过程。此外还要扩宽各种渠道，最终形成多方合力的局面，提高全人群的医疗卫生健康水平。

第二节　城市健康与农村健康的关系

近年来，随着医改的持续深入推进，我国医疗健康服务业得到快速发展，整体实力不断提升，基础医疗保障体系日益完备，居民养老服务体系也逐步健全，全民健身氛围逐渐浓厚，医疗健康服务领域全方位拓展，服务水平与服务能力明显提升，总体发展势头良好。不过也仍然存在诸多问题，例如：城乡基础医疗保障体系尚不够完善、城乡健康养老一体化体系并未形成、全民健身体系构建依然缺失、"医养结合"问题尚未得到破题、健康养老服务行业严重滞后，等等，这些问题都亟待解决。城市健康与乡村健康，是健康工程推进的两大部分，二者之间的现状、问题与提升将共同决定"健康湖北"战略实施的具体推进和最终成果。

一、湖北省城乡健康现状

研究表明,现阶段全球健康素养整体都处在一个较低的水平。1974年健康学专家 Simonds 首次在国际会议上提出了"健康素养"这一概念。随后,以美国和欧洲为代表的发达国家及地区开始发起对"健康素养"深入的研究与实践。截至目前,在对"健康素养"的研究上,西方发达国家和地区研究专家们主要存在两种研究视角:其一为临床医学取向,其二为公共卫生取向。这两种研究取向对于"健康素养"的研究不仅价值取向不同,研究方法也不尽相同。临床医学取向的专家们主要围绕着医生与患者展开研究,它强调的是医生在诊疗过程中应该对患者的健康素养进行整体评估,同时该研究取向也鼓励医生根据患者的情况,采取合适的方法将健康信息有效的反馈给患者本人,并通过追问等方式来确保患者能够正确理解医生所表达的意思。而公共卫生取向则将"健康素养"直接定义为一种可以在人们日常生活中起到疾病预防和保健作用的能力,这种能力被认为是与健康相关的认知、行为、技术水平等的反应,进而帮助人们自身做出最有利于自身健康的医疗卫生决策,从而达到改善自身健康的目标。

社会的全面小康建立在全民健康的基础之上,因此湖北省要快速转变经济发展方式和深入推进供给侧结构性改革,必须加快发展大健康产业。这也是提高全民健康水平、增强群众健康获得感、率先全面建成小康社会的题中之义。湖北省委、省政府高度重视全省人民健康,先后出台了《关于促进健康服务业发展的实施意见》《"健康湖北2030"行动纲要》等文件,大力推动健康产业的发展。

二、湖北省城市健康与农村健康状况的差距、提升途径及内在关联

居民医疗卫生支出费用伴随中国经济的迅速发展、医疗技术水平的持续完善和人们日益增长的健康需求在逐年提高。根据 2016 年《中国

统计年鉴》的数据显示，我国卫生总费用已经从 2000 年的 4586.6 亿元猛增至 2015 年的 40974.6 亿元，年均增长速度为 15.7%。同时，医疗健康服务的公平性问题也日益受到学界和民众关注。世界卫生组织针对全球 191 个国家和地区展开研究，就各个国家和地区卫生系统筹资公平性进行统计。统计结果显示，在 21 世纪初，中国在这一指标上的公平性远落后于参与调查的其他国家和地区。也正因此这种情况，在"十二五"规划中，党中央明确规定要把基本公共卫生服务均等作为改革重点内容之一。党的十九大报告中也明确提出了要"实施健康中国战略"，并"加强社会保障体系建设"。这一方面是为人民群众提供全方位全周期的健康服务，另一方面也是旨在建成覆盖全民、城乡统筹、保障适度的多层次社会保障体系，从而改善民生水平。

我国突出的城乡医疗支出差异带来的公平、平等问题也逐渐成为国内外学界研究的焦点问题。从"医疗保健平等"这一指标出发开展研究，可以发现我国城乡居民在医疗消费和服务上存在较大差距。其中的不公平性主要体现在由城镇化和城乡收入差距带来的城乡居民医疗支出差异。也有部分学者持"医疗卫生服务不存在绝对的公平"这一观点，他们认为"因为收入水平不同的城乡居民获得的医疗服务层次不同"是正常现象。要统筹解决城乡医疗健康状况差距过大这一问题，仅考察城乡收入差异这一单一因素是远远不够准确的，更需要切实剖析影响我国城乡居民医疗支出差异的其他因素。在剖析影响因素时，也有必要将居民医疗支出进行分层考察，这样不仅仅从居民应对疾病的角度，同时也从居民防范疾病风险的角度进行研究。

第三节 疾病治疗与预防的关系

疾病的预防与控制管理指的是一个国家和地区通过相关政策与法律法规来组织医疗卫生资源，从而实现科学组织制定预防控制对策，对影响人群健康的重大疾病采取有效措施，同时保证这些措施得以有序高效地实施与落实，达到消除或减少其对居民健康的影响的目的，最终提高人群健康水平与生命质量的过程。疾病预防是指防止疾病在人群中的发生，而疾病控制则是指减少疾病在人群中的发生；预防是指在疾病未发生时采取的一些防护措施与动作；而疾病控制是指疾病在人群中已经发生后采取的一些补救措施。对疾病进行有效的预防控制可以创造健康生活环境，从而促进和维护社会稳定。疾病预防与控制管理的工作做好了，还可以有效保护好劳动力，为国民经济平稳迅速发展提供充足、高质量劳动力，从而促进物质文明和精神文明的建设。那么与此相对应的，如果疾病失去控制，则会对国家财产甚至人民安全造成不可估量的损失。由此可知，对疾病进行预防与控制管理工作，对国家、社会、人民都意义重大。尤其是目前中国的老龄化进程逐年加快，老龄化社会，疾病的预防与控制更为重要。联合国曾预测，全球老龄化平均速度会在1990—2020年维持在2.5%左右，而与此同时，中国的老龄化速度将达到3.3%。同样地，世界老年人口占比将从1995年的6.6%上升到2020年的9.3%，中国在同一时期则将从6.1%上升到11.5%，其整体老龄化状态将会与目前老龄化最快的日本相接近。在这种高速发展的老龄化进程中，中国未来势必会成为老龄大国之一。那么随之而来的，也将使老龄产业得以发展，同时也必将使中国医疗资源面临更加严峻的挑战。人口老龄化已然成为大健康领域的重要议题之一，大健康的成长也深深影响着中国上亿的老龄化人口。随着工业化、城镇化和人口老龄化进程的不断加快，以及不健康生活方式等因素日积月累的影响，近年来我国在慢性疾病的发病比例上已经呈快速上升趋势，尤其是心脑血管疾病、恶性肿瘤等慢性病，现阶段已然成为国内居民的主要死因。目前人民在健康理念的改进与预防概念的树立上，依然还有很长的路要走。

一、湖北省疾病治疗与疾病预防现状

推进健康湖北建设，必须要科学认识疾病治疗与疾病预防的关系，并且将"坚持预防为主"的理念推广出去，在全省人民中推行健康文明的生活方式，营造绿色安全的健康环境，减少疾病发生。要调整优化健康服务体系，强化早诊断、早治疗、早康复，坚持保基本、强基层、建机制，更好满足人民群众健康需求。

根据目前了解到的湖北省疾病预防控制机构卫生应急人力资源现状，全省依然处于以疾病发病后的治疗为主，在疾病预防上，还有巨大的提升空间。"健康湖北"工程的发展与建设，首要任务必须是积极预防和减少伤害。要建立健全伤害综合监测体系，研究并制订出主要伤害干预技术的行动指南和判定标准。优化道路交通安全设施设计、规划和建设的科学性，全面实施公路安全生命防护工程。进一步推动公路交通安全综合管理，确保道路交通事故数、死亡人数和万车死亡率呈现逐年下降趋势，减少控制重特大事故的发生率。提升对婴儿、幼童和老龄人口伤害的干预力度，减少儿童因交通伤害、溺水和老年人因各种意外跌落受伤害，提升儿童玩具和婴幼儿用品的安全标准。完善和健全有关消费品质量安全事故强制报告制度和产品伤害的监测体系，加强对重点领域质量安全的监管，最大限度降低消费品安全造成的伤害。做好与重大疫情和突发公共卫生事件相配套的应急处置，提高对影响人群生活、学习、工作等生存环境质量及生命质量的危险因素的公共卫生学监测力度，注重健康知识的宣传与普及，营造健康大环境，以达到促进人民健康、维护社会稳定、保障国家安全的目标。

二、疾病治疗与预防的内在关联

曾任世界卫生组织总干事的李钟郁在 2004 年年初访问中国的时候曾经说过这样的话，"大量被称为现代文明病的慢性疾病，已经对中国人构成巨大威胁"。随着我国近几年来经济的迅速发展和工业化进程的不断加快，人民的社会性文化与生活习惯默默地发生着巨大的改变：不合理的膳食结构、严重不足的体力活动等威胁生命健康的问题越来越突出，也直接导致了国内慢性非传染性疾病发病率迅速上升。除了慢性病之外，重病大病也渐渐成为大健康的难点阻碍。在 2013 年度全球疾病负担研究中，专家学者们评估了自 1990—2013 年总计 188 个国家和地区的年死亡情况。这项研究结果显示，在中国位居于前十位的死亡原因分别为：脑卒中、缺血性心脏病、道路交通伤害、慢阻肺、肺癌、肝癌、胃癌、先天性疾病、下呼吸道感染、肝硬化。事实情况是，不论是慢性疾病还是重大疾病，尽早干预都将大大降低疾病的发病率与死亡率。提早干预既可以减少病人得病后治疗的痛苦，同时还可有效缓解医疗压力。因此我们的新医改就大力提倡预防为主。国家中医药管理局也非常明确地提出了"治未病"的医疗导向与健康理念，这也进一步促进了我国大健康产业的发展与成熟。诸多研究与实际情况都早已证明，大部分地疾病只要通过广泛的健康教育、公平合理的社会医疗保障制度以及社会多部门的合作等社会措施，就能有效达到减少疾病发病率和死亡率的效果，实现早发现、早治疗、保护人民健康的医疗卫生目的。

除了提高预防意识，大力倡导健康的生活方式也可达到预防慢性病的效果。倡导健康生活方式首先需要建立起健康的价值观念，帮助民众从透支健康、对抗疾病的方式转向呵护健康、预防疾病。其次，可以通过自我保健与保养的方式来预防因不良生活方式而导致的各类疾病。在当今时代，影响人们健康长寿或者慢性流行比较严重的疾病，比如高血压、高脂血症、冠心病、脚血管病、糖尿病、肿瘤等重大慢性病种，其主要致病原因大多与心理、社会因素和生活方式等密切相关，且生活方式是最主要的因素。部分现代人常有的不良生活习惯例如吸烟、酗酒、膳食结构不合理、营养不平衡、肥胖、不运动、生活不规律、高度紧张、过度疲劳等都是上述疾病的重要致病因素。而这些由危险因素恰恰都是我们自身造成的，也都可以通过健康教育、自我保健进行科学调整和控制。对这些重要致病因素进行科学合理的纠正，可以达到显著降低发病率及死亡率的效果。世界卫生组织中专门研究长寿问题的专家学者曾指出："人类的健康长寿，60%取决于自己的科学保健和合理自我防护，遗传因素只占 15% 左右，社会因素大约占 10%，医疗条件约占 8%，气候环境约 7%。"由此可见科学合理的疾病防治对于生命健康的重要性有多高。定期进行身体检查可预防重大疾病。通过定期的健康身体体检，许多威胁人类健康的重大疾病都可以被提前检测出来端倪，同时可以筛查出患病的高危人群，医院和个人可以根据体检结果，进行个体化、分层性的健康评估，及早对症加以干预治疗和养护，实现早发现、早治疗、早控制的目的。由此可见，疾病预防理念和定期体检观念的树立对民众生命质量非常重要。

三、疾病预防与控制管理改革策略

（一）重视疾病预防和控制管理工作的人才建设

要重视疾病预防控制机构的人才建设，首先需要在法学、社会学、医学、生物学、化学、心理学卫生管理学、统计学等各方面建立健全高效人才队伍培养机制，进而加速对所急需人才的培养，还要对现有的专业技术人员进行在职或者脱产培训，促使其继续提升专业技术技能；加强对预防医学等专业的硕士和博士等高层次、高学历人才的引进力度和培养力度，对原本专业人才匮乏、学历及专业结构不合理的现状进行彻底改变，特别是要调整和配备针对当前社会中较为常见的新发传染病、非传染性疾病、环境污染、生物恐怖、食物中毒等疾病的控制工作的相关人员，这样才能不断提高中国疾病控制中心在控制预防方面的管理能力，才能进一步达到并适应当前疾病预防控制事业的发展要求。

（二）职业病防护与控制管理

自我国改革开放以来，民营、私营企业发展速度与规模日新月异，随之而来的是职业病防治任务变得十分突出。然而由于职业病预防投资较大、收益周期较长，因此企业普遍不是很重视对职业病的预防控制工作，这也导致全国职业病患者数量逐年上升，每年新发职业病患者和急性职业中毒事故都持续存在。鉴于这一状况，加强对职业病的防护和管理尤其重要，主要从以下四个方面着手。首先要完善防治系统建议各级政府加大对职业病防治的投入,在全省每个县市、区都至少设有高资质的职业性卫生技术服务机构和职业性健康体检机构各一家,以保证职业病的防治工作顺利开展。各地各级卫生部门也要及时将已掌握的职业病发病情况和健康监护监督检查中发现的问题向安全监管部门通报。其次则是要监督检查生产环境对生产环境进行监督检查;这一措施的目的就是判断是否可以施工、投产或使用,以及事先有关部门可采取哪些有效预防措施,此外还应对存在于生产企业的生产现场中有害因素进行动态监测监控,给出改善劳动条件的有效建议,还要对生产工人的安全健康加强监护力度。再次是要加强卫生保健在防治职业病的工作中的重要位置与作用;卫生保健它既包括对接触有害因素的职工定期进行身体检查,以便尽早发现职业病,及时采取预防措施和相应的治疗办法,早发现早干预早治疗;同时还包含就体检当中发现的职工身体上的异常变化和多发病并发症,对其进行动态检测观察以分析其与生产性有害因素的关系,以及时采取有针对性的防治措施。最后,必须及时做好调查通过做好劳动卫生的调查,以了解生产工作中有害因素产生的原因和发展的动向。结合对接触者身体状况的调分析查,根据调查分析结果判断生产环境被污染的程度及接触者健康的危害程度,并综合以上材料最后向责任单位与各主管部门提出有针对性和可操作性的改善劳动条件和劳动状况的建议及要求。

(三)加大传染病和慢性非传染病防治力度

虽然随着社会的发展和医疗水平的不断提升,传染疾病在我国的势头已经得到有效控制,但近几年来有些传染病在部分地区还是呈现明显的上升趋势。传染病和慢性非传染性疾病发病率居高不下,很显然已经严重危害人民身体健康。因此开展健康湖北建设,必须要开展传染病和慢性非传染病的早期筛检、卫生宣教和干预试点等活动。做好传染病和慢性非传染性疾病的防治工作,对于消灭疾病于未然有着相当大的正面作用和非常显著的效果。对于传染病的防治和诊断,最有效的是从社区抓起，因为社区不仅仅是居民日常生活的地方，同时也是传染类疾病最容易滋生和传播的密集地。要在社区日常生活中保持社区环境卫生的干净整洁，是预防传染病的主要措施之一。要尽可能降低传染病发生的概率，加强对流动人员的管理控制，全体居民应积极配合，主动加强防护和监控，做到社区卫生环境不留死角。对于一部分难以管理和控制的流动人员，社区工作人员要主动了解其基本情况和流动信息，这对于传染病的预防也意义重大。在慢性非传染性疾病的预防控制工作中，社区要主动作为，及时发现患者并查出病情，定期对居民进行卫生调查和专项筛查，例如周期性的健康体检等。建立社区居民随访管理及转诊制度，及时了解常规患者病情并评估其治疗情况和恢复状态。社区在慢性病随访应要有全科医生、社区护士以及专业的健康管理人员组成服务团队，这样才能负责分工调控，对相关指标进行科学合理的检查和监测，要在社区开展健康思想教育和患者的自我管理疏导，这样有利于慢性非传染性疾病的预防和治疗。

（四）加强地方病防治力度

加强地方病防治力度也是健康湖北实施的重要内容之一。这要从四个方面开展工作。第一，要重视地方病防治的领导管理工作，设定防治规划并采取具体措施，加强对专业防治机构和体系的建设和管理，同时运用各种方法手段保证防治措施的落实和执行。第二，要加强群众性的防治工作，通过宣传方式提高广大群众的防治意识，使广大群众主动参与和配合需要开展的各项防治工作，要重视普查，争取对患病群众做到早发现、早报告、早干预、早治疗、早康复。第三，要积极发展防治措施、大力开展各项爱国卫生运动与活动，达到改善环境卫生和居住条件、发展经济、普及预防知识的目的。尤其是对于那些病因尚未明确的地方病，为了减少其发生，应当以社区为单位逐一采取简要且可行性强的防治措施。第四，要加强对地方病的科学研究工作。在医学概念上，地方病是指发病地区相对局限于某些特定地区，并且在特定的自然条件和社会因素的作用下，因长期暴露于有致病因素的环境中而经常发生或造成地方性流行的疾病。地方疾病对地方居民的健康状况和生命质量有较大威胁性，要加大对病因未明地方病的研究探索力度，提升防治工作的理论储备，加强技术指导工作的科学性与合理性。

第四章 发挥中医药在实施健康
湖北战略中的作用

第一节 充分发挥中医药"治未病"的养生理念
和实践方法的作用

随着现代生活节奏的加快，很多人常常出现反复感冒、头痛、上火、便秘等身体症状，但却总是检查不出原因，这就是我们常说的亚健康，也是中医中提到的"未病"。随着慢性疾病不断增加、健康成本大幅提高，早衰、亚健康、过劳死频发等问题严重威胁着人们的生命健康。中华民族的祖先在2000多年前提出的"未病先治"、预防为主的思想重新受到现代人的重视，在当今社会被赋予了新的时代内涵。

一、亚健康

（一）亚健康的提出及现状

20世纪80年代，苏联学者最早提出了亚健康的概念，当时将其称为"第三状态"，或是"次健康""中间状态""游离（移）状态"等。在宪章中健康被世界卫生组织定义为："健康不仅是没有疾病和虚弱，而是身体、心理和社会适应处于完全的完满状态。"相关统计结果表明，处于"第一状态"的真正健康者和处于"第二状态"的患病者占比不足1/3，其中2/3以上的人群介于健康和患病之间，处于过渡状态，即"亚健康"状态。中国的高血压患者约有 1.7 亿；高血脂病人超过 1 亿；超过 9240 万人患有糖尿病；超重人群或肥胖症患者约有 7000 万至 2 亿人；血脂异常人群约为 1.6 亿；脂肪肝患者约为 1.2 亿；平均每 30 秒会有一人罹患癌症；平均每 30 秒就有一人罹患糖尿病；平均每 30 秒，至少有一人死于心脑血管疾病。各类疾病的年轻化趋势凸显，据统计，在中国约有四分之一的中年人因心脑血管疾病而死亡；中青年女性得妇科、心脑血管疾病的概率增大；中青年男性面临猝死、过劳和癌症等问题；中国社会科学院在《人才发展报告》中指出约七成人面临着过劳死的风险。如果中国知识分子继续忽视亚健康问题，他们中 2/3 的人将死于心脑血管疾病。一项针对我国主要城市的调查显示，出现亚健康问题的白领人群高达 3/4，接近 6 成的白领处于过劳状态，而真正处于健康状态的人员比例不足 3%。过去十年，平均每年慢性病例增长速度接近两倍。心脏病和恶性肿瘤病例以近 1 倍速度增长。肥胖群体达 3.25 亿人，未来 20 年仍将增长 1 倍。

目前，我国处于亚健康状态的人口约有 7 亿，其中 6 成以上的知识分子、企业管理者、机关干部都存在亚健康问题。处于中年的人群中身体亚健康的比例接近一半。亚健康问题多发生在年龄为 35~45 岁的脑力劳动者中。《"十五"期间中国青年发展状况与"十一五"期间中国青年发展趋势研究报告》显示：肿瘤高发年龄段已从五六十岁提前到 40 岁，而且低龄化趋势日益明显。世界卫生组织对患有心梗的 1 万名年轻病人进行调查，80% 的被调查者低于 30 岁，其中最小年龄为 20 岁，调查发现"30 岁的身体 60 岁的血管"的现象已成趋势。在过去 5 年间上海的脂肪肝患者增加了 50 倍，呈现严重的低龄化发展态势。

我国的亚健康防治形式非常的严峻。据统计，我国患有高血压的病人已超过 2 亿，患有糖尿病的患者也接近了 1 亿，肥胖人口的数量逾 1 亿。我国因慢性病而死亡的人数占我国总死亡人数的 85%，慢性病所引发的疾病负担占我国总疾病负担的 70%。

世界卫生组织在一项调查中指出：对于人类的健康和寿命，人们生活方式和行为的作用居于主导地位，约占 60%，医疗条件等因素约占不到 10%。如果能够改变不良的生活方式，可以在很大程度上降低患心脏病、糖尿病、中风、癌症的概率。

（二）亚健康产生的原因

现代医学认为，造成人体出现亚健康问题的原因，可以主要概括为社会因素、环境污染因素、生活方式因素、综合因素。详细来说，可以从以下几个方面来阐述：

1. 心理失衡

古人云："万事劳其行，百忧撼其心。"现代社会中，面对异常激烈的社会竞争和复杂的人际关系，更加容易使人过度思虑、思绪不宁，不仅会影响人的睡眠质量，甚至会导致人体神经体液和内分泌调节的失常，从而引起各机体系统的生理功能出现紊乱。都市中白领具有较高的学历与较丰富的阅历、拥有异于其他群体的能力与财力，往往有较强的好胜心，同样在职业、待遇等方面的要求也较高，心理失衡现象或许在白领群体中更为普遍。

2. 营养不全

由于饮食结构的变化，现代人会更容易摄入高热量的食物，但摄入营养素却不够全面。现代食品的制作加工过程中添加了过多的人工添加剂，动物饲养的周期大大缩短，食物营养成分偏失，导致很多人体缺乏重要的营养素，同时也增加了肥胖症患病率，成为机体代谢功能紊乱的重要诱因。由于城市白领人群的工作压力增大，生活节奏加快，他们把快餐熟食作为主要饮食，所以该群体存在较为普遍的营养不全问题。

3. 环境干扰

随着社会的不断发展、科技的日益进步，城市中的车辆和人口也在不断增加，这极度压缩了许多城市居民的生存空间。城市的噪音污染令人心神不安、心情烦闷，对人体的心血管系统和神经系统造成了诸多不良影响。都市中林立的高层建筑，一年四季运行的空调和封闭的房间导致空气流通不畅，都市白领长期处于这样的工作环境之中，呼吸着负氧离子浓度较低的空气，从而导致血氧浓度降低，也降低了组织细胞对氧的利用率，最后影响到组织细胞生理功能的正常运行。

（三）现代医疗理念的转变

世界卫生组织在名为《21世纪的挑战》的报告中为未来医学发展指明了方向，该报告指出："21世纪的医学，不应该继续以疾病为主要研究领域，应当以人的健康为医学的主要发展方向。"而"健康医学工程"概念的提出正好与世界卫生组织所提出的要求契合。

早在2000多年前的中国，人们就已经对亚健康这一问题进行讨论并形成了一定的认识。在汉语中我们常说患了疾病，在古时候"疾"与"病"所表示的含义是不同的。"疾"指的是不易被人觉察的小病或小疾，但如果不及时治疗，"疾"的程度就会不断加深直到发展成为可见的"病"。而患疾的状态，就是现代科学中所说的"亚健康"状态或"第三状态"，中医则称之为"未病"。

二、"治未病"的养生理念及其实践探索

"治未病"思想是中医学理论体系中非常重要的内容之一，《内经》出现了关于该思想的最早阐述，书中共有三处明确提到这一概念，分别是《素问四气调神大论》《素问刺热》及《灵枢逆顺》篇。

（一）"治未病"思想的发生肇源于对生命的重视

人之生命，开始于"生"，终结于"死"。《素问上古天真论》给生命设定了一个大约的时间期限，即"百岁"，其曰："上古之人尽终其天年，度百岁乃去"，对待如此短暂的生命，人们对它"重视"的态度，从古至今未改变。如老庄发现生命的价值之后，提出应当尊重生命。其"重生"思想强调：注重人的自然生命，关注人的社会生命，关爱人的精神生命。在《列子天瑞》中列子曾曰："天生万物，唯人为

贵"，认为在万物中人为精华，最为珍贵。其"重生"思想倡导：对生命本身的态度应为"贵生"，对生命保全的方法为"不为名累"等。

《内经》亦非常重视人之生命，其强调人生命之珍贵、人生命保养之重要性及方法，如《素问宝命全形论》中写道"天覆地载，万物悉备，莫贵于人"；《素问四气调神大论》提出的顺四时保养人生之气；《灵枢本神》提出的"智者之养生也，必顺四时而适寒暑，和喜怒而安居处，节阴阳而调刚柔，如是，则避邪不至，长生久视"等，均反映了中国古代重"生"的文化基因。① 也正因为古人对"生命"的重视，为"治未病"思想的产生和发展奠定了基础，《素问四气调神大论》中则明确地记载和说明了生命的两种状态——"未病""已病"。

《素问四气调神大论》特别关注人的生命状态，其将生命状态大体分为了"已病"和"未病"两种类型，其曰："是故圣人不治已病，治未病；不治已乱，治未乱，此之谓也"②，人体的"已病"和"未病"状态可以从"神"和"象"两个角度来进行理解。

1. 从"神"的角度来看

此篇"四气调神大论"，"神"在此处具有主宰之意，代指人之生命规律。

本篇主旨意在说明人需要顺应春生、夏长、秋收、冬藏四时的变化规律来调节人自身的生命规律，其曰："春三月此春气之应，养生之道也"，"夏三月此夏气之应，养长之道也"，"秋三月此秋气之应，养收之道也"，"冬三月此冬气之应，养藏之道也"，通过"养生""养长""养收""养藏"之道调节人生命规律的结果即为人之生命"未病"状态的表达。当人违逆四时之气规律作息生活时，人之生命规律将被打破，从而会出现"已病"的不健康状态。如《素问四气调神大论》中提到的"逆春气则少阳不生，肝气内变；逆夏气则太阳不长，心气内

---

① 黄帝内经 [M]. 刘明武，注. 长沙：中南大学出版社，2007.
② 黄帝内经 [M]. 刘明武，注. 长沙：中南大学出版社，2007.

洞；逆秋气则太阴不收，肺气焦满；逆冬气则少阴不藏，肾气独沉"，意思是说如果人违背了春夏秋冬的节气规律，将相应地导致四季所主之脏发生如下病变：逆春生之气导致"少阳之令不能生发，肝气被郁，内变为病"；逆夏气导致"太阳之令不长，而心虚内洞，诸阳之病生"；逆秋气导致"太阴之令不收，而肺热叶焦，为胀满"；逆冬气导致"肾气不蓄藏，则注泄沉寒等病生"。① 此外，《素问四气调神大论》还告诫人们：如果人们的作息生活不顺从"春生""夏长""秋收""冬藏"的规律，不仅各季所主之脏气失于所养而受损，更会导致下一季节所主之脏奉养不足而变生"寒变""痎疟""飧泄""痿厥"等疾病，如"逆之则伤肝，夏为寒变，奉长者少""逆之则伤心，秋为痎疟，奉收者少，冬至重病""逆之则伤肺，冬为飧泄，奉藏者少""逆之则伤肾，春为痿厥，奉生者少"等。②

以上论述皆表达的是人生命规律的打破，"神"之异常。所以，人之生命的"已病"和"未病"状态实际上是由人之"神"即生命规律能否正常，能否与自然规律吻合同步来决定的。

2. 从"象"的角度来看

"象"，即事物的现象层面，其表现于外，能被人感知、察觉到，是事物在自然本始状态下的呈现。"已病"和"未病"状态的表达依靠的正是这些外在的表象，它可以反映人体内在生命规律的正常与否。异常的"象"形成了我们所说的"已病"状态，病"象"即疾病、症候；正常的"象"构成了"未病"状态，是人正常的生命活动的表达。《素问四气调神大论》中举例说明了"已病"状态的表象，如"夏为寒变""秋为痎疟""冬为飧泄""春为痿厥"等。

由上可知，《素问四气调神大论》将生命状态简单划分为"已病""未病"两种状态，在内由"神"即人之生命规律正常与否决定人生命

① 黄帝内经［M］. 刘明武，注. 长沙：中南大学出版社，2007.
② 黄帝内经［M］. 刘明武，注. 长沙：中南大学出版社，2007.

状态类型的发生，在外由"象"来表达具体区分为哪种生命状态。

（二）对"未病"状态的关注

对于生命进程中出现的"已病"和"未病"两种状态而言，"已病"状态更容易引起人们的重视，《素问玉机真脏论》中有相关的表述："善者不可得见，恶者可见"，意思就是说人们总是在出现不适或者异常感觉或者察觉到表象异常时才能有所关注。"未病"状态往往被人所忽略。然而，容易被忽略的"未病"状态恰恰是最重要的阶段。《素问四气调神大论》为了说明这一点，分别从"已病"角度以及"圣人"角度说明关注"未病"状态的重要性。

1. 从"已病"角度反观"未病"状态

为了引起人们对生命"未病"状态的重视，《素问四气调神大论》指出了"已病"状态形成以后的严重后果，其曰："夫病已成而后药之，乱已成而后治之，譬犹渴而穿井，斗而铸锥，不亦晚乎"，就是想告诉人们，在病发时再去治疗，在乱子形成后再去治理，就像是口渴了才去掘井，战乱时再去造兵器一样为时已晚。它以这样两个例子告诫人们，"已病"状态的出现对于人生命的延续是非常不利的，真正等到疾病发生再去治理为时已晚。因此，想要让生命正常流转，必须在生命"未病"阶段就应当合理地及时调整人的生命状态。而选择在"未病"状态对生命活动进行治理、管理，是对生命重视产生的结果。只有存在重视生命的意识，才会去珍爱生命，才想要尽可能地去保全和延续生命进程，这是选择对"未病"状态进行治理的重要前提。

2. 从"圣人"角度正观"未病"状态

对于人生命"未病"状态的管理，做得比较好的是"圣人"。所谓"圣人"者，其拥有无穷的智慧，精通天地之道，对天地万物变化规律有深刻的理解，其具有健康的身体和完善的生命状态，圣人无病苦，长寿，能够很好地适应自然环境。《素问上古天真论》对圣人做过以下阐述："圣人者，处天地之和，从八风之理，适嗜欲于世俗之间，无恚嗔

117

之心，行不欲离于世，被服章，举不欲观于俗，外不劳形于事，内无思想之患，以恬愉为务，以自得为功，形体不敝，精神不散，亦可以百数"，《素问生气通天论》一文也曾写道："圣人传精神，服天气而通神明"，"圣人"甚知养生之道，其能顺从天地之道来保养生命，所以圣人的生命度数可以维持百年之久。①《素问阴阳应象大论》亦有记载："圣人为无为之事，乐恬憺之能，从欲快志于虚无之守，故寿命无穷，与天地终，此圣人之治身也"②，"圣人"崇尚无为之道，善于保持平静的心态，享受快乐自如的境界，以此来保养身体，此为圣人养生之道，因此可享尽天年。

正因为"圣人"懂得天地之道，精通保养生命之法，懂得"已病"状态对人生命的危害，所以《素问四气调神大论》借"圣人"之名宣传其调神之道，宣传"未病"状态管理的重要性，无疑能够引起人们更为广泛的重视。"圣人"常教育民众要在"未病"状态之时就要有意识地去对生命进行保养，顺从自然规律，按照天地之道来调整生命的状态。《素问上古天真论》写道："上古圣人之教下也，皆谓之虚邪贼风，避之有时，恬惔虚无，真气从之，精神内守，病安从来"③，对在外之邪气要避开，对在内之神，要懂得以"恬惔虚无"之态处之，如此，方可避免人进入"已病"状态，危害到人之生命，影响到生命的正常流转。所以，"圣人"是非常重视"未病"状态的管理和维护的，在"圣人"观念当中，管理"未病"阶段尤为重要，忽视此阶段的调整，人一旦进入"已病"阶段，对生命的危害很大。而这种观念的产生，亦源自对生命的高度重视。

总之，对"未病"状态的关注，是实现生命正常流转、安稳度过天赋百数的关键。

---

① 黄帝内经 [M].刘明武，注.长沙：中南大学出版社，2007.
② 黄帝内经 [M].刘明武，注.长沙：中南大学出版社，2007.
③ 黄帝内经 [M].刘明武，注.长沙：中南大学出版社，2007.

（三）对生命的重视决定"治未病"思想的发生

依照《素问四气调神大论》来看，"治未病"思想更多是指对生命"未病"状态的治理或者管理，其要求有意识地依照四时之气规律来调整人生命规律，使生命完成其应该有的进程。这一思想是以防为主、防重于治的养生思想，其核心内容应为"防"，预防"已病"状态的发生，预防生命规律的异常。

"治未病"思想的发生，离不开对生命的重视，正是这种重视生命的思想，促使人们对生命"未病""已病"状态有了深入的认识，也进一步决定了人们对生命"未病"状态的关注，更造就了"治未病"思想的发生。"治未病"思想的发生是对生命重视之后自然而然发生的，是人对死的畏惧、对疾病的恐慌、对生的渴望体验之后，在不断认识生命的过程中自然发生的。

"治未病"思想的关键在于重视调整生命规律。从《素问四气调神大论》中提出的"治未病"思想可以看出，此处的"治未病"思想，其内涵更多指代的是对生命规律的治理和调整。具体而言，其以"防"为核心内容，侧重在"未病"状态时对生命规律进行调理。人之生命规律正常与否，与人对内外环境的适应密切相关，而人的这种适应能力即自我调节能力取决于人的生活起居方式以及内在情志变化是否得当。"人与天地相参，与日月相应"，按照天地四时阴阳变化的规律进行人的生活起居，要顺应四时气候、周围环境的变化规律。而人的内在情志本是人在适应周围环境过程中对外界刺激做出的应答，但这种应答太过就会反过来影响人的生命规律。

所以，《素问四气调神大论》着重强调了人作为天地化生之生物，其生命规律的调整是需要靠人有意识地按照自然规律进行作息的，同时也需要靠人有意识地控制和调节人情志的表达，以此达到在"未病"状态下维持正常生命规律的目的。而这些思想无一不贯穿着古代文化中"防"的思想，如《易经》防患于未然观，《井》卦初六曰："井泥，不食"，百姓所用汲水之井，淤泥混浊，易招致疾病发生，故不能饮用，见到不洁之水而不去饮用，以防疾病发生，此即古代文化中"防"思想之体现。

没有"防"的思想，就不会在"未病"状态有意识地通过调整生活起居情志来维持正常生命规律。所以，"防"的思想，始终贯穿于"治未病"思想之中。

《素问四气调神大论》提出的"治未病"思想，更多指代的是对生命规律的治理和调整，其以"防"为核心内容，注重在"未病"状态时就进行调理。《素问四气调神大论》中"治未病"思想的提出建立在古人对生命重视的基础之上，正是这种重视生命的思想，促使人们对生命"未病""已病"状态有了深入的认识，也进一步决定了人们对生命"未病"状态的关注，更造就了"治未病"思想的发生。

三、"治未病"养生理念的实践

中国人口在全世界人口的占比为 20%，但中国所拥有的医疗资源数量仅仅只占全世界医疗资源总量的 2%。在中国，进行重症治疗的费用保守估计高达 50 万~60 万元，如果重症病人需入住 ICU 病房，短短时间内就可能耗光一个普通家庭的所有积蓄。"九五"期间，卫生部开展了一项关于研究社区防治和预防投资效益比的课题，研究结果表明：在预防疾病上每投资 1 元钱，就可以节省 8.5 元的医疗费。可见，把"治未病"的养生理念付诸实践与我国每一位公民的切身利益密切相关。

（一）国家政策支持

2017 年 8 月 26 日，由习近平总书记主持的中共中央政治局会议审议通过了"健康中国 2030"规划纲要。习总书记在会议上指出，推进健康中国建设，要坚持预防为主，推行健康文明的生活方式，营造绿色安全的健康环境，减少疾病发生。要调整优化健康服务体系，强化早诊断、早治疗、早康复的诊疗机制，坚持保基本、强基层、建机制，更好满足人民群众健康需求。①

该规划纲要重点强调了"完善国民健康政策""深化医药卫生体制改革""加强基层医疗卫生服务体系和全科医生队伍建设""全面取消以药养医，健全药品供应保障制度""坚持预防为主，深入开展爱国卫生运动，倡导健康文明生活方式，预防控制重大疾病。实施食品安全战略，让人民吃得放心。""坚持中西医并重，传承发展中医药事业。支持社会办医，发展健康产业。""促进生育政策和相关经济社会政策配套衔接，加强人口发展战略研究。"②

会议要求要积极解决人口老龄化问题，打造敬老、养老、孝老的政策体系和良好的社会环境，逐步推动医养结合，加快老龄事业和产业发展。

湖北省 2017 年《"健康湖北 2030"行动纲要重点任务分工方案》方案中针对中医药"治未病"提出了以下 4 点建议：

1. 提高中医药服务能力

要充分发挥各级中医院在居民基础医疗服务、诊治等方面的作用，培养和建设出一批中医专家名师，健全我国中医医疗网络，在各个乡镇和社区设立国医堂，研发和推广中医药技术，在临床发面促进中西医结合治疗，构建具有民族特色的医疗卫生机构。

2. 大力推广中医"治未病"基础医疗服务工程

实施中医"治未病"工程，在各级中医院设立专门的"治未病"科室，为居民提供"治未病"服务。发挥基层中医医疗机构的有效作用，为广大居民提供咨询、调理、养生的中医"治未病"服务体系。

---

① 高雷、程宏毅. 习近平主持召开中共中央政治局会议 审议"健康中国 2030"规划纲要 [EB/OL]. [2020-04-10]. http：//cpc. people. com. cn/n1/2016/0827/c64094-28669954. html. [2016-08-27].

② 高雷、程宏毅. 习近平主持召开中共中央政治局会议 审议"健康中国 2030"规划纲要 [EB/OL]. [2020-04-10]. http：//cpc. people. com. cn/n1/2016/0827/c64094-28669954. html. [2016-08-27].

打造中医药文化旅游专题示范区，大力推广和发展中医药健康文化。构建中医药与养老服务相结合的中医药健康养老体系。

鼓励社会资本参与到中医药养生保健建设中来，激励中医院提供相关中医养生保健技术，号召更多的中医大师为相应机构提供中医理疗机构。大力发展中医药文化，进行中医药养生健康知识普及，提升我国居民整体的中医文化健康素质，通过文化宣传、健康引导等方式形成一套完善的中医健康保障机制。

3. 推进中医药传承创新

开展中医药理论、方法和技术研究，打造具有湖北特色的中医药品牌项目，加强中医药文化传承。组织省内知名的中医药专业开展中医药传承项目，培育中医药人才，加强医学院和中医药高校的合作交流，鼓励跨学科、跨部门合作，共同开展中医药相关重大课题研究活动，逐步提升中医药医疗水平，做好湖北省中药资源普查工作。

4. 提升中医药产业发展水平

统筹湖北省中药产业发展，通过制定相关政策，加速中医药产业发展。帮助大中型中药生产加工企业进行技术研发，提升企业核心竞争力，加速中医药产业的升级。在大别山区、神农架自然保护区建立中药材种植研发基地，逐步推动湖北省道地药材的规范化、规模化种植，建设出一批道地药材产业基地。利用现代化技术，响应国家"互联网+"发展战略，拓展海外中医药电子商务贸易。

（二）中医药"治未病"具体实践途径

"消患于未兆""济羸劣以获安"是中医最为关注的，而治病则排在其次。这里所说的"未兆"，指的是疾病未显征兆的时候；所谓"羸劣"，则指的是虚损或不健康的状态，但不一定成病，这就是本文所论述的亚健康状态。"不治已病治未病"，《内经》中明确提出中医以"治未病"为先，"阴平阳秘"的"阴阳和平"是衡量人身心和谐健康的重要标准。

　　从中医的角度出发，人类处于亚健康状态有十大主要典型表现：

　　（1）失眠不安，情志异常。主要表现为心慌气短，胸闷憋气，心烦意乱，惶惶无措，夜寐不安，多梦纷纭，情绪无常，时而焦虑易怒，时而郁郁寡欢。

　　（2）汗出津津，经常感冒。经常自汗、盗汗、出虚汗，自己稍不注意就容易感冒，平素怕冷。

　　（3）舌赤苔垢，口苦便燥。舌尖发红，舌苔厚腻，口苦、咽干，大便干燥或便秘、小便短赤等。

　　（4）面色无华，目光少神。面色无华，憔悴；双目周围，特别是眼下灰暗发青，眼睛无神，时而呆滞。

　　（5）四肢发胀，目下卧蚕。有些中老年妇女，晨起或劳累后足踝及小腿肿胀，下眼皮肿胀、下垂。

　　（6）指甲成像，变化异常。中医认为，人体躯干四肢、脏腑经络、气血体能信息层叠融会在指甲成象上称为甲象。如指甲出现卷如葱管、相似蒜头、剥如竹笋、枯似鱼鳞、曲类鹰爪、塌同瘪螺、月痕不齐、峰凸凹残、甲面白点等，均为甲象异常，病位或在脏腑或累及经络、营卫阻滞。

　　（7）潮前胸胀，乳生结节。妇女在月经到来前两三天，四肢发胀、胸部胀满、胸胁串痛，妇科检查，乳房常有硬结，应给予特别重视。

　　（8）口吐粘物，呃逆胀满。常有胸腹胀满、大便黏滞不畅、肛门湿热之感，食生冷干硬食物常感胃部不适，口中黏滞不爽，吐之为快。重时，晨起非吐不可，进行性加重。

　　（9）体温异常，倦怠无力。下午体温常常在 37～38℃，手心热、口干，或总是手脚冰凉，畏寒怕冷，体温低于 36℃。常感全身倦怠无力，腰酸背痛，颈肩僵硬，劳累后持续不适，通过休息亦难以很快恢复。

　　（10）视力模糊，头胀头疼。平时视力正常，突感视力下降（非眼镜度数不适），且伴有目胀、头疼，记忆力下降。

按照中医的观点，饮食不节、起居无常、情志不遂、劳逸无度、年老体衰等均可引起脏腑气血阴阳失调（不平衡），或内生五邪，或耗伤正气，不健康的生活行为方式都会使人体呈现亚健康状态，甚至会产生疾病。亚健康状态的众多临床表现与中医许多内伤杂病的症候表现一致，因此，可以充分发挥中医在对人体亚健康状态的辩证施治调养方面的优势。

中医治未病方法包括以下诸方面：

1. 药物内治调养

用中医中五行、经络、阴阳理论作为依据，以中医辩证思想为指引，采取中医药内服的方法，帮助调养治疗亚健康人群，从而实现患者身心康复。具体可从以下 3 个方面着手进行调养：辩证调养、补虚疏壅、依体质特点。

2. 药物外治调养

药物外治是中医的一种重要的调养方法，主要是使用煎煮、捣烂或燃烟后的中草药在患者身体表面进行熏蒸、浸浴、贴敷，以实现患者的治疗康复。这种治疗方法的作用机制是让人体感受温热和让药物直接作用于经络，从而实现促进气血流通、调节阴阳、提高人体免疫能力，最后实现治病调养的作用。

3. 饮食药膳调养

中医常说药食同源。中医主张有目的性地挑选日常食物，或注重利用食物的不同特性与药物精心搭配形成药方，再运用不同烹饪方法对其进行加工制成药膳，人体长期食用可以实现治病养生的效果。中医认为食物同药物一样有四性（寒、热、温、凉）和五味（辛、甘、酸、苦、咸），要达到饮食药膳调养的目的，食用方法要遵循辩证用食的原则。

4. 起居调养

中医主张规律的日常生活起居有调养人形体和精神的作用，能帮助人形神合一，阴阳和谐，从而达到健康长寿的目的。如《内经》中所写"起居有常，不妄作劳，故能形与神俱，而尽终其天年"，而起居无常就会导致人体弱多病。

5. 情志调养

情志调养也是中医的一种重要调养方法，其通过某些手段实现患者的情志变化，以起到控制患者病态情绪、促进人体身心康复的目的。古人云"心病还须心药治"，中医认为情志之病必以情治，针药难以起效。《内经》中有"悲胜（制约）怒""恐胜喜""怒胜思""喜胜忧""思胜怒"的说法，利用情志相互制约的方法治疗情志之病，并结合文化、娱乐、音乐、香熏等多种疗法，实现身心健康发展。

6. 针灸调养

以传统经络学说和脏腑、气血、阴阳、补泻等中医理论为指导，使用一定的器械（如针或艾炷等），并按照特定手法对人体穴位进行刺激，以实现养生保健的效果。在中医康复领域，针灸疗法有着广泛的应用，此疗法即可以用于治疗病伤残疾病人，也可用于保健用途。

7. 体育调养（导引）

众人常说：生命在于运动。体育调养在古代亦称为导引，通过伸展肢体来通气活血，从而实现防病治病的目的。这种调养方法的特点是将"形、意、气"结合起来，即以运动肢体身躯之法锻炼身形，以锻炼呼吸之法锻炼气息，用意念来引导气行。体育调养的形式包括跑步、体操、球类和器械运动，还有五禽戏、太极拳、武术等。运动能帮助人体进行新陈代谢，增强人体免疫能力，从而实现延年益寿的目的。

8. 按摩调养

医生用手掌、手指或器具以不同手法对人体穴位进行揉按，从而疏通人体经脉、调和气血，以补虚泻实、扶正祛邪、实现身心健康的目的。常用按摩手法有按、摩、推、拿、揉、捏、摇、弹、击、振等方法，此外足部按摩也是重要的调养方法。

9. 物理调养

物理调养是指利用色、声、香、水、蒸气及冷、热（火）等物理方法来实现身心健康的目的。此调养方法可以作用于全身，也可以是局部，治疗强度和时效也不相同，与其他疗法相配合可以提高疗效。其中色彩疗法、香气疗法、冷疗法、热疗法、磁疗法、声疗法等是物理调养的常用方法。

第二节　弘扬中华优秀传统文化加强中医药文化建设

历史证明，中医药学是由博大精深的中华民族传统文化升华而成的，是具有鲜明特色和优势的自然科学，是中华民族优秀传统文化、精神和物质文明的结晶。

早在 2000 多年前，中国现存最早的中医理论专著《黄帝内经》，秦汉时期出现的中国现存最早的药物学专著《神农本草经》，初步奠定了中药学的理论基础。公元三世纪，东汉时期著名医家张仲景在深入钻研《素问》《针经》《难经》等古典医籍的基础上，著成《伤寒杂病论》，确立了中医学辨证施治的理论体系与治疗原则。

大约公元 11 世纪，中国人就已经运用"人痘接种法"进行天花的预防，走在了世界免疫学的前列。在公元 17 到 19 世纪，传染病不断发生，再同其进行斗争的过程中，中医形成了并发展了温病学派。在中华民族数千年发展的历史上，中医作出了杰出的贡献。中医凭借着独特的诊疗方式、辩证的理论体系、海量的医学专著和史料，几千年来屹立于世界医学之林长久不衰，展现出其独特的魅力和优势。

一、中医药文化的传统特征及价值

作为中华民族优秀文化的重要一部分，中医学是有中华儿女数千年同疾病的过程中产生并一直流传至今的宝贵财富，是中华民族数千年医学发展的结晶。在中医学形成的初期就吸纳了中国古代思想和文化的精华，在其不断发展的过程中不断地烙印着中国文化的特性。在中医发展的过程中不断吸纳和融合中国古代丰富的佛学、道学、儒学的哲学思想的精华，逐渐形成具有鲜明中国特色的中医理论体系。

因其特有的文化渊源，现代中医药学的传承和发展也印有明显中国传统文化的烙印。与现代医学相同，中医学是一门生命科学，其研究对象同样是人这一生物体。但与其他自然科学相比明显不同的是：中医理论是以古代哲学思想为指导，把整体观念、辨证论治作为指导思想，阴阳五行是中医学的说理工具，被用来指导中医治疗的实践，从而推动中医药学的发展。中医理论所借鉴、融合的古代哲学思想是中医理论的重要组成部分。正确认识中医理论的精神实质和科学内涵是正确认识中医学的关键。中医药文化有其产生的独特历史性、民族性和地域性，有着独特的思想和文化内涵，即使是在科学技术高度发展的现代，其仍有旺盛生命力和其独特的魅力。中医学有着天人合一的整体思维方式，身心协调的动态平衡观，具有上工治未病的健康理念，因时、因地、因人的个体化辨证治疗理论，以及正气为本，用"精气神"高度概括人体生命现象的生命理念等，不仅符合世界卫生组织，以人类健康为中心的医疗卫生工作重点的转移要求，同时又适应现代生理、心理、社会综合医学模式的转变。

中医药学是目前保存最完整、影响力最大、使用人数最多的传统医学体系。也是我国最有希望取得创新突破、对世界科技和医学发展产生重大影响的学科。屠呦呦因青蒿素研究成为我国科学界第一个获得诺贝尔奖的人，其表明中医药具有持久的生命力。中医古代文献对当代医学科技创新仍然有启迪作用。近30年来中医药在国内外呈现出良好发展趋势。发挥中医药学的文化优势，开展中医药文化价值研究，建立中医药应用、研究和传播平台，有利于推进中医药全方位的发展和创新。

中医药学的医疗模式是一种以人为本，把预防、保健、治疗、康复结合起来的综合治疗模式。在进入现代化的21世纪，中医药学也需要与时俱进发展创新实现现代化和国际化。

二、中医药文化的发展现状、困境及原因

（一）中医药文化的发展现状

中医药文化的传承与发展是一个外延广阔、具有深厚内涵、具有战略意义的定位，涉及中医药教育、文献、学术、理论、临床、中药的生产、营销、研究、开发以及政府、学校、团体、学会、协会、企业等各个领域。然而，中医药文化的传承和发展都存在一定困难。

十九大报告指出要"坚持中西医并重，传承发展中医药事业"，充分体现了中医药发展受到了以习近平同志为核心的党中央的高度重视，也为我们在新时代推动中医药发展指明了方向。

2017年作为党和国家发展中具有里程碑意义的一年，也是中医药事业振兴发展的重要一年。同年，中医药法和中医药发展战略规划纲要的实施为中医药事业的发展提供了强有力的保障。党的十八大以来，在以习近平同志为核心的党中央的领导下，中医药取得了不错的发展。

中医药文化是我国传统文化的瑰宝，中医药文化传承是中医药事业发展的重要组成部分。习近平总书记指出，中医药学凝聚着深邃的哲学智慧和中华民族几千年的健康养生理念及其实践经验，是中国古代科学的瑰宝，也是打开中华文明宝库的钥匙。中医药文化吸取了我国传统文化的精华，继承了我国传统哲学、科技、教育、衣食住行等文化元素。中华民族优秀传统文化是中医药学发生、发育和发展的动力源泉；它的很多理念如"天人合一""阴阳平衡""五脏一体"辩证思想和我国传统的哲学思想相契合，出现了张仲景、李时珍和孙思邈这些中医药名师以及《本草纲目》《黄帝内经》等中医药著作。所以中医药文化代贯穿了我国传统文化发展史的各个阶段，包含了大量传统文化的精髓。

近年来，中国政府对弘扬发展中医药、促进中医药文化对外传播日益重视。从以下几个典型事例中就可略见一斑。

第一，为了便于中医药的国际发展，在世界范围推广中医药理论，

国家科技部、教育部等多个单位联手建立多模式、多渠道的中医药国际传播途径，出台了一系列如《中医药国际科技合作规划纲要》《中医药对外交流与合作中长期规划纲要》等政治文件，从国家层面提供社会组织保障、政策保障和资金保障，统筹推进中医药医疗、保健、教育、科研、文化和产业的对外交流与合作。"整体思维、系统运行、三观互动、六位一体、统筹协调、科学发展"的工作新机制和发展新思路，推动中医药科学发展打开新的局面。2013 年，国家中医药管理局局长、中华中医药学会会长王国强在首届岐黄论坛上指出："将中医药发展列为国家战略，将振兴发展中医药作为实现中国梦的重要战略，已具备良好的时机和条件"。

第二，全国人大推动中医药立法。医药领域是国际经济竞争和文化交流的重要组成部分。在世界范围内一些国家研发他国传统医药，通过贸易壁垒、知识产权保护等手段，侵略他国医药文化，在国际上形成竞争优势。许多国家通过制定颁布法律法规，保护本国传统医药文化，提升本国医学文化的国际影响力。2013 年中医药法被列入十一届全国人大常委会立法规划，中医药法草案已于年底报送国务院法制办，并列入年全国人大常委会立法计划一档。中国中医药立法，一方面可助于保障中医药事业发展，为世界范围中医药立法提供典范；另一方面，将推动中医药文化走向世界，并且将中华民族的优秀传统文化发扬光大。

第三，政协委员呼吁将中医药文化对外传播列入国家战略。在 2014 年的全国两会中，吕爱平、杨金生等全国政协委员在联名提案中指出中医药文化已然成为国家品牌，建议出台更过举措，加快中医药文化在国际社会的影响力。要加快中医药文化在国际社会中的传播速度，国家相关部门应联手打造中医药海外传播平台，准确定位中医药的优势和特色，明确中医药文化的核心价值，制定合适的、有成效的中医药文化在国际社会中传播的发展规划，创建影响全球的中医药文化宣传渠道，增加中医药文化的感染力和影响力，提升中华民族的国际影响力及凝聚力。

第四，国家领导人对中医药文化的发展的重视。2010 年时任中国国家副主席习近平在澳大利亚墨尔本出席皇家墨尔本理工大学中医孔子学院授牌仪式并发表讲话，中医药学凝聚着深邃的哲学智慧和中华民族几千年的健康养生理念及其实践经验，是中国古代科学的瑰宝，也是打开中华文明宝库的钥匙。深入研究和科学总结中医药学对丰富世界医学事业、推进生命科学研究具有积极意义。① 2013 年习近平主席会见世界卫生组织总干事陈冯富珍女士，强调世界经济全球化、文化多元化的新格局形成，为中西医结合、中医药广泛地走向世界提供了良好的机遇，中国政府将继续加强和世界卫生组织这一特殊平台的合作，促进中西医结合及中医药在海外发展，推动更多中国生产的医药产品进入国际市场，为促进全球卫生事业、实现联合国千年发展目标做出更大贡献。②

（二）中医药文化在国际社会发展传播中面临的困境

第一，中医药文化对外传播过程中，编码有待进一步规范。节译、错译、漏译及中转式的编码，造成信息失真，使传播内容偏离了中医药典籍原著精神，直接影响了中医药进行国际沟通的效率与效果。

第二，国内外医药理论及文化存在差异性，在中医药文化传播的过程中，容易遇到检测指标、政策性限制以及全球贸易壁垒等，使中医药不能很好地服务于世界人民的健康保障。

第三，由于中西方文化存在较大的差异，以至于西方社会对于中医药的认同感不足，很多西方国家不够相信中医中药，针对中医中药的怀疑及歧视态度导致限制中药出口的事件接踵而至。学术界和相关部门针

---

① 中国网 china. com. cn. 习近平出席皇家墨尔本理工大学中医孔子学院授牌仪式 ［EB/OL］. ［2020-04-10］. http：//www. china. com. cn/international/txt/2010-06/21/content_20306046. htm. ［2010-09-21］.

② 覃博雅、常红. 习近平会见世界卫生组织总干事陈冯富珍 ［EB/OL］. ［2020-04-10］ http：//world. people. com. cn/n1/2016/0726/c1002-28584289. html. ［2016-07-26］.

对中医药产业发展问题，大多情况下是从中药产品的质量和检测标本或者从中药产品国际化的角度来谈论中医药发展问题，往往忽视了中医药文化在中医药国际化发展过程中的重要性，对于全面推动中医药跨文化传播路径和策略缺乏系统考虑，等等。

第四，中医热在世界各地勃然兴起，但是对于中医的系统认识缺乏，仅仅停留在凤毛麟角的方面。拿针灸为例，因其见效迅速、易学易用、安全的特性，作为一种医疗手段受到国际社会的认可，但国际社会大多只是将其作为一种医疗手段，而对中医药的认识停留在一知半解的阶段，很多国家对于中医的认识也仅仅停留在针灸层面，对于中药学、方剂学等领域的了解知之甚少。在中医药传播的过程中，经常出现以偏概全的情况，这些都不利于中医药的国际传播，因此中医药的很多作用还没有得到国际社会的广泛认可。

（三）我国中医药文化对外传播面临困难的原因

第一，部分人在对中医药文化的认识上有不少误区。比如，我曾听到一位西医专家说：中医只是一笔遗产，是文物，就像长城在古时候能够御敌，但应对不了现代战争一样，因此中医已经不能够满足人们现代生活需要了。其实不然，中医是中华民族长期与疾病作斗争的产物，历经千年的时间传承到现在，这恰恰证明其旺盛的生命力。中医是活的文物，它融合中华民族数千年的文化的精华，并不像那些人认为的已经丧失了疗效。还有一部分人任务中医是伪科学，想要发展现代中医就必须用西医来改造中医，这种观点就更加不准确了。不论是中医药文化还是西医药文化，都是人们长期与疾病作斗争的产物，都在人类的发展史上作出了重要贡献，在彼此发展的过程中应相互借鉴、取长补短、共同发展。

第二，西方现代医学文化对于中医药文化的冲击。在现代人们日常医疗生活中，西医占领着主导地位，在很多医疗诊断的过程中并没有涉及中医药方面的知识，这对于中医药文化的传播产生了阻碍，使得中医药文化自身价值在传播过程中往往被忽视。西医的快速发展导致不少人们对于中医的科学性产生了怀疑，这更加阻碍了中医药文化的发展及传播。《中医药发》的确立目的就是要依照中医药自身发展规律，不能够依照西医的模式来管理和考核中医，要帮助树立中医的文化自信，正确地看待中西医之间的异同，有助于中医药现代化发展的进程。

中医药文化传播缺乏有效的途径。如今，中医药的主要传播方式以授课式为主，讲述的内容过于专业，不便于人们的理解和传播。中医药文化传播主要是依靠政府支持，没有与各高校、社会大众、专业组织进行合作，传播形式过于单一，这不利于中医药文化的发展传播。随着新媒体技术的不断发展，中医药文化的传播面临着新的挑战。

第三，中医药文化的传播缺乏配套文件和具体政策支持。《中华中医药法》的确立显示了国家对于中医药发展的重视与支持，体现了重要文化传播对于中医药发展的重要作用。但是仅仅依靠着这一步法律还不能够有效解决中医药发展过程中面临的问题。而且《中华中医药法》中的一些条款仅仅对于中医药文化发展传播做出了宏观的指导，缺少实施的细则，因此需要出更多的实施细则和对应的政策文件才能保障中医药文化的顺利发展。

三、中医药文化对外传播发展的必要性

第一，挽救中医药文化危机需要推进文化对外传播。自西医在中国强势进入的100多年来，关于中医存废之争几乎从未停止过，中医学遭遇有史以来最强劲的冲击。中医药危机实际上是我国的文化危机。国家不断地加大对于中医药发展的保护及扶持力度，但是中医的发展却不尽人意，这些都是长期以来受到西方文化影响冲击的结果，因此，中医药文化研究与传播是中医药发展的当务之急。

第二，医源性疾病的影响及全球医疗卫生保健市场的需求推动中医药文化的对外传播。未来医学模式的构建，是中、西医文化公共话语空间扩大的体现和发展的必然趋势。世界卫生组织重视传统医学的发展，

推广具有临床诊治实际功能的中医药文化,展现中医药文化的独特的文化魅力及医疗价值,为海外传播中医药文化带来了新的契机。

第三,中医药产业快速发展呼唤中医药文化对外传播。中医药的特点要求必须按照中医药本身的规律来发展,而不能单纯照搬西方的医学模式。中、西文化差异形成的文化障碍会加重原已存在的技术障碍。必须通过中、西药文化的包容互补,加大中外技术和文化合作,加速中医药事业的国际化。此外,发达国家医疗改革的影响以及世界卫生组织与各国政府的重视为中医药学术和文化走向世界奠定基础。

四、打造独具特色的中医药文化品牌

传承与发展中医药文化是推动我国中医药事业发展、具有深厚内涵的一项重要战略性举措,其内容覆盖到多个领域,例如中医药教育、文献、学术、理论、临床、中药的生产、营销、研究、开发以及政府、学校、团体、学会、协会、企业等。但如今所面临的现状是,传承不易,发展也面临着更大的困难。中医药传统文化的传承是中医药事业发展的坚实基础,坚定不移推动中医药文化的发展是实现我国中医药事业伟大复兴的重要力量。

十九大报告提出要"坚持中西医并重,传承发展中医药事业",我国中医药事业发展被党中央提升到新的高度,同时也为我们在新时代发展中医药事业提供了新的遵循、指明了前进的方向。

在党和国家发展历程中,2017年是具有里程碑意义的一年,同样也是对中医药事业发展具有重要意义的一年。同年,中医药法和中医药发展战略规划纲要的实施成为推动中医药事业发展最强有力的制度保障。党的十八大以来,在习近平同志为核心的党中央的正确领导下,我国中医药事业取得了长足发展。

政府是助推中医药文化对外传播的权威力量,在推动中医药文化对外传播过程中发挥着重要的文化引领作用,"政府文化引领"重在"引领"二字。文化传播实质上在传播着一种意识形态,具有浓厚的政治色彩。在倡导中医药文化走出国门这样一个特定背景下，政府文化引领功能的重要性不言而喻，问题的关键在于，政府对于中医药文化对外传播的文化引领功能需要借助一些具有基础性、可持续性和事关发展全局的抓手去助推完成。在参考大量研究资料的基础上，本节着重从提升中医药文化战略地位、推动中医药标准化、信息化建设、权威及公益性内容传播等方面对中医药文化传播进行阐述。

（一）以纳入国家战略为方向，引领中医药文化对外传播上层次

1. 将中医药发展纳入国家发展战略迫在眉睫

从国家经济社会发展角度来看，维护中医药战略价值迫切要求将推动中医药事业发展纳入国家重要发展战略之中。将中医药发展纳入国家战略，由政府统一规划，势必有助于建立起一套具有中国特色的医疗保障与医卫发展模式。发展中医药事业对于人口众多、基础薄弱的发展中大国——中国而言意义非凡。当前我国正处于大力推动战略性新兴产业跨越式发展阶段，以期实现经济社会健康、可持续发展的目标。中医药产业链涉及产业众多，绿色低碳趋向发展特征明显，产业链条日益粗壮延伸，有助于构建起发展潜力巨大的战略性新兴产业体系。其中，中医药文化创意产业，从文化层面探讨中医药发展问题，通过各种文化形式和形象，促进对中医药的认知理解和体验，创造出促进中医药消费的新模式，成为转变经济发展模式的重要渠道，标志着中国经济的特色亮点。把中医药发展纳入国家战略，这是一种体制和政策的创新，对推动国民经济转型升级有着重要的战略意义。

从国际竞争角度来看，提升中医药核心竞争力迫切要求将其纳入国家战略。中医药是一个自成一体的医药卫生保健体系，在很多方面超越西医西药，适应性、延展性、发展性方面具有较大优势。中医药的发展普及，实际上不仅为国人也为全人类提供了一道健康安全屏障，其安全战略价值不言自明。只有提高到国家战略高度来统一认识、统筹规划、协调推动，才有可能在政策扶持、财政投入等方面予以保障，才能更好

地发掘中医药产品开发潜力，促进中医药又好又快地走出国门。

从国际化发展趋势来看，促进中医药国际化迫切要求将其纳入国家战略。如前所述，中医药文化与中华传统文化密不可分，繁荣、传承、传播中医药文化，有助于传承我国优秀文化传统，持续增强中华文化在国际上的感召力和竞争力。今后一段时期是中医药走向国际并快速发展的特殊时期，必须将其提升到国家发展战略层面，上升到国家战略高度，纳入总体规划，协调中医药国际化发展过程中遇到的政策、法律法规等的阻力或限制，将中医药文化特色转化为生产力与竞争力，把握中医药发展的主导权、话语权。

2. 将中医药发展纳入国家战略条件日益成熟

近年来，中医药工作日益受到重视，也取得了令人称道的业绩，为中医药后续的健康快速发展和价值实现蓄积了正能量。从国家和行业发展实践来看，这些年国家下大决心加大中医药基础建设，一批国家级中医药研究基地、研究中心和重点研究室先后建成使用，中医药科技创新框架基本搭建。从地方发展来看，不少省市日益认识到中医药产业发展的巨大潜力，在转方式、调结构中突出对中医药产业发展的政策支持。值得注意的是，西部各省市在中药材资源方面普遍具有优势，发展中药经济，推动西部开发振兴。此外，一些具有中医药发展特殊基础和条件的地区先后明确中医药产业为战略性新兴产业，加大培育力度。可以说，将中医药发展纳入国家战略已经具备一定基础，未来需要沿着这样的方向继续努力，编制并严格实施国家中医药中长期发展规划，统筹安排发展方针、目标、任务及措施，有效解决中医药发展和对外传播中的实际困难和问题。

（二）中医院校应作为传播中医药文化的首要主体

中医院校为国家社会培养出了大量的中医药工作者，中医药文化的传播应以中医药教育机构为依托。《中华人民共和国中医药法》的颁布为实现中医药行业治理体系和治理能力现代化提供坚实的法律保障。

《中华人民共和国中医药法》中规定，中医院校人才培养应遵循学生成长的规律，以中医药为主要学习内容，在学习传统中医药课程的同时，适当增加中医药文化经典课程的比重，体现中医药文化特色，争取培养出的中医药从业人员具有深厚的传统文化底蕴。《中华人民共和国中医药法》为中医药学子及教师等中医药专业技术人员提供了广阔的舞台。不仅要培育提升中医药学子及教师的中医药传统文化理念，还鼓励他们走出校园，深入社区，用所学中医知识技术为社区群众服务，从而实现知识与实践相统一，最终推动普及中医药价值。学校是推动中医药文化传播的权威教育机构，具有较高的社会信誉度。中医药院校可以通过定期举办与人们生活密切相关的讲座、公益活动等来宣传推广中医药文化，通过形式多样的活动宣传中医药"健康养生、预防保健、诊断治疗"的功效，帮助群众更加全面地了解中医药的奇特之处，从而更加认同并选择中医药的治疗保健方式。

1. 中医药文化教育对于中医药院校的意义

中医药院校是我国培养中医药人才的重要载体，对于发扬和传承中医药文化具有十分重要的意义。在培养学生中医药专业技能的同时将中医药文化融入其中，不仅能够帮助他们更好地理解和掌握相关知识，更能够提升他们的综合素质，促进我国中医药事业的快速发展。

2. 中医药文化能够更好帮助学生理解和把握专业知识

在中医院校开展中医药文化教育可以帮助学生学习中医药专业知识的同时，熟悉中医药发展的各个阶段，了解中医药发展的现状，通过文化的熏陶，帮助大学生形成中医药思维，能够更好地帮助他们掌握中医药知识。

3. 中医药文化能够更好地提升他们的综合素质

中医药通过我国上下五千年的历史积累，蕴含着大量的文化沉淀。中医药院校学生作为我国中医药事业的接班人，需要具备过硬的专业知识，同时高尚的道德情操和深厚的人文修养也十分重要。中医药文化不仅只属于单纯的自然科学的范畴，还融入了丰富的人文科学，涉及文学、哲学、史学等多个学科。中医药文化是我国传统文化的精髓，是中华民族人民长期以来思想智慧的结晶。在中医院校中开展中医药文化教育能够使学生掌握基本的专业知识，同时又可以学习到各科知识，例如哲学、易学、天文学、气象学、心理学等，学习中医药学不仅可以让学生们掌握丰富的知识，也可以帮助他们开拓视野。

4. 中医药文化传承与大学生思想政治教育相融合

在新时代的背景下，我国的大学生思想政治教育工作需要创新教育模式。目前我国大多高校的思想政治教育的途径和内容比较单一，没有结合学生自身的专业和性格特点。很多中医药学院的思想政治教育不能结合自身特点发挥学生的主观能动性。所以中医药院校的思想政治教育工作需要结合中医药文化的人文特征，结合社会主义核心价值观，创造出一套包含中医药文化的大学生思想政治教育模式，为我国中医药的发展培养出可靠人才。

5. 中医药文化的传承与思想道德教育的结合

"大医精诚""医乃仁术"等精神是中医药文化的精髓体现，它还蕴含着道德理念在其中，它一方面体现我们大学生思想政治教育中"以人为本"的观念，更告诉人们生命的宝贵、勤奋求学等寓意。这些宝贵的道德理念与今天我们的社会主义核心价值观交相呼应，共同引导着中医学子树立正确的世界观、人生观、价值观，帮助他们养成良好的道德品质，从而更好地成长成才。

6. 中医药文化的传承与心理健康教育的结合

中医药文化里面有一种"治未病"的理念，将就治病于未病，而不是治病于已病。中药养生的理念被越来越多人接受和喜爱，中药养生产品大受欢迎。这些都体现了治未病主要在于预防的理念。这个理念和大学生的心理健康教育完美契合，通过将"治未病"的理念与心理健康教育相结合，拓展了大学生思想政治工作中心理健康教育的途径。

7. 中医药文化传承与创新创业教育相结合

我国中医药发展至今已经有数千年的历史了，正是在一代又一代中医药人的不断创新下创造出了举世瞩目的成就。"创新"这个词语已经深深地印在了每一个中医药人的心中。将中医药文化融入大学生日常思想政治教育当中，可以有效地启发大学生的创新型思维。

博大精深的中医药文化能很好地与当代大学生的思想政治教育相契合，为中医院校大学生的思想政治教育提供丰富的教育资源，保障我国中医药事业的蓬勃发展。

（三）创新拓展中医药文化传播路径

当今时代，"互联网+"的出现为中医药文化的宣传传播提供了新的机遇。互联网通信技术是实现突破中医药文化传播困境的重要工具，通过互联网开展中医药文化知识宣传活动和卫生保健服务可以提升人们对于中医药的认知。借助众多时兴网络平台如微信、QQ、微博、论坛等，其即时、便捷、互动的特点，为中医药文化的传播提供了新的更加高效的传播载体。

传播中医药文化要紧随时代步伐，同时要依靠人民群众，发动群众积极参与其中。除了注重普及中医药的专业性知识以外，要用通俗易懂、人们易于接受的方式表述专业严谨的中医药学术知识，从而便于群众理解和掌握。依据《中华人民共和国中医药法》第45条规定，县级以上人民政府要加强中医药知识的普及，向人民群众推广中医治病的理念，提供简便有效的养生保健、治病防病的方法。中医养生、美容、保健和食疗是当今社会人们关注的热点，把这些内容作为宣传中医药文化的切入点可以紧密结合人们的需求，从而提高人们的接受度。要充分发挥中医药独特的优势，加强法治思维，构建出一套具有中国特色的人民健康道路。

当今社会，实现中医药文化的传播不能仅限于传播中国传统文化这一范围领域。在国际范围内传播中医药文化需要注意以下几点策略。首先，重视以"一带一路"倡议为背景在国际范围内传播中医药文化。我国正施行的"一带一路"倡议为中医药文化的国际传播提供了良好的发展机遇，但是，困难与挑战也随之而来。其次，充分发挥高层出访、接访和学术交流活动等活动形式在传播中医药文化中的积极作用。在全球性卫生组织会议上中国中医药领域专家和官员提出乐于谈中医、敢于谈中医的倡议，可以借此使国际社会充分了解认识中医药文化，从而实现中医药文化在不同国家、在业界广泛传播的目的。另外，充分发挥中医药学外语专业的优势，加强中医药外语图书的编纂和出版。消除语言障碍是实现中医药文化对外传播的首要任务。充分发动利用我国中医药院校所培养的复合型中医药外语专业人才的力量，制定中医药英语等多国语言的翻译标准，对我国的中医经典著作进行精准翻译，促进我国中医经典著作在国际范围内的传播。最后，充分发挥中医药孔子学院在开展中医药知识和技术学习活动中的作用，利用孔子学院文化传播的优势对中医药文化知识进行宣传，在国际范围内提高中医药文化的吸引力和竞争力。

第五章 建立健全湖北公共卫生服务体系

第一节 加强湖北公共卫生制度创设

近年来，随着中国社会的发展日益迅速，人民群众的生活水平不断提高，我国的国际地位也在不断地上升。然而，城乡居民的福利水平并没有随着经济的发展而普遍提高，收入分配不公平的现象日益显著，尤其是城乡居民获得的基本公共服务不均衡现象对经济发展以及社会稳定带来了一定影响。以社会化生产为主要特点的城乡二元经济形态，致使农村地区的交通、卫生、通信等社会基础保障措施相对滞后，城乡基础服务医疗水平存在较大差异。此外，农村居民对基本公共服务的需求也随着生活质量的逐步提高而不断扩大。这种需求的扩大不仅仅是数量上的增长，同时，对于基本公共服务个性化、多样化的需求也在持续增加，导致目前城乡基本公共服务的供需矛盾日益凸显。

近年来，各级政府曾在多次重要会议中提出要不断增强对农村地区基本公共服务的财政投入力度，保障城乡基础医疗服务平等。但一直以来城乡结构差距的影响较大，公共财政对城乡基本公共服务的政策支持仍然不够完善，供给不均、效率低下、结构失衡等现象依然存在，导致城乡基本公共服务非均衡现象一直未能彻底解决。与此同时，政府财政支出结构不合理，各级政府的财政分配关系不完善导致政府间事权、财权不对等，转移支付体系不健全等问题，这些都加大了城乡社会福利差距。因此，建立一个完善的促进城乡基本公共服务均等化的财政政策体系，提高全社会公民的福利水平成为政府工作的当务之急。

一、湖北省公共服务体系发展现状分析

作为传统农业大省的湖北省，湖北省的各个县市城乡经济发展水平也具有明显的差异。湖北省还需要一个非常漫长的过程来缩短城乡在基础设施建设、居民的年收入、生态文明建设、基础医疗和教育等方面的差距。要解决以上问题需要建立一套符合湖北省本省特点的政策框架体系，并在这个体系指导下构建一个全面的机制来运作调节城乡相关资源，保障城乡社会经济的平衡发展。

公共需求是满足全体社会成员基本生存和发展而构成的集体性的需求，其内容和结构受到经济社会发展、社会文明程度、任命认知水平等因素的影响。近年来湖北省的社会经济飞速发展。如今湖北省处于经济转型的关键时刻，近几年来湖北省实现地区年生产总值近万亿，同比增长，增幅高于全国平均水平个百分点。与此同时，全省的城乡基本公共服务需求也出现了新的变化、城乡基本公共服务需求的总量增加，覆盖范围不断扩大。

近年来，湖北省的经济发展迅速，综合实力不断增强，城乡居民对基本公共服务的需求量和需求层次也不断提高。第一，是有湖北省人口不断增长的结果。第二，是工业化与城镇化发展所需的基本公共服务支持水平不断提升的结果。城市道路交通情况、社会治安、劳动者的受教育水平、就业支持服务、投资环境等公共服务是促进城乡经济发展的重要保障。当经济不断发展并达到一定水平时，原有的基本公共服务必然不能满足和适应新的经济环境，必然带来基本公共服务的需求总量和覆盖范围的进一步扩大，以适应新的工业化和城镇化发展阶段。

（一）城乡基本公共服务需求主体数量增加

城乡基本公共服务需求主体的增加主要有以下两个方面：首先，随着社会的发展进步，湖北省的社会居民整体受教育程度不断得到提升，

尤其是农村居民的文化程度普遍提高，越来越多的人认识到基本公共服务对自身发展的重要性，并希望通过基本教育、医疗、社会保障、就业等多方面的基本公共服务获得更高水平的福利。其次，随着社会居民对基本公共服务的意识不断增强，对于经济社会的发展过程中出现的新问题，如城乡基本公共服务的不均衡、社会贫富差距的扩大等社会矛盾已经受到越来越多社会居民的广泛关注。城乡间基本公共服务水平的差异性带来的生存环境、收入水平、社会保障等多方面的差距导致社会居民对改善基本公共服务的需求更加强烈。

（二）城乡基本公共服务需求结构日益多样化

首先，从社会居民整体对基本公共服务需求的角度来看，随着人们收入水平的提高，不同收入群体对基本公共服务的需求日益呈现出多样性。中高收入群体对于社会安全、环境治理等方面的公共服务需求较强烈，政府需要为中低收入人群提供基础医疗健康、社会保障、基础教育覆盖、就业等方面这些与其自身生存发展密切相关的基础性公共服务。其次农村经济社会的发展对城乡二元经济结构的影响会受到一定的限制，导致农村居民对基本公共服务的需求呈现出复杂性和特殊性。乡村居民较城市居民，他们对于缩小贫富差距，增加劳动就业机会以及社会财富的再分配都有着更迫切的需求。在农民眼中，义务教育、基础待遇、医疗卫生服务、基本的就业和社会保障服务等基本公共服务成为农民关心的主要问题，他们迫切地希望政府通过完善基本公共服务政策来保障农民在社会中享有就业、获得收入等多方面的公平。

二、湖北省基本社会保障体系

经过不断的改革与发展，当前湖北省城乡基本社会保障制度的建设取得了突破性的进展，建立和完善了城镇居民基本医疗保险、新型农村合作医疗、新型农村社会养老保险和城镇居民社会养老保险、农村最低生活保障、城乡医疗救助等重要制度，社会保障已经基本实现制度全覆盖。但在社会保障程度方面，城乡依然存在较大差距，城镇地区的社会保障资金主要来源于市县财政支出，而农村的社会保障资金来源于县、乡、村三级财政统筹支出，由于乡和村两级基金困难，对农村居民的生活保障能力非常有限。接下来，本书将主要讨论湖北城乡居民基本社会保障在以下几个方面的差异：

城乡养老保险制度差异。2009 年国家开展新型农村社会养老保险以来，湖北省先后有 65 个县（市、区）分三批纳入国家试点范围。2012 年 7 月 1 日，湖北省启动最后一批 38 个新农保试点地区，全省103 个县（市、区）城乡居民社会养老保险制度全覆盖已完成，惠及全省 2591 万居民。但在城乡养老保险制度上，其缴费主体、账户管理模式、待遇支付模式以及共济性方面都相差甚远。

（一）城乡基本医疗保险差异

湖北省城乡居民的基本医疗保险制度在制度模式、统筹层次和报销比例等方面都存在着差异。第一，住院和门诊统筹。住院和门诊统筹相结合是湖北省乡镇居民基础医疗保险长期实行的制度模式。而 2012 年以前，湖北省农村居民的基本医疗保险采取以家庭为单位的家庭医疗保险账户模式，并主要以大病统筹为主，来提高农村居民的大病防御和救治的能力，但由于家庭医保账户存在医保资金不能互助救济、容易造成资金沉淀等缺陷，因此，从 2012 年开始，湖北省取消了家庭医疗保险账户，并建立起门诊统筹和住院统筹相结合的新农合医疗保险模式。在统筹层次方面，市级社保部门主管城镇居民医疗保险，乡村居民的医疗保险主要是由他们所在当地的卫生部门主管。2011 年，湖北省城镇职工医保报销比例提高到 75.6%，而新型农村合作医疗住院报销比例为60.4%，而如前文所述，2011 年湖北省城镇居民的人均可支配收入是农民人均可支配收入的 2.66 倍，城镇居民享有的医疗保险报销比例又高于农村居民，进一步导致城镇职工和农村居民在医疗保障水平上的不均衡。

第二，城乡最低生活保障。湖北省于 1997 年开始在保障人数方面，湖北省自 1997 年开始实施城市居民最低生活保障制度，2013 年城镇居民保障人数约 129.5 万。2007 年，湖北省又开始实施农村低保制度，对家庭年人均纯收入低于当地最低生活保障标准的农村居民提供基本物质生活补助，主要保障年老体弱、丧失劳动能力等原因造成生活常年困难的农村居民。2013 年农村居民保障人数为 230 万左右，约占湖北省农村总人口的 20%。在保障标准方面，湖北省逐年提高保障标准。根据湖北省民政厅公布的最新数据显示，2013 年，湖北省农村低保对象人均补助水平达到 83.4 元/月，城市低保对象人均补助水平达到 207.56 元/月，城市人均低保是农村的近 2.5 倍。考虑到在城市生活成本较高的情况下，这个差距依然非常明显。

（二）基础设施建设

城乡基础设施建设是城乡居民生存与发展的重要基础，加大对城乡基础设施的建设与管理，对于提升人民群众生活品质，加速城乡经济增长有着积极意义。

据新华网报道，2013 年湖北省公路水路基础设施建设投资额为 938 亿元，位居中部地区第一，首次跻身全国前三名。近 5 年来，湖北省不断增加对农乡基础设施建设的财政支持力度，农村地区的公路和水路等基础公共设施迅速发展，为加快湖北省交通匀速的城乡一体化、区域一体化、功能一体化奠定了良好的基础。但在供水、通信、住房环境等方面，城乡还存在很大的差异。因为关于城乡基础性建设的相关资料较少，笔者难以全面地比较城乡间所有基础设施建设的差异性，但就城乡居民用电量情况来看，2013 年湖北省城市居民生活用电总量为 145.93 亿千瓦时，农村居民生活用电总量为 72.97 亿千瓦时，城市由于农村范围较广，且大部分电线线路老化严重，电压不稳定、供电可靠率低下，对农村居民的生活带来一定的影响。

此外，农村地区的生产机械化、现代化程度低，生产力低下；居住

环境卫生条件差，农民宅舍和畜禽圈舍混杂等基础设施建设问题都严重
影响了农村经济和社会发展。城乡基础设施建设和管理的不协调，扩大
了城乡间的差距。

三、湖北城乡基本公共服务需求与供给存在的主要问题及原因

基于以上对湖北城乡基本公共服务的需求与供给现状的阐述，这些
年来湖北省政府不断加大对于乡村地区基础公共相关服务的支持力度，
但是湖北省城乡间居民在基础教育、医疗卫生、社会保障和基础设施建
设等方面依然存在着严重的供求不均衡、不协调现象。

（一）政府的公共服务理念滞后，不能适应基本公共服务需求
的增长

长期以来，由于受到计划经济和传统官僚思想的影响，政府在管理
模式上倾向于管理型政府，而非服务型政府。政府官员"官本位"思
想在现实中依然普遍存在，政府不惜牺牲群众社会利益，一味地追求经
济增长，导致经济发展失衡，社会问题突出。这种行为带来的社会矛盾
集中体现为：一方面，社会居民在解决温饱问题后，对于医疗卫生、社
会基础教育、社会基本生活保障等方面的需求迅速增长，另一方面，政
府的公共服务理念滞后，导致在基本公共服务政策方面缺乏有效且完善
的制度建设，从而出现公共事业发展滞后、公共财政投入短缺、城乡基
本公共服务发展不均衡等现象。政府的公共服务体制不完善，不能满足
基本公共服务的需求。当前，湖北城乡基本公共服务供求矛盾的本质是
公共服务体制建设不健全，不能满足社会居民多样化的基本公共服务需
求，具体表现在：一是政府公共服务体制的实现方式尚不完善。政府对
社会公众提出的公共服务需求问题不能及时有效地回应，同时，政府的
公共服务信息公开机制不健全，公民不了解政府的公共信息。二是没有
形成可以持续支持基本公共服务的财政体制。目前，在政府的主要财政
支出中，对经济建设的支出比重仍然是最多的，而如果缺乏完善的基本

公共服务财政支持制度，将很难实现基本公共服务发展水平与经济社会发展的协调发展。三是未能制定规范的问责制度和分工制度，这直接导致公共服务建设的考核指标不明确。四是社会大众未能有效地参与到公共服务中，缺乏相应的监督机制。在一些与居民大众生活密切相关的公共服务领域，基本上依然出现垄断经营。

除此之外，基本公共服务的需求作为一种重要的社会需求，其满足程度的有限性将直接制约经济社会的发展。首先，如果基本公共服务的供给不足，会增加基层居民，尤其是中低收入的居民在基础医疗、教育以及社会保障等方面的经济负担，进而减少了在其他方面的消费，导致社会总体消费水平低下。其次，城乡居民收入差距带来消费差距，使经济社会中的弱势群体消费能力长期保持在较低水平，间接影响着经济的可持续发展。因此，需要政府长期不断地努力，才能够慢慢实现公共基础服务均等化，并根据经济发展的变化及时调整和完善各项相关政策。

（二）湖北城乡基本公共服务供需失衡的原因——基于财政政策视角

造成湖北城乡基本公共服务供求失衡的原因是多方面的，这里主要从财政视角研究基本公共服务不均等的成因，为实现均等化目标提供现实依据。从政府职能界定不清晰，财政的城乡二元结构突出，财政管理体制不健全，各级政府之间事权、财权划分不清，转移支付制度不完善等方面展开论述。

1. 政府职能界定不清晰

政府是最重要的公共权力载体，它理应通过提供公共产品来行使行政权力，实施积极的公共管理，以公众需求和经济社会发展需要为导向，以公众满意程度和推动经济社会协调发展的力度作为衡量其履行职能水平和成效的重要评判标准。

然而从总体上看，湖北省目前政府的行为距实现城乡公共服务均等化的目标尚有一定距离，在行政问责体系和绩效评价体系中，公共服务的职能很难得以体现，从而影响到了政府与公共财政对公共服务职能的保障与落实。

现代政府应当更多地充当服务角色，这样才能够为社会提供更好的公共卫生服务，塑造更加优良的经济环境及人民生存发展环境。应该尽量地减少对经济活动的干预。然而政府通过对公共服务的生产和供给实行政府管制与行政审批制度，阻碍了私人部门资本进入公共服务生产市场。这种严格的政府管制和行政审批制度出发点是为了保证公共服务供给稳定和生产质量，从客观上讲，保证公共服务供给的稳定、高质量是必要的，但是这也带来了过高的行业进入壁垒，民间资本难以进入公共服务生产领域，导致公共服务生产和供给的权力集中于政府及其公共部门手里，公共服务生产领域产权单一，很难形成有效的竞争机制，不利于资源优化和流动，影响了公共服务供给效率。在湖北省范围内表现出公共产品和公共服务供给水平参差不齐，出现城乡差距显著的公共服务供给状况。由于基本公共服务的评价标准与体系缺失，出现了基本公共服务供给总量的不足，很多地方缺乏促进基本公共服务的奖励机制和动力。从评估方法上看，多为定性方法，较少采用定量分析方法，对政府和官员的评价往往凭经验、印象、感情进行分析评价，导致评估结果不够科学，很难做到客观、公正；从评估体系看，没有建立和形成一套包括评估原则、评估指标体系、评估模型、评估依据、评估程序、评估方法等在内的完整有序、切实可行的政府绩效评估体系，使政府绩效评估缺乏系统的理论指导，很难推进政府在绩效评估中不断改进，促进经济持续并与社会和谐发展。

2. 城乡二元财政体制导致财政资源配置倾斜

中华人民共和国成立初期，政府为了推进工业化、城镇化的发展，建立了全面控制社会经济生活的计划经济体制，这种高度集中的计划经济体制将城市和农村分割为两个相互独立的体系。城市以工业为基础，享受着从农业生产领域汲取的经济资源；而农村则以农业为主，承担着支持工业发展的各项生产任务。城乡之间的经济发展和社会福利就此拉开差距，二元经济结构及其派生制度由此产生。其中，最为突出的派生

147

政策就是城乡二元财政制度。二元财政体制在中华人民共和国成立初期为工业化、城镇化的建立提供了资金积累，为其进一步发展奠定了物质基础，但随着农业逐步完成向工业提供积累的任务之后，财政制度仍然呈现二元发展态势，这使得城乡财政能力相差甚远，农村单薄的财力难以维系正常的经济和社会发展需要，从而导致了城乡之间基本公共服务供给的非均衡性。

近年来，随着和谐社会的构建和新农村建设的发展，城乡基本公共服务的均衡发展开始得到社会各界的广泛关注，湖北省政府财政逐渐增加了对乡村地区基础公共服务的支持力度。根据相关统计，近几年湖北省各级财政对于基础文化、教育、卫生等领域的经费和固定资产的投资增量主要用在乡村，并且逐步加大政府土地出让资金用于乡村基础卫生事业的比重，使其在普及范围和供给质量上都有一定程度的提高，甚至在某些指标上超过了城市地区。但由于长期受城市偏向型公共服务供给制度的影响，加之城乡二元财政制度并未完全消失，公共资源的增量虽主要投放于农村地区，同时由于城市地区基数较大，总量远远超过了乡村。乡村居民相对于城镇居民来说并没有享受经济快速发展带来的红利，未能在医疗卫生、教育等方面享有更多的公共服务。所以农村地区的基本公共服务在供给总量和保障水平上仍与城市地区有一定差距。

3. 财政管理体制不健全

目前，湖北城乡基本公共服务体系还没有形成一套完整的涉及财政管理体系的法律法规。在现有的部门规章执行中，也存在执行不力、执行不规范的现象，缺乏必要的财政行政执法监督。

此外，过多的政府层级导致了政府间的财政管理效率较低。省以下特别是县乡两级处于政府级次的末端，财政支出链条过长，导致资金管理效率低下。特别是一些转移支付资金，由于缺乏规范的监管，政策透明度不高，使得县乡政府受益有限，在一定程度上制约了地方政府公共服务的供给能力，进而影响到协调地方均衡发展的政策效果。

4. 各级政府之间事权、财权划分不清

基本公共服务均等化目标是以可持续的均衡财政制度为体制依托而得以最终实现。现行省以下财政制度安排还不足以提供明晰的事权清单和稳定可靠的财力保证。这表现在，一方面财力分配的纵向不公平造成的基层政府财政困难特别是县级财政的困难，使其缺乏相应的激励和足够的财政能力提供辖区内基本公共服务；另一方面财力分配的横向不公平形成的区域间财力差距导致了教育、公共卫生、基础设施等基本公共产品和服务供给的极端不平等。

事权的实现需要相应的财权保证，财权的大小又影响着政府履行职责的效率，事权与财权必须大致相对称。当前政府间事权和支出责任的划分不合理或随意性大造成的财力与事权的不匹配，不仅严重影响地方政府的执行力，尤其影响许多公共产品和公共服务的供给。在地方政府财力极其有限的情况下，这种超过地方政府承担能力的事权安排以及地方政府官员对政绩的追求，必然导致落后地区无法提供与发达地区均等的基本公共服务，加速了城乡间基本公共服务供给的现实差距。

公共服务供给机制尚未完善，基本公共服务供给的稳定与均衡缺乏制度化保障。由于缺乏稳定的制度化的职能分配与财权划分规则，进一步加强了上级政府干预下级政府行为的力度。长期以来，衡量地方政府官员业绩的主要指标是经济增长，而不是公共服务的提供。在上级政府这种偏好的指导下，如何促进经济增长，成为基层政府的中心任务。而民众最基本的公共服务是在上级命令、硬性指标、层层动员、检查考核、竞赛评比等特殊环境下，以各种常规和非常规手段提供或完成的，缺乏制度化的保障机制。

5. 转移支付制度不完善

总体上看，虽然近些年来随着湖北省各级政府间支付力度的不断增加，但转移支付结构并不合理。表现在：一是体制补助与税收返还不具有均等化作用。体制补助是年代财政包干体制的产物，是为了弥补原有体制漏洞的财力补助，不能规定其用途，不具有公共服务均等化的作用。而税收返还作为年分税制下的资金再分配形式，其设计的初衷本就是为了保护地方的既得利益，一直以来数额大大超过一般性转移支付，可以看出，税收返还制度设计并无均等化考虑，在执行中不仅没有从根本上缩小区域之间财力的不均衡，还有缓解区域之间公共服务差距拉大的现实。二是专项转移支付比重过大，量大、面广、结构复杂、规范化差，几乎涉及了所有的支出项目。相当部分的专项资金没有用到规定的用途上，专项转移支付资金被截留、挪用的现象相当普遍，通过政府转移支付均衡公共物品和公共服务供给水平的目标难以得到实现。三是现行财力性转移支付比重不高，限制了一些自身财力不足的基层政府提供基本公共服务的能力，不利于转移支付均衡地区间财力差异功能的发挥。同时财力性转移支付出现专项化的倾向，其中除了一般性转移支付、民族地区转移支付和年终结算补助等地方可自由支配外，调整工资转移支付、农村税费改革转移支付等项目虽然具有均等化功能，但大多数服务于中央特定政策目标，具有专门用途，相互间目标和内容存在交叉，均等化效果具有不确定性。

此外，省级财政对下级政府的转移支付制度不统一，省级以下政府纵向失衡问题仍普遍存在。在我国省级别虽然早已建立起了中央对省包括转移支付在内的分税制体制，但省以下财政体制却普遍不规范，甚至称不上是真正意义上的分税制。很多地方除了缴足上级财政的收入部分外，与下级之间的财力分配重新回到了分成包干的老路上。转移支付的功能不完善，不仅不能较好地解决如人口流动带来的基础教育的外溢性，以及流域跨辖区引起的污染或环保的外溢性，保障相关基本公共服务的供给，而且在事权下放的过程中，进一步模糊了政府间的职责划分，影响了基本公共服务的提供。

四、湖北省公共卫生服务体系发展现状分析

截至 2017 年，湖北省县级以上中医医院的综合服务能力和就医环境得到极大改善，社区卫生服务中心和乡镇卫生院国医堂 1512 个，覆

盖率达 71.49%；96% 的社区卫生服务中心、91% 的乡镇卫生院、72%
的社区卫生服务站、65% 的村卫生室能够提供中医药服务；全省共建设
70 个国家中医药科研实验室，取得 690 项省部级以上科研成果。截至
目前，全省共有县级以上公立中医医院 93 家，民营中医医院 53 家，床
位 4 万余张，中医从业人员 4 万余人，中医药医疗服务体系覆盖城乡。

2016 年全省二级以上中医医院年平均门诊费用为 197 元，比同级
综合医院低 19.7 元；平均住院费用 5676.7 元，比同级综合医院低
3047.2 元。该省还出台鼓励中医药服务特殊政策，使新农合范围内中
医药有关费用的报销比例提高了 5%~10%，将中医非药物诊疗技术和
院内中药制剂纳入新农合、城镇职工和居民医保报销范围；在实施国家
基本药物制度中，增加中成药品种补充目录。

随着不断深化医疗卫生体制改革，实施"健康湖北"的全民行动
计划，使得湖北省农村医疗卫生服务网络不断优化，通过多渠道缩小城
乡医疗卫生水平差距，但供给机制仍然存在不足，具体如下：

第一，城乡公共医疗卫生服务投入不均衡。2016 年，湖北省人均
卫生总费用为元，其中城市为元，农村仅为元，城市为农村的 4.25 倍。
此外，医疗卫生费用增长速度超过了个人可支配收入的增长速度，"看
病难，看病贵"的问题普遍存在。在消费同等的公共医疗服务的条件
下，农村居民的经济负担远远大于城镇居民。

第二，医疗卫生资源分布的不合理性。湖北省在城乡医疗卫生的人
力资源配备、基本医疗设施等方面存在严重的供求失衡。许多农村医疗
卫生机构社会简陋，医护人员专业水准低下，大多数村级卫生所的医护
人员仅有 1 名，且学历低下，导致农村居民看重大疾病仍然要去城镇医
疗卫生机构，公共医疗卫生结构严重不合理。从城乡卫生机构病床数来
看，1996 年到 2012 年间，湖北省县及县以上卫生机构床位数从 8.27
万张增加到 9.67 万张，增幅为 11.7%。而农村卫生机构床位反而从
1996 年的 4.89 万张减少到 2012 年的 4.11 万张，下降幅度为 11.9%。
从千人床位数来看，县及县以上卫生机构几乎是农村卫生机构的两倍

多。湖北城乡医疗的差距仅仅体现在相关资源配置和城乡医疗卫生投入方面，在城乡基础医疗卫生资源的利用率上也有体现。2012 年，湖北省城镇医院综合病床使用率为 88.5%，社区卫生服务中心综合病床使用率为 54.4%，而农村地区的乡镇卫生院综合病床使用率只有 58.1%。① 城乡医疗卫生资源利用率的差异主要源于农村医疗设施的落后，城乡之间的差距不断加大，很难满足乡村居民日益增长的需求。

第三，地方医改中，中医医院职能发生显著变化，医院现状与医改的高要求、新要求存在很大困难，急需得到政府部门和各级主管部门的扶持和帮助。

第四，业务骨干流失严重，人员断层明显，成熟人才紧缺，现有医疗业务人员仅能维持医院业务科室基本运行。需进一步加大吸引人才的优惠政策，通过以人才为支撑，科技为动力，经费为保障，大力实施中医"三名"战略，努力建设湖北省中医药十强县市，为建设中医药强省做贡献。

第五，医院综合竞争实力不强，现有专科特色不够凸显、两个效益还不够突出。医院在发挥中医基础医疗和疑难杂症、中医治未病健康干预方面的骨干作用不突出，综合实力还有待进一步加强。需要通过强化医院中医药服务能力建设，提升常见病、多发病的防治水平和重症急症的中医医疗水准。同时要加强中医专科的医疗水平，努力打造当地乃至全省的医疗品牌。

第六，现有科室设置不能充分满足区域老百姓的中医药需求，能提供的中医药预防保健服务还不够。要继续进行人员配备和资源整合，加大中医药科普宣传力度，充分发挥中医药在公共卫生服务中的作用。

第七，现有设备设施不能满足中医综合医院的标准配置，不能充分满足中医药服务能力的发挥，不能适应医疗改革和分级诊疗的需求，也导致医院中医药创新发展能力不强。

---

① 何龄修. 读顾城《南明史》[J]. 中国史研究，1998（3）.

第八，医院信息化的配套建设滞后，和基层医疗机构信息对接还不通畅，基础医疗服务的网格化及信息化不畅通。

第九，现有各级各类中医药知识培训班，培训模式不够多样化、专业类别不够丰富。工学矛盾比较突出（如网络教学时间大多在正常工作时间、省内的短期培训班较少等）。这些不利于医院中医药技术骨干的培养和能力提升。

第二节 完善湖北城乡公共卫生服务体系

一、界定政府卫生职责，发挥政府在农村卫生领域的作用和功能

第一，加大基本医疗投入。中国有近80%的人口在农村，农村卫生事业关系到广大农村居民的根本利益，农村卫生事业的发展不能仅仅依靠市场，还要明确政府在卫生事业发展中的职责。加大基本医疗投入，有助于克服或弥补市场缺陷，目前，各级政府虽然在基本医疗方面采取了一系列措施，对其投入也在逐年增加，但长期以来对基本医疗的重视不够，我国基本医疗（尤其是在农村地区）仍然十分脆弱。

第二，进一步完善和发展新型合作医疗制度和农村医疗救助制度。2002年10月，中共中央、国务院颁布《关于进一步加强农村卫生工作的决定》，做出了建立农村卫生服务体系和新型合作医疗制度的重大决策，成为新时期农村工作的又一里程碑。新型合作医疗制度和农村医疗救助制度的建立，为农村广大居民解决医疗保健问题提供了制度框架，效果已经初步显现，但是，此两项制度还很不完善，还存在着多种问题，进一步完善和发展此两项制度既是艰巨性又是必要性。

第三，进一步完善医疗服务体系，促进公平竞争和多元化。2009年4月7日，中共中央发布了《关于深化医药卫生体制改革的意见》，提出了建立四位一体的基本医疗卫生制度。《意见》指出要大力发展农

村医疗卫生服务体系，进一步健全以县级医院为龙头、乡镇卫生院和村卫生室为基础的农村医疗卫生服务网络，积极推进农村医疗卫生基础设施和能力建设，大力改善农村医疗卫生条件，提高服务质量。同时要鼓励和引导社会资本发展农村医疗卫生事业。积极促进农村医疗卫生机构发展，形成投资主体多元化、投资方式多样化的办医体制，促进公平竞争和多元化，在提高服务质量的同时，降低费用。

第四，加强管理，规范农村医疗服务市场和行为。农村医疗服务市场空间巨大，涉及人口众多。农村医疗服务市场同样存在信息不对称、公共物品与外部性等大量市场失灵问题，再加上市场机制本身的缺陷，导致农村医疗卫生市场不能够公平、有效地为广大农民提供医疗服务。

二、完善农村卫生服务体系，适应卫生服务需要和需求的新变化

大多数农村居民常见病和多发病都是在农村三级医疗保健网中就诊和治疗的，但是在三级医疗保健网中，村卫生室所承担的医疗任务与其基本医疗条件不相匹配，村卫生室承担了过多乡镇卫生院的工作。农村私人诊所的存在以及存在的问题对农村卫生服务体系影响也比较大。

另外，农村地区学历相对较高、经济收入较高、有一定技能的人群所占的比例也在加重，他们对于卫生服务需求较高，使得农村卫生服务市场出现了新的变化。

卫生行政部门应当按照《关于深化医药卫生体制改革的意见》中的总体规划，结合农村地区的实际情况，合理确定村卫生、乡镇卫生院、县医院的主要职责，同时加强对私人诊所的管理，一方面要加强执法力度，对无证经营的诊所坚决取缔，另一方面要进行合理的引导，鼓励有条件、有能力的私人诊所参加卫生服务体系，从而不断完善卫生服务体系，适应农村卫生服务市场新变化带来的挑战。

三、改革和完善卫生经济政策，促进卫生事业不断发展

在未就诊和未住院原因中，经济困难所占的比重很大，这说明当地卫生经济政策可能存在不利于群众就医的因素。"药品加成"在市场条件下使得医疗单位在机会成本利益的驱动下，利用大处方、高价位等获得超额利润。北京社区卫生服务机构的药品"零差率"政策的实施降低了社区卫生服务机构的药品价格，减轻了开大处方的情况，次均处方药品个数和次均药品费用有所下降，而门诊人次与往年同期相比平稳上升，机构药品收入在政策实施前后没有显著性改变。

农村卫生服务市场中也存在诱导需求，加重患者经济负担的现象。因此，要改革和完善卫生经济政策，继续推动降低药品价格，逐渐取消药品加成，提升义务工作者劳务费用的举措，在维护农村居民健康权利和医护人员合法收入权利的同时，促进卫生事业的不断发展。

四、加强健康教育，提倡科学的健康行为，提高全民健康意识

农村居民患病中非传染性疾病多以呼吸系统疾病为主。传染性疾病则主要以肝炎和结核病为主。农村地区慢性非传染性疾病的发病呈上升趋势，传染病流行的潜在因素仍然存在，但是另一方面又存在着多数农民没有充分认识到健康投入的重要性，健康教育经费少与人员素质不高等问题。

对于农村地区健康教育的开展，要建立一套行之有效的机制，多方面采取措施促进健康教育的发展。

第一，健康教育应当建立评价考核制度。为了保障健康教育的正常进行，应该构建相应的评价考核机制，将其列入当地卫生发展的规划之中，制定健全的乡村健康教育工作制度。

第二，加大健康教育的经济投入。健康教育是一级预防中的重要组成部分，是一项投入人力物力较少，收益大的居民健康保障制度。它在

保障人民群众健康等方面起到了积极的作用。但是投入少并不意味着一点不投入，效果难以测量并不意味着效果小，必要的经济投入是健康教育持续发展的重要保证。所以，政府和卫生行政部门要加大健康教育的经费投入，是健康教育的顺利开展能有经济上的保障。

第三，提高专业人员的素质和技能。健康教育活动是一个长期任务，涉及较为专业的知识，健康教育人员的素质显得相当重要。健康教育人员不仅要具有一定的医学知识，而且还要具有社会学、人口学、管理学等多学科的知识；另外健康教育的开展还需要各种技巧，必要的技巧能够使健康教育的内容更容易被广大人民群众接受。所以，政府和卫生行政部门应当创造条件，不断地提高从事健康教育的专业人员相关的技能和素质，保障健康教育的顺利开展。

第四，整合资源，不断拓展宣传渠道，加强健康教育。健康教育的形式不应当仅仅局限于卫生知识的宣传，要通过行为引导等方式改变人们的日常生活习惯，进而达到促进和保护健康的目的。从事健康教育人员应当将有关的健康知识转化为适合于农民生活环境的行为方式，处理好某些行为方式在不同环境下的灵活应用问题。同时要注重大众传播与人际传播的结合运用，加大宣传力度，在一个地区造成声势、规模和影响，建立起促使行为转变的社会氛围。

第五，保护和改善环境。随着农村社会经济的发展，农村地区的环境卫生不仅受到原有卫生问题的困扰，而且还受到乡镇工业对环境的污染。环境因素与健康密切相关，好的环境能够保证居民健康生活，不好的环境却能够使居民受到疾病的困扰。重视保护和改善环境，可以大大降低各种疾病发病率，如改水改厕，避免过度施用农药化肥，治理乡镇企业"三废"等。所以，农村地区政府和卫生行政部门应当加大保护和改善环境的力度，为农村居民的生活和生产活动提供一个健康的、绿色的环境。

第六章 培育健康产业

世界卫生组织较为科学、完整地定义了健康，认为健康的定义并不仅仅是指一个人身体没有出现疾病或虚弱现象，还应体现一个人生理上、心理上和社会上的完好状态。健康不只是人自己的个人追求，还是一个社会、一个国家共同的目标。只有人的健康，才能促进全社会经济健康稳定发展，才能保证国家富强和全民族的繁荣昌盛，才能实现全面小康社会。习近平总书记指出：没有全民健康，就没有全面小康。要把人民健康放在优先发展的战略地位，以普及健康生活、优化健康服务、完善健康保障、建设健康环境、发展健康产业为重点，加快推进"健康中国"建设，努力全方位、全周期保障人民健康，为实现"两个一百年"奋斗目标、实现中华民族伟大复兴的中国梦打下坚实健康基础。这深刻阐释了人民个体健康与实现中国梦的关系，人民健康是中国梦优先发展的战略目标，是实现社会进步、实现伟大中国梦的坚实基础；做不到"健康中国"，就不可能实现中华民族的伟大复兴，也不能实现经济社会的奋斗目标。所以，"健康中国"是社会发展的基石，是体现社会文明进步的标志。"健康中国"的战略构想和规划措施，体现了党和国家对维护人民健康的高度重视和坚定的决心，也反映了全国人民对美好生活的期待。

"健康中国"战略已酝酿多年，2015年10月，党的十八届五中全会通过的"十三五"规划建议，明确将"健康中国"上升为国家战略。2016年10月25日，中共中央、国务院发布了《"健康中国2030"规划纲要》，规划明确指出，"健康中国"战略目标包括普及健康生活、优化健康服务、完善健康保障、建设健康环境、发展健康产业等。习近平总书记明确阐释了"健康中国"是一个综合性体系，要把以治病为中心转变为以人民健康为中心，建立健全健康教育体系。"健康中国"的战略目标是全民健康，一个人从出生到死亡，都与健康相联系，从妇幼保健到健康成长，从健康生活到"治未病"，从医疗服务到长期照护保险，都需要一个全方位和全周期保障人民健康的体制机制。因此，"健康中国"是一项综合性的系统工程，在全面实现小康社会过程中，需要将大卫生、大健康的观念融入全社会的发展过程中。

大健康是伴随着大数据时代的来临而被人们广泛认知的一个概念，而对于大健康的定义，有很多种不同的解读。在《"健康中国2030"规划纲要》《"十三五"卫生与健康规划》等文件出台后，大健康的概念被相对统一地定义为："大健康是指整体的健康、全面的健康，既指躯体健康、也指心理的健康、心灵的健康、行为的健康、社会的健康、智力的健康、道德的健康、环境的健康"。因而大健康产业也被定义为：为实现大健康而伴生的相关产业。健康产业具体包括5大领域，分别为医疗产业、医药产业、保健品产业、健康管理服务产业及健康养老产业。随着"健康中国"战略和供给侧结构性改革、新旧动能转换的深入推进，大健康产业迎来了前所未有的发展机遇期。我国健康产业兴起时间不长，但在较短的时间内已发展得初具规模。特别是在党中央的大力扶持下，健康产业迅速发展，进一步提高了我国人民的健康水平。据调查，2012年，我国人民人均预期寿命为75.4岁，而在2017年已提高到76.9岁，五年内我国人民人均预期寿命提高了1.5岁，我国的健康总人力资本（即平均预期寿命与总人口之积）也随之增加了40.83亿岁。目前我国大健康产业主要以医药产业和健康养老产业为主，市场占比分别达到50.05%、33.04%，而根据国家健康产业规划，我国的健康产业产值预计将于2020年突破8万亿元，2030年突破16万亿元。届时，在全国健康产业蓬勃发展的大前提下，湖北省的健康产业规模将发生巨大变化，将形成结构完整、体系健全的健康产业体系，同时，一大批创新型企业脱颖而出，成为经济支柱企业，走向全国、走向国际。但就湖北省健康产业发展的现状来看，由于产业覆盖面较广，属多学科多产业跨界融合的一个新兴成果，许多创新都是带有探索性的，尚没有形成相对成熟稳定的模式。

第一节 制定健康产业政策

一、健康产业发展的条件与基础

（一）经济发展进入新常态，大众消费升级

近年来，我国经济发展取得了举世瞩目的成绩，一直保持着中高速增长的趋势，虽然增速有所减缓，但也始终保持在世界主要经济体的靠前位置。国内经济发展的潜力巨大，"大众创业、万众创新"的政策促进国内经济发展呈现出百舸争流的蓬勃局面，拉动内需、刺激经济发展，改革红利正在逐步显现，产生源源不绝地内生动力。

随着我国经济持续中高速发展，我们应该转变传统观念，以结果为导向，严守发展质量这条生命线，实现中国制造向中国创造转变、中国速度向中国质量转变、中国产品向中国品牌转变，推动我国经济高质量发展。在经济发展的新常态下，我国人民对美好生活的向往不断增强，其消费需求也在不断扩张和升级。这些均标志着我国人民的消费需求已经进入持续增长的阶段，随之而来的是消费结构的不断升级以及人民消费拉动经济的作用明显增强。我们应该顺应经济发展，努力把握住人民消费水平的不断升级，以制度创新、技术创新、产品创新满足并创造消费需求，从而进一步推动经济结构的优化升级、促进我国经济高质量发展、提高人民生活幸福指数、刺激经济产生内生动力，推动经济健康、稳定发展。在传统消费需求、结构的基础上，不断扩张、升级、发展的新消费，以及其催生出的相关产业发展、科技创新、基础设施建设和公

共服务等领域的新投资、新供给中，蕴藏着巨大发展潜力和市场空间。人民大众消费的改变是健康产业不断发展的重要前提，消费升级的方向就是产业升级的重要导向，品质消费、体验消费、健康消费成为居民消费群体的核心消费诉求，由此带来的消费结构升级将催生包括生命健康产业在内的一系列新兴产业的快速发展。

（二）我国的医疗改革不断推进

我国自进行医疗改革后，再次提出要坚持把基本医疗卫生制度作为公共产品向全民提供的核心理念，做到保基本、强基层、建机制。通过这些举措进一步推动医疗改革的进程，并已取得了一定的成效，五年内我国人民的人均期望寿命提高了 1.51 岁，2010 年我国的人均期望寿命为 74.83 岁，而到 2015 年已提高到了 76.34 岁。此外，孕产妇死亡率从 0.319‰降为 0.201‰，婴儿死亡率从 13.8‰降为 8.1‰，实现了我国人民健康水平的"一升两降"。同时，在医改的大背景下，我国基本建立全民医保制度，全面深化公立医院改革，有序推进分级诊疗制度建设，逐步健全药品供应保障体系，大力实施公共卫生服务项目，不断完善综合监管制度。

医疗改革进程中，我们不断总结经验、探索发展，创造性地采用具有中国特色的方式不断提高居民健康水平、推动社会经济发展。2016 年 12 月 27 日，国务院印发《"十三五"深化医药卫生体制改革规划》（国发〔2016〕78 号），提出了"十三五"期间的医改工作，在保障政策整体性和连贯性的基础上，我国将以人民对健康的需求和美好向往、社会经济的发展为导向，强调政策的创造性和超前性，注重长远目标和短期目标的有机结合。到 2017 年，基本形成较为系统的基本医疗卫生制度政策框架。逐步完善分级诊疗政策体系，加快推进现代医院管理制度和综合监管制度建设，进一步健全药品生产流通使用政策，使全民医疗保障制度更加高效。预计在 2020 年，普遍建立比较完善的公共卫生服务体系和医疗服务体系、比较健全的医疗保障体系、比较规范的药品供应保障体系和综合监管体系、比较科学的医疗卫生机构管理体制和运行机制。在不断地坚持、努力下，基本建立覆盖城乡居民的基本医疗卫生制度，实现医疗卫生服务的公平性和均等性，实现人人享有基本医疗卫生服务，能基本满足城乡群众的多样化的医疗需求。在目前我国经济、社会高速发展的大环境下，我们一定要坚持以人为本的发展思想，以人民群众的需求为根本，树立"大健康"的健康发展理念，为生命健康产业发展拓宽空间，全力推进卫生与健康领域理论创新、制度创新、管理创新、技术创新。在我国医疗改革进一步深化的同时，我国的中医药事业也得到了高度重视与空前发展。《中医药健康服务发展规划（2015—2020 年）》（国办发〔2015〕32 号）对中医药养生、保健、医疗、康复服务及健康养老、中医药文化、健康旅游等相关服务提出了要求。《中医药发展战略规划纲要（2016—2030 年）》（国发〔2016〕15 号）提出，要坚持中西医并重，落实中医药与西医药的平等地位。遵循中医药发展规律，以推进继承创新为主题，以提高中医药发展水平为中心，以完善符合中医药特点的管理体制和政策机制为重点，以增进和维护人民群众健康为目标，拓展中医药服务领域，促进中西医结合，统筹推进中医药事业振兴发展。到 2030 年，中医药服务领域实现全覆盖，中医药健康服务能力显著增强，对经济社会发展作出更大贡献。在 2016 年 8 月 19 日至 20 日召开的全国卫生与健康大会上，习近平主席指出："要着力推动中医药振兴发展，坚持中西医并重，推动中医药和西医药相互补充、协调发展，努力实现中医药健康养生文化的创造性转化、创新性发展。"中医药发展抢抓时机，充分发挥中医药在治未病中的主导作用、在重大疾病治疗中的协同作用、在疾病康复中的核心作用，积极为人民大众健康服务。此外，努力促进中国传统医学与世界各国开展文化交流，为生命健康产业的"走出去"作贡献。

（三）我国社会进入人口老龄化阶段

社会结构性变动和整体性转化，最为显著的是老龄化、城镇化和信息化。老龄化扩大生命健康产业的消费人群，城镇化延伸生命健康产业的涉足领域，信息化拓展生命健康产业的服务方式。我国目前逐步迈向老龄化社会，并且增速逐渐加快，养老产业的重要地位也日益凸显。根据联合国定义，一个国家步入老龄化的标志是其总人口中有超过 7% 为 65 岁及以上的人口，而以此标准划分，我国早在 2000 年就已经进入了老龄化社会。根据我国第 5 次人口普查，截至 2000 年 11 月，我国 65 岁以上的老龄人口已达到了 8800 万，总人口占比高达 6.96%；2015 年底，我国 65 岁以上的老龄人口有近 14386 万人，总人口占比超过 10%，60 岁以上的老龄人口有近 22200 万人，总人口占比超过 16%。研究调查显示，我国 65 岁以上的人口比例将于 2020 年达到 14.73%，而这个占比与 1995 年的日本、2013 年的美国相似，也就是说，我国的老龄化水平将与其达到同样的水平。据统计，我国 60 岁以上的人口在 2011—2015 年这 5 年中以平均每年 860 万的速度在增加。专家预计，2030—2050 年将是中国人口老龄化最严峻的时期，到 2050 年老年人口总量将超过 4 亿，65 岁以上的人口占比将达到 30% 以上。在这样的背景下，我国的人口老龄化问题将日益突出。因此，我国生命健康产业的老龄消费人群会持续扩张，消费数额会成倍增长。与此同时，青年、中年消费人群也会更加注重生活质量的提升，生命健康产业的精神性、发展性消费增长。以生命健康产业为重要组成部分的民众消费将成为我国经济的"压舱石"，进一步拉动经济增长。

（四）人民健康意识不断增强

随着我国经济不断地高速发展，生态环境与经济发展如何达到动态平衡成为一个重要课题。社会经济粗放式的发展带来的一系列生态环境问题，例如环境污染、生态平衡失衡、资源缺乏等，这也成为制约我国社会经济发展的一个重要因素，也成为我国人民身体健康的严重威胁。因此，绿色发展理念的提出，是我国的必然选择。

绿色发展理念的提出，是为了满足人民群众对美好生活的向往；绿色发展举措的落实，是为了实现"生态环境质量总体改善"的发展目标；绿色发展举措的实施，是为了为我们的子孙后代留下一个水清、天蓝的美丽家园。目前，我国"坚持节约资源和保护环境的基本国策，坚持可持续发展，坚定走生产发展、生活富裕、生态良好的文明发展道路，加快建设资源节约型、环境友好型社会，形成人与自然和谐发展现代化建设新格局，推进美丽中国建设，为全球生态安全作出新贡献。"牢固树立绿色发展理念，落实绿色发展举措，既要绿水青山、也要金山银山，宁要绿水青山、不要金山银山，而且绿水青山就是金山银山。而绿色发展理念的贯彻与我国的健康产业发展是相辅相成的，健康产业的发展需要绿色发展理念的引导，绿色发展理念也需要健康产业发展的细化落实。健康产业的发展有助于形成青山常在、空气常新的美好生态环境，青山常在、空气常新的美好生态环境也将进一步推动健康产业的发展壮大。经济生态化、生态经济化，拓宽了生命健康产业的发展空间，也满足了生命健康产业的内生需求。在我国经济高速发展的今天，环境资源已经成了制约经济发展的重要因素之一。根据全国三次死因调查，我国恶性肿瘤标化死亡率已经从 30 年前的 0.756‰ 上升至 0.9124‰，其中患肺癌、直肠癌、肝癌的死亡人数飙升，这与人们生活方式的改变、生活环境的恶化有直接的关联。而由于环境污染对健康的影响具有一定的滞后性，因此未来可能还将出现更多与环境恶化相关联的疾病，也就是说，因环境污染而诱发的健康问题可能将会长期伴随人类发展。

随着人民大众逐渐认识到环境污染对自身健康的严重影响，他们也会进一步主动强化健康意识和绿色发展意识，树立尊重自然、顺应自然、保护自然的生态文明理念，增强健康意识，促进健康行为。中国的人均 GDP 逐年增长，居民家庭的人均可支配收入也逐年增加，居民消费进入升级周期，消费支出中生活必需品不再是主要消费，医疗保健类的支出增加，为中国大健康产业发展奠定了购买力基础。统计显示，近几年，城镇居民医疗保健类支出年均增长率为 10.66%，高于居民消费性支出 10.35% 的增速，且呈现上升趋势，如图 6-1 所示。

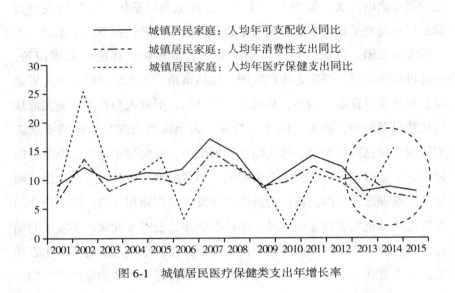

图 6-1　城镇居民医疗保健类支出年增长率

　　人民大众健康素养水平的提高、健康知识的知晓和健康行为的形成，源于环境恶化、空气污染，同时也源于生命健康产业的发展，人民健康意识的不断增强。

二、制定健康产业政策

　　健康产业具有产业链长、覆盖面广、拉动消费作用大、吸纳就业人口多等显著特质，我国大健康产业虽然起步不久，但发展前景广阔，潜在的市场空间巨大。此外，健康产业涵盖了医疗、医药、保健、食品、养老、旅游、器械等多个产业，覆盖面广，不局限于单一的医疗卫生领域。发展健康产业可以全方位地提高我国居民的健康、医疗、生活水平和质量，有效带动多产业协同发展，而且也是推动供给侧结构性改革、调整产业结构、推进新旧动能转换、实现高质量发展的重要抓手。因此，我们要大力发展健康产业，在全社会营造发展健康产业的浓厚氛围，树立健康理念，强化健康意识，引导人民健康生活，构建完善的健康产业发展体系。我们要推进大健康产业高质量发展，必须以规划为先行，以平台为引领，完善产业链，推进全民化。

（一）加紧战略推动，加强产业扶持

健康产业作为一个新兴产业，其发展战略的确定对于产业政策扶持体系的制定以及产业的发展力是极其重要的。但由于我国健康产业起步较晚，目前的发展规模有限，需要政策、资金等各方面的扶持，因此政府可以从政策、资金、舆论宣传等方面对健康产业进行配套，促进我国健康产业蓬勃发展。政府相关管理部门应会同有关单位，引导相关媒体加大宣传力度；积极开展企业统计摸底工作，建立大健康产业企业信息库、重点企业库，组织实施企业培育计划，分类扶持培育企业；制定一些具有引导性的健康产业发展规划或建议方案；设立健康产业发展引导资金，为需要贷款的中小企业和需要更大发展空间的大型企业提供优惠政策；出台相关法律和配套的行业标准，使健康产业不断在利好的政策下有序地、规范化、法制化发展；推动我国医疗健康服务均等化发展，加大对健康产业的投入，保证每一个居民都有权利享受平等的医疗健康服务，缩小居民享受健康服务的差距，扩大健康服务供给，不断改善人民的医疗健康水平和条件；加强生命科学、生物技术及临床医学领域的研发，以科技集群推动健康产业的发展；实施基本医疗健康服务和高端健康服务发展并举，促进高端健康服务市场化、国际化规模化、品牌化经营，创设健康产业法制化发展环境；对一批重大项目进行倾斜政策，建设"高增值、强辐射、广就业"的健康产业体系，在改革开放和国际竞争中抢占商机和市场高地，使湖北省成为我国，甚至是全球及全球华人的健康服务中心，将大健康产业培育为湖北省的支柱性产业。

（二）发挥行业职能，促进行业发展

随着各类自媒体的出现，各类与健康产业相关的产业、服务、概念相继出现，整个行业内呈现一种百花齐放的蓬勃态势。虽然湖北省对本省居民的健康教育取得了一定的成效，但相对于日益增加的人口，健康

165

知识教育的普及程度还有待加强。居民对健康理念的认同感是健康产业发展的重要基础，政府应该把公众健康教育的重任积极担负起来，加大财政支持，加大各类媒体的健康知识宣传力度，增强居民对健康教育的接受程度，引导居民养成健康的生活习惯，促进人民幸福、家庭和谐、社会安定，保障湖北省健康产业有序发展。

行业服务标准的制定即是指在行业内既要有统一的服务规范，又应该有针对个体的个性化服务。因此，湖北省政府须尽快制定大健康产业相关行业的标准及规范，出台相应的政策，加强执法监督，保障服务质量。我国健康产业的发展缺乏统一的标准来规范市场主体的行为，也缺乏完善的法律法规来保障行业发展的规范性，市场上鱼龙混杂，限制了我国健康产业在国际竞争中的发展。我国健康产业还尚未被收录进国家发改委产业结构目录，因此没有统一的渠道来收集产业发展的各项指标数据，所以对健康产业发展的追踪、判断和规范工作难度很大。此外，我国健康产业缺乏公认的市场准入标准和行业规章制度，直接导致整个行业内各个产业链上的企业对健康产业缺乏统一的理解和认识，对健康行业的整体性产生了不小的影响。健康产业是新兴产业，要想对其进行统一的规范，必须借助政府在宏观层面的政策扶持，以整体布局的发展眼光审视健康产业、发展健康产业，促进健康产业内部的优胜劣汰、新陈代谢，从而达到规范行业规范，同一行业标准的目的。

湖北省可以依托良好的健康产业基础与行业协会，在我国健康产业尚未有明确、独立的发展措施的情况下，率先探索制定与完善健康产业内各重点行业的标准和服务规范，并使之与国内、国际标准接轨，以法律的形式明确湖北省大健康产业的定位、政府主管部门职责，规范健康产业企业的产品生产、加工、销售、宣传、教育及服务的准则，给优质的、技术含量高的产品创造一个优良的市场环境，保障健康行业产业化在起步之初就有一个健康完善的法制环境。

（三）优化产业环境，发展产业集群

产业环境是产业发展的重要基础。我们要通过人才引进、项目扶持、贷款贴息等方式引导社会资金流向健康产业，同时支持企业利用资本市场筹资，积极拓宽健康产业融资渠道。要扩大健康产品和服务的覆盖范围，规范健康产品市场秩序，有效治理制假造假、商业欺诈等行为。加强知识产权的保护和执行力度，完善技术知识产权保护机制，加强技术知识产权执法力度，依法保障知识产权所有者的权益。争取搭建各类健康大健康行业之间的学术交流平台，鼓助健康产业协会等第三方机构参与健康产业的发展工作，逐步优化健康产业发展的宏观环境，促进湖北省健康产业发展取得新突破。

健康产业是一个跨学科、跨产业的，融合了医疗健康、信息技术、生命科学等众多产业的综合性产业，是多领域科研和技术创新的集中体现，因此大健康产业的发展非常需要产业的集群化。产业集群化对于健康产业来说，有利于避免各种基础设施的重复建设，节约投资成本，以全面推进具有实际产能的健康产业园区的建设，来进行产业规模化引导，进而在一片区域内形成一条健康产业链，以产业链为中心向周围辐射，带动周边其他产业的萌芽、发展，从而促进整个区域经济的综合提升。健康产业的发展和相关服务的进步不仅可以提高人民健康水平，还可以促进社会安定、经济可持续发展，具有重要的经济和社会效益。

（四）加强人才保障，提升人才素质

人才是产业发展的主导力量，人才的数量和直接直接影响着健康产业的发展和创新能力。健康产业的人才需求与传统行业具有显著差异，传统产业属于劳动密集型产业，对人才的要求并不太高，而健康产业需要的是具备医药、管理、服务等多方面的复合型人才。健康产业的蓬勃发展离不开高素质人才，要想使健康产业持续发展，必须采用完善的人事管理机制，加大对关键专业人才的引入力度，加大对优秀人才收入分

配的倾斜力度；加大生命科学、医药学科等专业的建设力度，大力引入硕士、博士等高级专业人才；鼓励校企合作，积极推进企业、学校、科研机构等的人才培养计划落地，加强创新型人才的培养；鼓励高职类院校加快健康产业发展急需的技能型人才的培养；积极引进海外人才，鼓励海外优秀人才来湖北自主创业、从事科研教育工作，增强健康产业企业的技术创新能力。同时，应加快高等院校与研究所的建设，加强科研后备人才的培养，形成高层次人才领头、中青年专家为骨干、广大科研型毕业生为基础的科研人才支撑体系；搭建多层次的人才队伍，积极拓宽人才引进途径，坚持"走出去与走进来相结合"的原则，打通人才招聘渠道；注重归队科研能力和服务能力的协同培养，既要培养能够从事科研的高级人才，又能培养在一线提供基础服务的实操人员；加强在岗人员的专业培训，定期对其进行专业知识、技能，服务礼仪等培训，全方位提升从业人员的综合能力；积极推行从业人员的职业培训资格证书制度，坚持开展职业资格认证，严格审核从业人员的资格、资质，不断提高从业人员的专业素养，推动行业的规范化发展。

第二节　形成合理的健康产业布局

从人类文明发展的进程来看，人类发展的终极目标就是——健康。人类各个方面的发展都是为了进一步保障生命安全，为了拥有健康、幸福、美好的生活。然而，随着我国社会逐渐步入老龄化，我国人民对美好生活的向往也在不断提高，人们对健康消费的需求也在不断地增长，且增速不断加快。网络的不断进步、科学技术的不断发展、商业模式的不断更新，这一切都给健康产业的发展创造了良好的环境，发展和壮大健康产业成为区域经济发展，实现经济高质量发展的重要方式。健康产业具有可循环可持续发展的产业特点，符合我国的绿色发展理念，同时也能够适应我国的经济发展新常态，即将经济发展转向消费拉动培育经济发展内生动力的大方向，具有很广阔的发展前景，产业发展潜力和市场规模非常可观，势必能够在国内甚至国际竞争中脱颖而出，成为我国经济产业领域中值得大力推动的重要产业之一。因此，湖北省应该把握住我国经济发展的重要变革期，积极调整和优化产业结构，保障经济健康、持续发展。

一、健康产业发展布局在湖北省的实践研究

今年来，湖北省孝感市的医养融合服务工作获得了显著成效，湖北省孝感市委提出，要大力支持发展医养综合体，完善孝感医疗服务体系的建设，推动健康产业的发展，将"抓农旅养融合，促健康产业突破发展"作为孝感市"十抓十促"的内容之一，要求卫计部门将大健康产业作为市域经济转型升级和高质量发展的新引擎来抓。

第一，孝感市积极推进公办养老机构的医养融合服务。将社会福利、养老机构和医疗机构有机地结合在一起，开放了大量医养结合的病床位，基本实现了"小病及早防、大病及时治、无病静心养"的目标。第二，大量帮扶医疗机构的养老产业发展。孝感市第一人民医院开放了200余张床位，专门用于老人的爱心护理院。上述两类医养结合的实际案例均可以帮助老人们进行医疗服务、生活护理、心理治疗、临终关怀等，实现了医养结合的健康产业发展新模式。第三，鼓励医疗、养老机构深入合作。积极促进医疗机构、社区卫生服务机构和养老机构的合作，以社区为单位，为老人们提供上门送药、社区体检、健康咨询等服务。

同时，根据要求制定了2018—2020年农旅养一体化工作重点项目（事项）清单，明确加速医养融合、推动资源优势互补，加快发展为老年人服务的专业医疗机构，积极推进养老机构开展医疗服务，利用医疗机构床位开展养老服务，鼓励社会力量举办医养结合机构，促进医疗与旅游融合发展等六项工作任务。目前正按时间节点和市政府提出的加快"汉孝一体化"的工作要求强力推进，到2018年年底，实现所有二级以上综合医院（含中医医院）与养老机构开展合作共建，签订合作

协议。

　　统计数据显示，孝感市已经步入老龄化社会。2017 年，孝感市的老龄化人口（65 岁及以上）已经达到了 71 万余人，总人口占比为 13.71%，而且这个数字还在不断增加，加速了孝感市的老龄化现状。人口老龄化的加剧对现有的医疗健康服务提出了更高的要求，孝感市政府正在制定《孝感市中心城区医疗卫生设施布局专项规划（2018—2030 年）》，加速发展老年医疗服务，让每一个孝感老人都能安享晚年。

　　按照市委、市政府提出的农旅养一体化的发展思路，以"养"为支撑，以康养产业为突破口，以保基本、强基层、建特色、促多元为基本原则，形成"双心六片"的医疗卫生设施总体布局结构，大力扶持医养结合的医疗服务发展，促进医养融合，积极面对社会老龄化问题。规划提出，人口与计划生育在 2018—2020 年，大力提升城区现有医养结合机构基础设施和服务能力。积极引进社会资本，通过资源整合等方式，规划建设三家兼具医疗卫生与养老服务资质和能力的专业机构。同时，积极引导、促进各类养老机构医疗服务能力更加完善，与医疗机构合作更加紧密，医养融合模式更加成熟，养老机构与社区卫生服务中心签约服务机制更加完善，提升承接武汉市异地老年人群赴孝定居养老能力，满足多样化的养老服务需求。至 2030 年全面建成以居家为基础、社区为依托、机构为支撑的，功能完善、规模适度、覆盖城乡的养老服务体系，按照每千常住人口编制床位不低于 1.2 张的标准配置康复护理床位。未来三年是孝感市黄金发展期，市卫计委将按照市委的战略部署，统一共识，合力推动，以大力发展健康产业和医养融合为重点，着眼市域发展总体规划，科学制定医疗机构、医疗管理、医药产品发展规划，进一步优化健康服务业发展环境，改善医疗机构基础设施和硬件条件，不断提升医养护理水平，更好地满足老年人健康养老需求，努力实现孝感经济高质量发展。

二、我省与其他省份的健康产业发展存在一些共性问题

根据湖北省健康产业发展来看，与国内其他省份有许多共同点，健康产业仍处于起步阶段，产业布局、产业链均未达到一定的规模。我国各省份培育健康产业的途径也具有相似性，一般都是结合省内资源条件和自身优势，与健康产业相结合，确定帮扶政策，并以核心企业为中心，向上下游的产业链不断辐射，促进产业链的发展。这样的方式对健康产业的发展起到了一定的作用，但整体的发展水平有限。以湖北省为例，湖北省健康产业的发展目前面临着和其他区域类似的典型问题，限制了湖北省健康产业的发展，对处于起步阶段的健康产业造成了很大的发展困境。主要体现在以下四个方面：

（一）缺乏发展策划，产业项目单一

我省健康产业的发展缺乏良好的整体规划，健康服务企业对产业发展的认识不足，整体思路不够开阔，直接导致健康产业的服务项目有限，无法满足人民群众对健康服务的多样化要求；各省份对健康产业发展的规划趋于同质化，没有形成较大的发展规模，也没有充分调动社会资源，特别是社会资本的投入，扩大健康产业的发展规模，还需要营造健康产业发展的浓厚氛围，以帮助产业释放出强大的生命活力，促进产业的整体提升。

（二）优质资源缺乏，医疗投入有限

健康产业发展的核心是医疗卫生服务，医疗卫生服务的好坏直接影响了健康产业的发展。全国范围内，优质医疗资源有限，无法完全满足人民群众对医疗卫生服务的要求和需求，这对健康产业的发展也造成了一定的困扰，将会成为产业层次提升的瓶颈和障碍。我国三甲以上的医院数量虽然多，但是医院门口大排长龙，门诊专家一号难求的情况屡见

不鲜，说明我国的高端医疗机构在所有医疗机构中的占比还不够大，不能满足人民群众日益增长的需求。此外，我国区域间的医疗服务差异较大，主要体现在高端医疗服务机构的设置存在明显的区域聚集性，导致健康产业的布局受限，无法均衡化发展，限制了产业释放最大的发展活力。我国的医疗机构发展水平与国际先进的医疗机构还存在一定的差距，需要进行积极整合，提升服务水平以迈出国门，适应国际健康产业的快速发展。

（三）产业链条延伸，树立健康理念

很多人认为健康产业仅仅是围绕着医疗卫生服务而衍生出的一系列产业链，这种认识产生的主要原因是目前很多地区的健康产业发展由政府主导，由于宣传力度不够等多种原因，人民群众缺乏"大健康"的概念。人们把健康的范围缩小了，没有把自身息息相关的其他健康服务，例如体育、餐饮、旅游等内容涵盖进来，对"大健康"的概念进行扩容和升级，在全社会形成"大健康"发展理念。导致现有健康产业的发展潜力无法得到充分挖掘，产业发展国际化、规模化的内驱力不足。

（四）提高健康意识，培植发展氛围

随着我国医疗卫生体制改革的不断深入，人民群众对医疗卫生服务的概念不断扩展，对医疗卫生服务的需求也不断增加。在这样的大环境下，人民群众把医疗卫生服务直接与健康理念对等，造成了混淆也限制了健康内涵的拓展和扩充。站在产业发展的角度来看，社会对健康领域的认识不足、不充分、不统一，健康教育的普及程度、养生意识有待提高，健康产业发展的氛围有待培植。而这些因素都将导致我国健康产业的发展受到制约，健康产业优质资源向在民众认同的领域集中，造成发展不均衡，影响了产业的可持续发展。

三、完善我省健康产业布局的策略研究

（一）深化湖北健康产业组织改革

（1）强化组织实施，构建大健康产业领导机制。系统谋划，全面施策，审议重大项目、重大工程、重大政策、重大问题和重要工作安排，指导部门、地方开展工作，做到及时应对、科学应对、综合应对。

（2）完善两种体系，分别为产业核算和考核评价。逐步建立遵循统计规律的统计方法和统计指标体系；加强对我国大健康产业发展的运行监测和统计分析；制定大健康产业指导目录，作为鼓励和优先支持大健康产业发展的依据。

（3）完善大健康数据区域发展协同工作机制。实现跨部门、跨机构、跨行业的密切配合，加强医疗服务、医疗保障、药品供应、公共卫生、疾病防控、计划生育等信息系统数据的交换，建立可实现集成共享、业务协同和综合管理统一归口的健康医疗数据共享机制。

（二）全面规划布局现代健康产业

湖北省应更加重视现代健康产业的整合提升，在现有产业基础上，对生命健康产业发展进行全面规划，努力把现代健康大产业培育成湖北新兴的经济增长极，应致力发挥湖北的生态资源优势，以"低碳保健、生态养生"为发展方向，构建起灵活创新、周到便捷、丰富内涵、与生命健康息息相关的，集现代健康服务、产品生产、技术研发于一体的相对完善的产业体系，打造产学研政互动融合，生产销售协调发展的现代健康产业体系，着力培育形成国际国内知名山海融合独具特色的健康生产制造服务基地，中部地区健康服务高地，全国重要的健康服务输出基地，全面推动和形成湖北资源特色高度统一相互融合的产业规划布局，构建与国际现代健康产业发展趋势相适应的服务、生产和研发体系。

给予现代化健康经济政策方面的支持。加大财政投入，设立专项资金用于大健康产业发展；支持建立中医药产业引导基金、特色农业产业基金、医养结合产业基金等专项基金；通过市场化运作吸引社会资金加大投入。加强税收激励，引导大健康产业综合体、产业园等重大项目的建立建成，在项目归属、税收分成方面进行政策探索，实现利益共享、互利共赢；鼓励企业引进先进设备，加快技术改造。强化金融支持，拓宽融资渠道，严控金融风险，制订金融机构支持大健康产业发展的考核办法和激励机制；探索拓宽大健康产业贷款抵押担保范围。

（三）构建现代健康产业体系

将大健康产业与生态文明理念相融合，站在生态省建设的高度，审时度势统筹谋划现代健康产业发展，突出产业化、国际化、现代化的大健康产业发展定位，吸收国内外先进国家和地区的发展经验，瞄准国际现代服务业发展的制高点，加强招商引资的工作力度，围绕具有重要带动作用的国际领先企业进行产业合作，推进一批带动力较强的健康产业项目落地发展，努力形成产业链配套相对健全的产业发展格局，培育现代健康产业集群，充分利用湖北生态资源与旅游资源丰富的优势，促进产业基础与发展定位高度契合，紧紧围绕与现代健康产业相关的旅游、体育、文化、休闲、娱乐等各大产业领域，做好产业链条衔接，发挥各大领域间的协同效应，营造产业链式发展的良性循环，拓展保健、养生的产业发展外延，最大限度地拓展现代健康产业发展内容，做大做强产业载体，培育形成具有活力的新兴经济增长点。

（四）推进健康产业信息化

充分发挥互联网和信息技术的优势，通过调整健康产业发展方式，把握健康产业各领域间交叉重合的关键点，把各个领域紧密地结合起来。建立行业内共享的健康数据库，实现健康产业的信息互联、技术共享、数据互通。通过信息化手段，打造健康服务信息化理念，围绕全民健康档案的建立工作，构建健康服务信息化系统，完善居民健康服务数据库，把产业链上的医疗、护理、养生、休闲等领域有机串联起来，实现产业发展生态链的延伸和改善。树立健康产业的现代服务观念，刺激健康产业内部产生源源不绝的动力，为产业的升级和突破奠定良好的基础。

（五）构建安全生产服务体系

"民以食为天"，发展生产的目的是为了人民群众过上美好的幸福生活。在我国基本温饱问题已经解决的前提下，人民群众更关注的是如何提高生活品质，如何吃得安全放心。因此，在大健康服务产业体系结构中，要不断完善产业链和供应链，形成一个上下游企业之间的安全生产服务体系，确保经济的发展和人民的健康。同时，这种上下游企业的联合体系可以把实施健康中国、乡村振兴、生态旅游发展战略有机结合起来。坚持绿色发展战略，在不断发展绿色旅游行业的实践中，把"绿水青山"变成"金山银山"，保障人民群众的食品和身体健康的同时，也不断提高人民群众经济收入水平。

（六）深化医疗卫生保障制度改革

湖北省需大力发展农村医院和社区医疗诊所以及民办医疗服务机构，由于我国原有体制机制影响，医疗卫生服务的主体广泛集中在大城市，偏远的农村和少数民族地区往往是疾病与贫困的代名词，因此，要消除农村地区缺医少药的现状，实施医疗精准扶贫，必须深化现有医疗卫生保障制度改革，扩大公共医疗卫生服务，大力发展农村医院和社区医疗诊所以及民办医疗服务机构，缓解人民群众因看病难而影响健康的问题，为贫困地区的"精准扶贫"提供医疗救助，同时，大力发展医疗器械自动化生产与服务，以创新驱动推进新材料、新技术在医疗器械生产中的作用，为医院治病救人、康复治疗提供先进的技术支撑，降低人民群众的健康成本，减轻人民群众的经济负担。

（七）进一步推进医养结合的养老产业发展

2018年11月28日，李克强主持召开国务院常务会议，从国家层面强调支持发展我国的养老产业。会议指出："大力发展居家社区养老服务；加快推进长期照护服务发展；促进现有医疗卫生和养老机构合作，发挥互补优势。"四川航空爱老之家养老服务有限公司，在实施军民融合发展战略中，专业从事养老服务的经营管理。2018年5月，四川阿尔康生物有限公司与中国航空工业集团合作，率先实现了公共养老机构与民办健康产业的有机结合，在集团工业公司现有体制下引进民营经济的市场化模式，实行"居家养老、日间照料、社区微型养老"健康服务，发挥大数据、互联网、人工智能在养老各个环节中的作用，形成了智慧养老服务体系，效果明显。在短时间内，公司解决了养老服务有效供给不足的问题，增加了中医型预防治疗为主的健康食品药品的有效供给，增加了对老年人健康知识的培训，举办重阳节健康知识讲座和各种健康娱乐文化服务，为每一个老年人建立健康档案，开展日常护理、重症监护、术后护理，建立紧急救助、主动关爱、生活助手、咨询服务，有力地促进了我国大健康服务产业的发展。

（八）大力发展与大健康产业相适应的教育事业

我国高等教育的发展必须与社会经济发展相适应，在全国高等教育实施"双一流"建设中，高校的人才培养必须结合新兴战略性产业发展的需要，设置相应的学科和专业，大量招收和培养各层次的健康管理亟须人才。西华大学适应大健康产业发展的需要，在大学内部设置了二级学院（大健康管理学院），从2018年9月开始招收第一批"健康服务与管理专业"本科生，为我国大健康产业体系提供人才支持，抢先占领了本领域的人才培养高地。

加大高层次人才的引进力度，在落户政策、科研配套资金、住房补贴、子女入学等问题上给予一定的支持，拓宽招聘渠道，支持国家

"千人计划""万人计划"的政策倾斜。加大对高层次人才的专业技能培训，将中医药健康服务、医疗信息化建设等专业技能融入培养计划中，培养一批高素质、复合型的医疗健康服务人才。加强校企合作，积极推进高等院校中健康产业的课程设置、研究机构设置、创新创业产业园设置等，保障健康产业人才培养的延续性和可持续性。加强顶级医师专家之间的交流，创新提供服务的模式，鼓励国医大师、国医名师等专家设立大师馆、名医馆、工作室、研究站等，延长执业时间。

（九）完善健康保障体系

全面提升医疗服务综合能力，鼓励各地完善现代医疗服务体系，提高医疗保障水平。加强健康管理体系建设，鼓励公立医院与社会资本共建共享专业健康管理机构，加快建设健康信息平台；基于信息技术和网络技术的发展，建立全民健康数据管理系统。不断完善医疗保障政策，加快推进城乡居民基本医疗保险工作；积极发展商业健康保险，鼓励商业保险机构开发不同的健康保险产品以满足不同人群的需要；适时建立政府、社会、个人多方筹资的商业保险购买方式。

（十）加强湖北省健康产业的自主创新

1. 加强医疗技术创新

完善产学研用协同创新体系，加强对中药新药、专利药品、新型制剂、高端医疗器械等的研发力度和创新能力的建设，推动治疗重大疾病的专利到期后药物的仿制上市。强化医药制造技术的升级，大力发展生物药、优质中药、化学药新品种、新型辅料包材、高性能医疗器械、制药设备六大领域，加快医疗器械转型升级，推动重大药物产业化，提升具有自主知识产权的医用材料、医学诊疗设备的核心竞争力和国际影响力，提高高端医疗设备国产化率。健全医药标准体系，要健全质量标准体系，提升质量监控技术，实施绿色和智能化改造升级，使药品和医疗器械的质量标准全面与国际接轨。

2. 加强技术创新

随着互联网、物联网技术的发展，技术创新成为我国健康产业的发展重点之一。近年来，微型大健康可穿戴设备、医用仪器、医用高分子材料、保健护理机器人等逐渐进入公众的视野。我国大健康产业应顺应市场的需求，继续发展健康医疗人工智能设备，加强技术平台的不断创新和建设，打造科技服务体系，推动"互联网+"的健康产业发展模式，将互联网、物联网、大数据等产业与健康产业有机融合，实现一个完整的医疗健康终端体系。进一步完善药品交易电商平台，积极引入具有药品销售资质的 B2B、B2C 医药销售企业，依托这些第三方平台，提供专业的线上药品销售服务。同时，注重发展新业态，如大数据、大健康等。通过区域人口健康信息平台收集区域民众的医疗健康大数据，对其进行深入挖掘和应用。开放共享数据，构建远程医疗应用体系，培育健康医疗大数据应用新途径。鼓励企业发挥主观能动性，创建研发中心和科研基地，增强健康产业的创新性，使技术不断创新、产品不断创新、管理不断创新、服务不断创新。通过健康产业与其他产业的不断融合，推动产业创新，实现产业盈利。

湖北省具有源远流长的健康文化底蕴，也是蕴藏着丰富的健康资源的健康大省，医疗科技、设备和医疗人才的资源优势显著，中华人民共和国成立以后，又成为农村合作医疗的发祥地。近年来，随着生物医药研发、物流、生产的企业进入湖北，在各地建立了医药产业园区，湖北便利的交通条件和自然资源优势日益凸显。特别重要的是，湖北是传统中医药大省，医圣李时珍奠定了深厚的中医健康文化根基。湖北需要以建设"大健康"体系为抓手，切实把人民健康摆在优先发展战略地位，充分开发健康资源，创新体制，整合资源，着力形成"大健康"体系建设新优势！

第七章　创设健康文化

　　健康文化是在人类文明历史中，不断与疾病作斗争，在预防、治疗疾病，保障和增进健康的实践中所形成的精神和物质成果的总和。我们一般所接触的健康文化大多为狭义的健康文化，即指人类在面对健康、生命等问题上所累积的经验，以及传播发展这些经验的各种技术形式；而广义的健康文化泛指从古至今的所有精神和物质文化成果，即一切涉及健康问题的概念。

　　进入新时代，以习近平同志为核心的党中央审时度势，从建设社会主义现代化强国的战略高度出发，提出了推进"健康中国"建设。这一战略是全面建成小康社会和建成社会主义现代化强国的重要基础战略，是全面提升中华民族健康素质、为亿万人民谋幸福的重大系统性工程，是"五位一体"总体布局和"四个全面"战略布局的重要组成部分。习近平总书记在全国卫生与健康大会上指出："要把人民健康放在优先发展的战略地位，以普及健康生活、优化健康服务、完善健康保障、建设健康环境、发展健康产业为重点，加快推进健康中国建设，努力全方位、全周期保障人民健康，为实现'两个一百年'奋斗目标、实现中华民族伟大复兴的中国梦打下坚实健康基础。"习近平总书记强调指出："要坚持中国特色卫生与健康发展道路，要坚持正确的卫生与健康工作方针，以基层为重点，以改革创新为动力，预防为主，中西医并重，将健康融入所有政策，人民共建共享。"

　　根据习总书记的重要指示，我们应大力倡导健康的生活方式，以人民群众喜闻乐见的方式推动树立全民健康理念，将健康文化深植于人民群众的心中，深植于中国特色卫生与健康发展道路中。而我省目前的健康文化建设理论和实践还存在着许多不足，因此许多专家提出要构建具有我省特色的健康文化传播体系，建立以政府为主导，各级医疗卫生机构、社区等共建的文化传播途径，大力发展健康文化，提高健康文化普及程度，增强人民群众的健康意识。

（一）重视健康文化理论研究

湖北省应该充分认识健康文化在居民医疗卫生体系中的重要位置，鉴于现有的健康文化理论研究成果有限，应组建专业研究团队，通过专业研究人员的深入、系统研究，深入挖掘我省健康文化内涵。从建设"健康中国""健康湖北"的全局角度出发，结合我省的实际情况和省外，甚至国外的先进文化建设经验，制定适应我省的文化建设方案。重点研究其在健康中国建设中的作用、发展规律及制约因素，积极探索健康文化建设的发展路径和措施，促进健康文化建设。

（二）塑造政府主导，多元参与的格局

健康文化建设本身就具有一定的公共性，因此健康文化建设需要政府充分发挥主导作用，在充分认识其重要意义的基础上，加强组织领导，健全工作机制，积极促成多方共同参与、共建，推动健康文化融入居民生活的方方面面，为基层医疗机构、社区、学校等提供政策支持、资金保障、人力资源。

（三）充分发挥基层医疗机构的主体作用

基层医疗机构除了履行自身的医疗卫生工作职责以外，还应积极对居民进行健康知识普及，加强健康文化建设，提高居民健康意识，发挥医疗机构在公共卫生方面的重要作用。动员、整合一切资源，运用科学的方法开展健康教育，并通过有计划的教育活动，提高居民的整体健康素质。《国家中长期教育改革和发展规划纲要（2010—2020 年）》中明确提出，要把促进学生健康成长作为学校一切工作的出发点和落脚点。因此，学校应积极履行职责，担负起学生健康教育的重大责任，充分认识到健康教育的重要性之余，采取种种行之有效的方式将正确的健康观念深植于学生心中，以学生为本，开展健康知识的普及、健康行为的引领等工作，培养学生的健康素养，重视校园健康文化建设。此外，学校还应重视家校联动的教育机制，使学生可以将自己在校园所学到的健康知识运用于日常生活中，在家庭、社区的支持下得到巩固和践行，使孩子在实践中检验所学知识，强化健康文化传播效果。

（四）积极利用社区优势，调动社区力量

社区是现代社会人类活动的一个网格单位，是协调群众与社会关系，维护社会稳定的基层单位。通过在社区内营造良好的健康文化建设环境，打造良好的家庭生活环境，也可以进一步促进健康文化建设。我们身处于"互联网+"时代，社区可以利用现代信息化手段，通过将互联网技术和互联网思维相互融合，为社区居民提供线上健康文化服务。在基层医疗机构进入社区进行健康知识普及工作的基础上，整合社区资源，加强对社区工作人员的健康、互联网知识培训，丰富健康文化建设的形式，采用人民群众喜闻乐见的方式，传递生动、多样的健康文化知识，潜移默化地将健康观念传递给社区居民，引导他们健康生活，推动健康文化建设。

第一节 倡导健康生活方式

健康是人从出生到死亡的过程中一个永恒的主题，健康是生活中最重要的课题之一，是生活品质的基本要求，也是生命存在的最佳状态。一个人只有保持身体健康，生活才会幸福，才能更好地实现生命价值。相反，如果身体健康不能得到保障，那么做什么事情都会觉得索然无味。健康是每个人最永恒的追求，也是一切人类活动的基础，没有健康，我们将一无所有。因此，我们应当珍爱健康，重视健康，提高健康意识，培养良好的生活习惯，时时刻刻讲健康放在至高无上的位置，把健康当作自己最根本、最重要、最终极的追求，是每一个公民最重要的事情！

一、重视湖北省居民的健康教育

要向我省人民倡导健康的生活方式，除了一般的健康知识科普以外，对湖北省人民进行健康教育是最行之有效的措施。健康教育和健康知识科普在本质上是有所区别的：健康知识科普是单向地输出，由专业人员向人民群众进行科普，但效果如何，我们不得而知。但健康教育则是除了传播健康知识外，还对人们的不良生活习惯进行规范和纠正。健康教育的核心在社区卫生站、卫生服务中心、农村卫生所等的每一个基层医务工作者，他们在专业知识方面多少会有所欠缺，因此我们应该加强对基层医务工作者的专业培训，通过系统的专业知识培训，提升基层医务工作者的健康教育水平。构建由健康教育方面的专家学者所组成的专家委员会，编撰科学、专业的健康教育教材，指导健康教育工作的全面开展。世界卫生组织强调，医生的三个主要职能之一就是健康教育者，因此，医务工作者在治疗、用药的同时，如果能对患者从饮食、运动、心态等几方面进行调整，不但疗效大幅提高，而且可以降低药品的使用量。健康教育的主要目标是预防疾病，做好健康教育工作可以帮助人民群众提升疫病预防的相关知识，也可以促进健康教育体系的不断发展，因此开展健康教育非常有必要。

目前我国公民的健康意识越来越强，健康产业消费也在逐年递增，可以说，大家对健康的重视程度越来越高。但是，我国公民的部分健康观念不尽正确，我们对健康的投入和健康的程度有时成反比。因此，我们首先要树立正确的健康意识、健康观，抛弃以下错误的健康观：

（一）忽视疾病预防

目前，很多人对疾病预防的重视程度不够，人们往往在生病以后才引起重视，等到疾病发展到不可挽回的地步才开始不惜一切代价治疗，而对平时的一些身体信号置若罔闻。但其实很多疾病是一个由量变到质变的积累过程，很多大病是因为在疾病初期的时候没有得到妥善处理，人们把它当作小事，认为是小毛病忍一下就过去了，因而随着时间的推移逐步发展为严重疾病，影响人们的身体健康。因此，在我们的身体发出信号时，例如失眠、酸痛等，我们一定要及时诊断，在诊断的基础上妥善处理，并有针对性地在日常生活中多加注意、合理改善，做好疾病预防，将疾病的危害降到最低。

（二）肆意挥霍健康

目前，许多年轻人总是认为年轻就是资本，认为自己患病的可能性很低，无须担心，但殊不知现在许多疾病已经开始呈现出越来越低龄化的发展趋势。事实上，许多疾病根本与年龄没有必然联系，而与生活方式、饮食规律等息息相关。老年人不要因为年纪大而整日担忧疾病上身，年轻人也不可因为年轻就肆意挥霍健康，关注健康是贯穿一个人一生的重要课题，不容忽视。

（三）习惯依赖药物

许多人忽视疾病预防，也有许多人太过在意疾病预防，过度依赖药物、滥用药物，导致体质下降，影响健康。在我们身边，有部分人一旦出现一点微小的感冒症状就如临大敌，开始用药物治疗。其实我们的身体都有一定的自愈能力，超过我们自愈能力范围的疾病才需要采用药物治疗，甚至是手术治疗的方法恢复健康。因此，遇到感冒、发热、头痛等小病小痛，我们无须太紧张直接用药，而是可以在诊断清楚后，采用多休息、多锻炼等方式等待自愈。

（四）过度消耗健康

近年来，由于工作过度劳累而导致的"职业病""过劳肥"，甚至是"过劳死"现象并不稀奇。许多人因为工作繁忙，忽视自己的身体健康，有时甚至将身体健康作为一种人力资本，等到积劳成疾再拼命花钱去挽回健康，这种本末倒置的生活方式是非常不正确的。生命只有一次，用消耗健康、消耗生命换取高额的收入是非常简单的，但用高额的医疗费用换取健康、生命是非常困难的。所以，不要过度消耗自己的健康和生命，健康不能挥霍，生命不可透支。

二、健康的生活方式的培养

（一）定期参加健康体检

健康检体检是指通过医学手段和方法对受检者进行身体检查，了解受检者健康状况、及早发现疾病线索和健康隐患的诊疗行为。健康体检一般不以治疗疾病为主要目的，而是通过常规性的检查了解自身的身体状况。近年来，随着人民健康意识的逐步增强，越来越多的人摒弃了固有的、陈旧的健康观念，开始注重自身的身体健康状况。越来越多的人选择采用定期健康体检的方式对自己的健康状况作出预判。我们一般认为：定期健康体检是预防疾病的首要途径。

1. 定期体检的重要性

现代生活压力的不断增加导致许多人一直处于亚健康的状态，很多原来我们认为是老年人才会患的疾病逐步变得低龄化，越来越多的年轻人患上糖尿病、高血压。我们如果不增强自己的健康观念，提高健康意识，及时调整生活方式，预防疾病的发生，后果或将非常严重。众所周知，现在许多疾病在初期具有一定的隐蔽性，如果不注意，等到病发时，可能已经错过了最佳的治疗时间，耽误了病情，有的甚至已经无法治愈。所以定期体检非常有必要，可以帮我们更好、更全面地掌握自己的健康状况，预防疾病，通过在医生的指导下改变自己不健康的生活习惯，降低患病的可能性。如果检查出患有疾病，也可以根据检查结果进行及时的治疗干预，防止小病拖成大病，造成更大的损失。任何疾病都是发现越早，治疗效果越好，甚至部分处于萌芽阶段的疾病是可以痊愈的。建立居民健康档案，将定期体检的结果存入档案中，作为健康状况的参考指标。健康档案可以作为每个人专属的健康档案，在医生对我们进行检查或诊断时提供有力的依据和帮助，通过纵向的类比，我们也可以得到量化的危险性评估和综合可信的健康评估报告。

2. 定期健康体检的阶段性差异

人体是一个复杂且精良的个体，人体的正常运作需要多个组织、器官的共同协作。人体从一个细胞经过分裂和分化后，从出生起就具备了完整的生理结构，只是部分器官的发育成熟要在出生后若干年内逐步完成。而在此后的几十年时间里，我们的组织器官也在逐步发生变化，因此，定期的体检安排应随生长阶段而有所侧重。

幼儿阶段：处在这个阶段的幼儿，体检主要了解生长发育的状况，以及先天性疾病，遗传性疾病的具体情况。

青少年阶段：这个阶段的青少年正是身体迅速生长阶段，应进行定期体检以了解生长发育情况，此外还应对青少年的视力、传染性疾病等情况进行检查，帮助青少年在萌芽阶段纠正不正确的生活习惯，提高身体素质。

青年阶段：这个阶段的青年属于青壮年，身体素质处于一生中最强的阶段，所以很多人常忽视体检。但疾病是一个累积的过程，并非突发，动脉血管硬化根植于青年，发展在中年，发病可能在中老年。可能在20多岁的时候你的动脉血管已经悄然开始硬化，30多岁出现第一条动脉血管堵塞，等到心肌梗死发病的时候为时已晚。因此，这个阶段的青年每年一检或者每两年一检非常有必要。

中老年阶段：中老年人由于身体各方面的机能都在逐渐下降，器官、组织逐步衰老，步入疾病多发期。处在这个阶段的中老年人应该定期体检、复查，对旧疾、顽疾做好材料归档，做好健康档案，应特别注意既往病史、过敏史等特殊情况的记录。对于体检和日常出现各类疾病，若无需药物或手术治疗的，注意定期复查，以掌握疾病的变化情况。

3. 专项体检的重要性

专项体检是指有针对性的、专门项目的体检。专项体检与常规体检的不同之处在于其目的明确、项目特殊、针对性强，而且很多项目不属于常规体检项目，两者相互补充，但不可相互替代。专项体检可以有针对性地对某一项健康指标进行检查，对患者来说节约了时间和金钱，并且能够准确高效地筛查出健康异常。例如，女性来说，宫颈癌是目前女性群体中发病率较高的一种癌症，其早期无明显症状，所以具有一定的隐蔽性。女性除了每年的常规体检外，需要进行宫颈专项检查。目前宫颈癌的筛查手段主要有细胞学检查（如巴氏涂片检查）、人乳头瘤病毒检查等，以上的多种方法都能够有效筛查宫颈癌。

（二）科学合理地安排饮食

随着我国经济和社会又好又快地发展，人们的饮食习惯发生了显著变化，饮食质量明显提高，营养状况不断改善，但仍然面临着各种各样的问题，例如部分人群营养过剩，也有部分人群缺乏营养，而这都会影响到居民的身体健康，导致人民健康素质整体下降，制约社会、经济的发展。因此，以营养科学为基础，指导城镇居民合理膳食结构，是现阶段科学合理安排饮食的重要问题。

1. 湖北省居民的饮食习惯现状

目前湖北省居民在饮食方面逐步从家庭走向社会。近年来城镇居民经济收入逐步增加，消费水平不断提高，人们的生活方式和饮食习惯正在发生潜移默化的改变。餐饮行业发展迅速，适应不同收入水平的需要，饮食设施从高档的酒楼到大街小巷的大排档、小吃摊应有尽有，促进了居民外出餐饮消费。外出就餐从过去逢年过节、亲朋聚会时才有的

"奢侈行为"，逐渐演变成城镇居民的日常行为。餐饮业是近年来发展势头最迅猛的行业，居民在外出餐饮方面的支出也逐年攀升，占据着居民日常消费支出中的重要位置。居民在外出餐饮的选择方面比较偏向海鲜、肉类食品，烹调时往往加入了过量的作料，造成人体器官负担过重，增加肾脏等脏器的负担。同时过多的油脂、蛋白质的摄入也会破坏膳食平衡容易引发肥胖、高血压、高血脂等疾病，还在一定程度上造成了资源的浪费。

动物性食品消费上升，蛋白质构成比例欠合理。湖北省居民在动物性食品消费上偏好选择猪肉，据统计，整个肉类食品消费的60%以上均为猪肉，海鲜、蛋禽等相对较低。高脂肪肉类摄入过多会直接导致居民摄入过量的饱和脂肪酸，进而造成血浆胆固醇含量增高，而这正是各种心血管疾病的主要诱因。动物性视频中蕴含着丰富的动物蛋白，动物蛋白因其被人体利用的效率较高，属于优质蛋白，但较为理想的肉食摄入顺序从高到低应该为鱼虾、奶、蛋、肉。但目前我国居民所摄入的畜肉蛋白比例偏大，动物性食品的摄入较多。同样是优质蛋白的还有植物蛋白——大豆，但当前我国的大豆及其制品消费明显不足，植物蛋白多依靠谷类食物提供。

谷类消费降低，精细食品增多。在我国城镇居民的粮食消费中，谷类消费逐渐降低，谷类食物功能比仅为47%，低于正常范围8%~18%。城镇居民喜食精细谷物，不但粗粮少，并且大米和面粉消费趋向于多吃精米白面。据调查，约有40%的城镇居民不吃杂粮，有16%的居民不吃薯类。《中国居民膳食指南》指出，为降低慢性发生的概率，预防膳食中脂肪含量过高、膳食纤维不足的问题，居民膳食应以谷类为主。而谷类食物精加工过程中，破坏了表皮中较多的B族维生素和膳食纤维。因此，我们在饮食中应注意粗细搭配，经常食用粗粮、杂粮、薯类可补充更多的维生素、矿物质和膳食纤维。

快餐消费急剧增加。快餐大多是即食食品，广受欢迎的原因主要是方便、省时。随着人们生活节奏的不断加快，加上社会潮流地不断更替，各类快餐行业的发展越来越快。而大多数中式快餐的总能量、脂肪偏高以及碳水化合物偏低的问题明显。例如汉堡、薯条等食品主要采取煎炸的烹饪方式，脂肪、盐分、热量均较高，而维生素含量却非常有限。经调查，无论哪种快餐，都存在膳食结构不尽合理的问题，不宜经常性食用。

饮食习惯不合理。饮食习惯是通过合理的安排，把全天需要的食物总量分次摄入，使食物能够被人体充分地消化吸收。但许多上班族、学生因为饮食种种原因不吃早餐，这有可能会引起血糖量不足，大脑因能量缺乏出现注意力不集中、反应能力慢、工作效率低。除了不吃早餐外，许多人习惯中餐以快餐代替，这也使我们无法获得均衡的营养；晚餐吃得过于丰盛，又加重了胃肠的负担。部分人忙于工作学习，进食无规律、饥饱不定，容易使机体抵抗力下降，引发各种疾病。良好的饮食制度应该是一日三餐营养素分配合理，碳水化合物供能占总热能的55%~65%，脂肪占20%~25%，蛋白质占10%~14%。三餐热量分配早餐、中餐、晚餐大约各占1/3，如早餐占30%，中餐40%~45%，晚餐25%~30%，注意饮食量，以八分饱或满足食欲不饱胀为度，控制体重在标准范围内。

2. 引导我省居民树立科学合理的饮食观

重视早餐的重要性。早餐的质量对人的健康具有重要意义，早餐甚至是一天当中最重要的一餐。有些人特别是上班族因为忙碌往往选择不吃早餐的习惯是错误的，因为长期不吃早餐是对身体的一种伤害，甚至会对大脑产生损伤。经过一夜的休息，人体中储存的营养已经消耗殆尽，然而人脑每小时的耗糖量约为5克，如果早上不吃早餐，就意味着营养缺乏，长此下去，不但智力跟不上，反应也会变得迟钝。正常情况下，人体进食后6小时左右胃里就会排空，一觉醒来，若不及时补充食物，胃里各种消化液"攻击"胃黏膜层。长此以往，细胞分泌黏液的正常功能就会遭到破坏，很容易造成胃部疾病，所以长期不吃早餐对消化道健康也有一定的影响。此外，长期不吃早餐的人容易肥胖，因为长用不吃早餐还会使胆固醇、脂蛋白沉积于血管内壁，日积月累就会导致血管硬化，血管里过量的胆固醇、脂蛋白还会造成脂肪沉积、造成肥胖。

调整饮食结构，强化食品营养。应大力提倡东方饮食"蔬菜、水果+谷类+动物性食物"的消费格局，适当增加植物性食物摄入，特别是谷类及粗粮食物的摄入；提倡少吃肉，尤其是猪肉及其制品，增加禽类、鱼虾、牛奶及豆制品的摄入；动物性食品消费向一多（多维生素）、二高（高蛋白、高热量）、三低（低脂肪、低胆固醇、低糖盐）方向发展，由单纯追求数量向数量、质量并重转变。近来，《新英格兰医学杂志》发表重要论文，揭示了膳食结构改变与人寿命的相关性。该研究评估了 10 多年来膳食结构改变对寿命的影响，研究结果显示，改善饮食结构的时间越早，坚持的时间越久，寿命延长的获益越大。研究结果表明，饮食结构稍加改善，吃得更健康一些，即可显著降低总死亡率、延长寿命。也就是说，改进一小步，获益一大步！相反，饮食结构越来越不健康的人，死亡率增加，与饮食结构长期失衡者相比，常年饮食健康者的死亡率低 9%~14%。

（三）坚持科学的运动方式

当今时代是追求健康的时代，提高大众健康水平是重要的社会目标。不可否认，当前我国面临着人口老龄化、疾病谱变化、亚健康、青少年体质健康整体水平偏低等许多社会健康问题，但人们追求健康的脚步从未停止，甚至可以说对健康的追求已经成为人们最主要的生活需求之一。如何让大众更好地适应当今社会的发展，是社会关注的一个焦点问题。健康是人民幸福生活的前提基础，也是人民幸福生活的应有之义，全社会都应该关注大众健康问题，针对出现的问题也应尽力解决。让运动走进生活，成为维护增进健康的重要手段和方式，成为现代人健康的生活方式，是实现全民健康的重要途径。鼓励民众选择运动健康生活方式，才能从全民健身走向全民健康，走出一条具有中国特色的大众健康之路。

生命在于运动，运动是生命保持健康的基础。如果没有运动，生命就会失去很多色彩。有资料表明，运动是提高人体免疫功能、抵抗疾病侵袭、延长寿命的积极手段。经常运动健康人的细胞免疫功能和体液免疫功能都比一般人强。坚持体育锻炼，不仅可以增进健康，而且可以预防疾病。长期坚持健身运动，不但可以增加肺活量，还可以增强大脑皮质调节兴奋和抑制的能力。通过运动，人体血液循环速度增快，许多垃圾随着大量的汗液排出体外，从而增强人的抵抗力。运动还可以延缓衰老，加快血液循环，为机体各部位提供充足的营养，使得组织器官减缓衰老。运动还能改善骨骼肌与关节韧带的弹性和韧性，从而提高骨骼抗拉、抗折、抗压和抗扭转的能力；运动还能提高关节和韧带活动的幅度、灵活性和准确性；改善骨骼血液循环，增强物质代谢，使有机成分增加。经常做运动的人因为脑血管长期处于舒展状态，细胞衰老明显比不做运动的人要慢，因此运动可以有效地延缓大脑衰老。当然运动也可使皮肤血液丰富，血液将充足的氧气营养物质运送到达皮肤，使人容光焕发，充满活力，以此延缓衰老。此外，运动不仅可以促进人体各种系统功能旺盛、协调，人们还可以通过运动参与各种社交活动，提高人的生活质量，增加生活乐趣。运动不是仅对身体哪一个部位有益，而是对身体整体运行都大有益处。健康是我们人类的大事，而健康来自我们不懈的运动。由于生活水平的不断提高和社会压力的增大，许多人由于种种原因没有时间坚持锻炼或不愿意锻炼，因而所产生的非健康因素、亚健康状态、各种疾病等日益显现出来。运动不能等待，行动起来，让我们从运动中快乐地找回健康，让我们在运动中拒绝疾病，将疾病赶走。

然而，并非所有的运动都有利于所有人的健康，任何一种锻炼方式都有优点与缺点，我们要选择适合自己的运动方式，因为真正适合自己的运动才是最有利于健康的运动。我们每个人体质不尽相同，承受能力也有所差异，因此我们在运动时一定要根据自己当时的身体情况作出选择，不要跟风、不要逞强，要选择最合适的方式。不同的运动项目，对人的锻炼是不一样的，对人体素质的要求也不一样。如果你身体好，可以选择一些强度稍微偏大的运动，比如说篮球、足球。如果你身体素质一般或者说最近身体并不是很好，那就选相对消耗体力少一些的运动，比如走路、健身操。一般情况下，每次锻炼时只要身体出汗，稍微有些累的感觉，或者是肌肉有紧绷感，就算是达到了健身的目的，不可为了追求"立竿见影"而不顾自己的身体情况。尤其在身体不舒服的时候，更要控制锻炼的时间和运动量，尽量选择一些体力消耗不大的运动。对于一般人来说，不运动是有损健康的，但是运动过量同样会对健康不利，特别是运动过量，会造成很严重的后果，近年来因过度运动致病、致死的案例也屡见不鲜。因此，在选择运动方式的过程中盲目跟风不可取，我们要根据自己身体的需要来选择运动，比如长期坐办公室的人要着重于腰、颈和腿部的运动，这样可以把自己的职业与运动更好地结合；年龄偏大的人可以选择对心、肺功能有帮助的有氧运动等，不同的运动方式反映在人体的效果也各不相同，我们可以根据自己的身体需求调整运动模式。

找到了适合自己的运动方式，我们就要坚持下去，养成运动的习惯。运动是一个循序渐进的过程，主要是在积累的过程，并不会因为某一天的强度大就起作用，也不因哪天强度小了就不起作用。养成爱运动的习惯，不管用什么方式，只要是适合自己的，对身体健康有帮助的，我们都可以去做。

（四）塑造阳光的健康心理

保持阳光的心态是健康生活方式中非常重要的一环，心理健康也是健康的重要内容，因为心理不健康不仅仅标志着整体的健康状况不佳，还会在很大程度上影响到躯体的健康。

心理疲劳是指人体肌肉工作强度不大，但由于神经系统紧张程度过高或长时间从事单调、厌烦的工作而引起的疲劳，心理疲劳不仅降低学习与工作效率，而且对心理健康也有一定的影响。长期的心理疲劳，会使人心情压抑，烦躁不安、身心疲惫，慢慢形成心理疾病。心理疲劳表现为神经衰弱时，会有头痛、头晕、记忆力不好、失眠、怕光、怕吵闹等；在工作时现为体力不支，注意力无法集中，思维跟不上节奏，工作效率低下，错误率越来越高等。对于从事脑力工作的人来说，预防心理疲劳尤其重要。严重的心理疲劳会导致头痛、眩晕、心血管和呼吸系统给功能紊乱、食欲减低、消化不良以及失眠等。产生心理疲劳的主要原因有两种，一是长期的精神紧张压抑、反复的心理刺激及恶劣情绪影响；二是精神紧张和学习、工作过量。由于现代生活节奏加快及高度的竞争性，很多人尤其是年轻人害怕在竞争中失败，由此导致了心理的紧张与疲劳。此外，繁杂的人际关系、住房拥挤、噪音、工作条件恶劣、疾病、家庭不和、事业遭遇挫折等，也都是诱发心理疲劳的重要因素。心理疲劳如果得不到及时疏导化解，长年累月，在心理上会造成心理障碍、心理失控甚至心理危机，在精神上会造成精神萎靡、精神恍惚甚至精神失常。心理疲劳虽然不会在短时间内夺走人的生命，但是它像慢性毒药一样侵蚀人的意志，消磨人对生活的信心以及面对生活失败的勇气，也一点一点侵蚀身体的健康，让疾病侵入机体。所以千万不要让心理疲劳藏在你的身体里，一旦发现要及时自我调节，毫不犹豫地将它赶出你的世界。

面对心理疲劳，我们首先要学会倾诉。找一个自己愿意说，对方也愿意听的人，不管多大的委屈和不满，一说出来，你会感觉整个人都是轻松的，原来世界并没有那么让人讨厌。倾诉是一种直接的感情发泄方法，也是一种主动的心情调节方式，只要有真正的朋友，在你倾诉后他的劝导会让你豁然开朗，心情很快就能平复下来。其次，我们要积极地面对现实，想办法弥补曾经的不足。不论是工作、家庭还是情感，每个人都不可能是一帆风顺的。当有挫折或者困境摆在我们面前时，逃避终究不是办法，也只会让自己越来越没有信心。当我们勇敢站出来承担一切的时候，烦恼再也不是前进路上的拦路虎，而是帮助我们找到原因并解决问题的动力。此外，我们要学会转移视线。一旦不良的情绪干扰到我们正常的工作生活时，我们就需要转移注意力，避免不良情绪不断发酵、膨胀。多去发现生活中的美好，多与家人、朋友讨论开心的话题，化解不良情绪。

2. 心理压力的成因及其应对措施

压力也是心理健康出现问题的原因之一，它已经开始影响人们的正常生活，甚至威胁到人们的生命。如何调适心情，缓解压力成为现代人特别是年轻的工薪阶层当务之急。压力无处不在，当我们稍有松懈就发现自己已经掉队，跟不上时代的节奏，达不到社会的要求，我们不得不面对压力而拼命努力。这是大多数人的心声。"压力山大"不再是调侃，而是很多人的肺腑之言。压力让人感觉身心疲惫。"忙"成了都市人的生活主旋律，"累"成了工作的代言词。工作得失鲜明无比的现实让人情绪也变化无常，就可能坠入坏情绪的恶性循环中，让压力把自己打垮。

面对心理压力，我们要锻炼自己的意志。凡取得成功者，都是充满自信并善于进行自我激励自我调节的人，拿破仑说过：在我的字典里没有"不行"这样的字眼。很难想象一个对自己都不能激励的人如何去率领大家渡过难关。所以，面对压力我们要树立自信，相信自己的能力，激励自己首先从心理上战胜压力。其次，我们要学会乐观面对人生。无论是工作还是生活，每个人每天都要面临一个又一个的挑战，我们应该把这些挑战当作对自己的考验，当作锻炼自己、提高自己的机会。换一个角度看世界，你就会发现，这世界原来是这么的美好。此外，很多焦虑者往往是过分追求完美的人。这种人只能品尝成功，不能容忍失败，甚至不允许有丝毫瑕疵。这种特质固然有值得赞许的方面，但辩证地分析，也可能会因小失大。要学会客观分析形势，适当调整目标，把目标定得高到自己够不着的位置，你所能得到的只能是失败。依据自己的实际情况和能力，把目标做个调整，可以减去那些不必要的压力，让自己更加轻松地工作。俗话说：张弛有道。工作时再紧张，放下工作就要学会让自己放松。比如做些身体锻炼，找几个朋友聚聚，与知心的人说说心里话，与家人一起去旅游散心，都是很好的减压方法。适当休息娱乐与敬业并不冲突，反而还能让我们有更加充沛的精力投入工作。

第二节　推动树立全民健康理念

我们目前生存的自然环境非常多变，有强烈的紫外线、浑浊的空气、污浊的水源、化学物质的毒害，以及自然生活节律的破坏，肌肉活动的减少和不文明生活方式等都在肆意威胁着我们的健康，健康问题成为社会发展中的一个突出问题。要想始终保持身体健康，适应多变的自然和社会环境，我们需要做好准备工作，保持规律的作息生活，保证工作、生活的动态平衡，加强体育锻炼，用健康的生活方式去面对多变的自然环境，这也是我们保持身体健康的"不二法则"。

一、国民健康理念的误区

（一）饮食误区

我国人民的饮食结构随着生活状态的不断变更而产生了翻天覆地的变化。高脂、高糖、高蛋白的食品成为普通百姓的家常食物，伴随而来的是心脑血管疾病和肥胖的急剧增加。一项关于血液与健康的统计资料表明，我国民众每日摄入的脂肪、碳水化合物超标，导致人体出现疲劳等症状，其主要原因就是因为血液中的脂肪等含量超标。此外，身体肥胖、运动量不足也会引起动脉硬化、心肌梗死等疾病的发生，也是因为血液不健康，这都与饮食结构不合理及不良饮食习惯有关。据中国预防医学科学院营养卫生研究所最近的调查显示，北京儿童贫血患病率为10.3%。其原因却是营养过剩，这是因为青少年儿童偏食、喜食冷饮、油炸食品等造成消化功能紊乱，引起铁吸收障碍，造成少儿单纯性肥胖和由肥胖引发的脂肪肝呈上升趋势。根据一项世界范围的调查结果显示，发达国家癌症的发病率有 1/3 与饮食不当有关。我国也有类似的报道，如高盐及过热饮食是产生食道癌的主要原因；过多食用腌渍食品是诱发胃癌的主要元凶，酗酒加上抽烟致使肺癌、咽喉食道癌的发病率增加 50%，吃过精细的食物易导致肠癌等。人们现在貌似越吃越好，实际上存在着"潜在饥饿"，因为这些食物中缺乏人体所必需的微量元素和营养物质。

（二）健康观念陈旧

受我国传统饮食文化及传统养生观念的影响，我国人民一直重"进补"轻锻炼，有病或身体欠佳宁愿打针吃药或购买各种营养保健品来补身体，也不愿进行体育锻炼来增强体质、增强抵抗力。为迎合人们的心理需要，我国保健品市场日益火爆。据统计：我国城乡保健品消费支出的增长速度每年为 15%～30%，远远高于发达国家 13% 的增长率。2000 年保健品销售额增加达到 500 亿元。国民消费知识的淡薄，过分相信广告的误导，形成了老人要补钙、小儿要补脑，全国人民都要"进补"的势潮。暴利造就的中国保健品神话，"花钱买健康"其实是个泡影。尽管保健品具有增强免疫、延缓衰老、调节生理功能等作用，但不能代替药品，更不能当饭吃。即使进补也要因人而异，适宜而补，如果滥补反而会破坏人体的生理调节功能，起到相反的作用。营养专家告诫人们，全面的营养一定要从合理平衡的饮食中获得。

（三）健身意识不强

在我国全民健身的大军中，主力军却是老年人，老年人时间充足，进行锻炼使他们体验到了运动带来的乐趣，更主要的是感受到了运动对健康的作用，因而他们的锻炼意识较强。然而，中青年人群的健身意识却较为淡薄，他们认为工作紧张，无暇顾及身体锻炼，其次，他们认为自己年轻，身体好，不用体育锻炼，身体也不会有问题。但全国性的成年人体质监测结果已清楚地表明，中青年人的体质不如老年人。如北京参加成年人体质测定的青年，其合格率仅为 31.2%。中青年人体质下降的原因在于忽视了体育锻炼，而其根源是健身意识薄弱。身体出现不适便立即前往医院治疗，而不是依靠改变错误的生活习惯、增强体育锻炼等方式来增强抵抗力，防患于未然。还有很多人遇到头疼脑热的"小病"，认为用自己年轻的身体就能"抗"过去，而不及时就医，等积累形成大病、重病再去医院已错过了治疗的最佳时机，这无疑是对健康的"透支"和对生命的"荒废"。

二、树立正确的健康理念

（一）树立"治未病"的健康理念

"治未病"理念最早在《黄帝内经》就已有记载："圣人不治已病治未病，不治已乱治未乱，此之谓也。夫病已成而后药之，乱已成而后治之，譬犹渴而穿井，斗而铸锥，不亦晚乎"；《金匮要略》中记载："见肝之病，知肝传脾，当先实脾。"在中医治病的理论体系中，"治未病"一直都占据着重要地位，经过历代名医大家的传承，现已成为一个核心观念。"治未病"就是在疾病还没有发生的时候采取措施对其进行预防，而过去我国在治疗疾病时一直是"治疗大于预防"。随着人们的健康意识不断增强，在健康产业上的支出也在不断增加，人们对待癌症、重症、慢性病等病程长、消耗大的疾病的态度也发生了很大的变化，"治未病"就是其中的一个重要转变。"治未病"就是预防大于治疗的一个重要表现，标志着我国人民的健康理念有了质的飞跃。只有人们开始重视身体健康的隐患，及时发现、及时治疗，控制疾病的发展，才能真正做到未病先防，把疾病扼杀在摇篮之中。

（二）建立"全过程"的健康管理

健康管理的"全过程"是指沿着人的生命发展的时间轴，建立从小至老的全生命周期、全人群的健康管理模式。其中，全生命周期是指从负一岁至终老的整个生命周期，我们一般将其划分为生命孕育期、婴幼儿及学龄前期（0~6 岁）、儿童青少年期（7~20 岁）、成年期（21~64 岁）、老年期（65 岁及以上）和临终关怀期六个阶段。面对各个阶段、各个年龄段的身体健康状况，坚持"防大于治"的理念，维护群众身体健康，实现全过程的健康管理。

生命孕育期：坚持优生优育的健康管理政策，通过对孕妈妈和婴儿的孕前、孕中、孕后期定期健康检查，对母婴进行详细的监控，通过科学技术手段，排除先天性患儿的出生和遗传性疾病的发生，保障母婴孕全期的健康。通过数据比对和风险评估，及时发现潜在危险并进行干预治疗，减少生命孕育期的母婴意外。此外，还可以对孕妈妈进行孕婴知识的培训和普及，帮助孕妈妈了解自身健康状况，并通过自身生活习惯的调整，降低孕期的疾病风险。

婴幼儿及学龄前期：这个时期的幼儿的健康发展将会对其一生都产生巨大的影响，这个时期也是我国最早对公民进行系统健康管理的重要阶段，其中包括括新生儿访视、计划免疫、规律性健康体检，以及母乳喂养、辅食添加、合理膳食、口腔保健、心理行为发育、意外伤害预防、常见疾病防治等方面的健康指导。对这个阶段的幼儿我国采取的是公共化、系统化的健康管理服务体系，政府部门各级卫生机构的预防保健科的工作重点均是此期健康管理服务方面的相关内容，同时社区健康管理服务模式对于此阶段健康管理的作用也得到了较好的发挥。

儿童青少年期：这个时期青少年儿童的健康教育要从家庭和学校两个方面入手来进行。今年来，我国各区域 7~20 岁的青少年儿童出现了共同的健康问题，例如整体的体能素质大不如前，肥胖孩子的比例逐年递增，近视问题日益加剧等。因此，对这部分青少年儿童的健康管理工作迫在眉睫。青少年儿童的健康管理工作一方面需要学校加强对学生的健康卫生服务，例如定期安排学生进行体检、体能测试，通过这些技术手段掌握学生的健康状况。随后，针对他们的健康状况制定相应的矫正和预防措施，并将结果及时反馈给家长，邀请家长协助学校共同完成孩子的健康管理工作，加强家校合作，重点做好龋齿、视力不良、单纯性肥胖及成年期慢性非传染性疾病的早期预防等。

成年期：处于这个时期的人群，常患有心脑血管疾病、高血压高血脂、糖尿病等慢性疾病，这些疾病也是威胁我国群众生命健康的主要疾病。针对成年期的人群的健康管理，我们的重点应放在预防疾病的发生和控制慢性疾病的恶化，提高生命质量上。建议采取四级预防措施：

0级预防，是在慢性疾病风险因素出现之前就开始的预防，主要是避免风险发生；

1级预防，其目的在于消除或降低健康风险因素；

2级预防，是对疾病的早诊早治；

3级预防，针对疾病中晚期康复期进行综合防控，重点是预防和减少死亡和伤残。例如，不吸烟或被动吸烟是0级预防，戒烟则是1级预防。从慢性病健康管理的角度出发，健康管理就是更加积极主动地筛查疾病并及时诊治。

老年期：这个时期人群的健康管理重点在于长期的照护，提供连续性服务的健康管理长期照护是在持续一段时期内给丧失活动能力或从未有过某种程度活动能力的人提供一系列康复护理、生活照料和社会服务项目。需要长期照护者通常患有短期内难以治愈的各种疾患或长期处于残疾和失能状态。因此，长期照护的对象是慢性病患者和残障人士，其中不能自理的老年人占了此类人群的绝大多数。长期照护的主要内容是为这些失能半失能人群提供生活照料、康复护理、精神慰藉等综合性、专业化服务。其目的主要是为了满足失能半失能人群的基本需求、提高其生活质量，而不是解决特定的医疗问题。长期照护需要生活照料、康复护理和医疗保健相结合，强调照护的连续性。

临终关怀，提供支持性照护的健康管理临终关怀是长期照护服务体系的一部分，其关注的是个体临终前的生命最后阶段。临终关怀是以缓解临终患者的身心痛苦、控制疾病症状、维护其生命尊严、提高生存质量并给予家属安慰和关怀为目的的支持性照护，是全生命周期健康管理服务的终末阶段。临终关怀的对象是诊断明确、治愈无望、预计生命期约六个月内的疾病晚期患者，是为临终患者提供支持性照护的健康管理服务，强调的是支持性照护而非专业化治疗。其通过提供舒适的环境、温暖的人际关系和坚强的精神支持，帮助患者在临终时安宁、无痛苦、舒适地走完人生最后的旅程。

（三）建立"全方位"的健康管理

健康管理是 20 世纪 50 年代末最先在美国提出的概念，其核心内容医疗机构通过对疾病患者或高危人群开展系统化的健康监测以及提供建议服务，达到有效控制疾病的发生或发展，显著降低医疗卫生费用的目的。健康管理是现有医疗治疗的延伸，有助于培育健康意识，是健康文化建设的重要一环。过去，健康管理局限于健康体检，独立于医院治疗，更无从谈起文化建设，已远远不能满足人民群众的需求。如今，"互联网+"概念逐步普及，大数据产业蓬勃发展，将健康管理和两者相互结合，进一步拓宽服务范围。建立人群健康数据库，通过智能设备实现全方位健康监测，分析出不同人群的健康状况和生活方式，提出个性化、一对一的健康建议，实现精准管理，实现"大健康"。

（四）完善"时代性"的健康理念

任何制度的形成都离不开文化的沃土，文化的形成也需要制度的保障。健康制度是指以保障和促进全民健康为目的所产生的一系列指导和约束人的行为规定，包括国家制定的相关法规制度，也包括不成文的民间习俗。目前，我国在医疗管理、卫生防疫、公共卫生安全、食品安全、康复疗养等涉及健康的制度建设方面做了大量工作，取得了显著成效。但是，进入 21 世纪以来，随着社会飞速发展，疾病频谱迁移，对如何维护人民健康提出重大挑战，过去的健康制度需要适应新状态。在大健康理念的指导下，修订现有医疗规章制度，使其符合当前社会现状，才能更好地维护人民群众的健康。

三、推动健康理念传播的有效途径探究

（一）构建健康理念宣传平台

任何文化建设，都离不开宣传舆论。据调查研究显示，当前民众对于健康理念存在认同度高、知晓率低的尴尬情况，一方面，普遍将其视为保持身体健康的重要部分，另一方面对健康知识、理念一知半解，很多健康谣言、"偏方"反复出现，内容低级，但是仍有不少群众信以为真。现有的宣传工具主要集中在报纸电视等传统新闻媒体，在基层健康文化宣教、现场授课方面较为不足，甚至流于形式。由此可见，民众对于健康文化需求，现有的宣传平台无法满足，社会氛围有待改善。

我们应该充分认识到健康舆论宣传是重要的卫生资源，更是推进全民大健康、树立健康理念的战略举措。第一，充分利用各种新闻媒介、互联网等舆论工具，有组织、有计划、有目的地开展多侧面、多角度、多层次、全方位的宣传和舆论，营造良好的健康文化学习氛围；第二，鼓励健康文化创作，鼓励政府相关部门、社会机构、民众制作出包括健康文学、健康文艺、健康电影、健康电视剧等群众喜闻乐见的健康文艺作品，让健康文化广泛传播；第三，大力开展基层宣教活动，以社区或村子为单位，开展健康讲座、健康知识板报、健康知识问答竞赛等多种形式的文娱活动，使健康文化深入人心。

（二）保障健康文化建设的物质基础

健康理念传播、健康文化建设，不仅仅是精神文化建设，同时也是物质文化建设。在一线、二线城市，经济水平高，人民文化素质高，医疗资源丰富，健康文化建设拥有丰富的沃土，得到了较好的发展，但是在三四线城市乃至农村偏远地区，由于经济水平低，人民文化水平较弱，加之医疗资源不足，很难开展健康文化建设。这种物质基础不均衡

制约着健康文化建设的纵深发展，难以推进全民大健康的全面发展。

世界卫生组织对全民健康覆盖界定为：所有人都应当享有所需要的、有质量的卫生服务，并且不因利用这些服务出现经济困难。因此，建立适用于全民的健康保障平台，从医疗、健康管理、疗养康复等方面多管齐下，弥补地区经济差异所带来的文化发展差异，推动健康领域基本公共服务均等化，逐步缩小城乡、地区、人群间基本健康服务和健康水平的差异，形成全民健康覆盖，促进社会公平，最终实现全民大健康。

（三）注重健康文化产业的培育

培育健康文化产业以大健康理论为指导思想，大力发展健康文化产业，一方面在政策方面提供支撑，吸引社会资源倾斜，做大做强文化产业；另一方面鼓励产业创新，提供多元化服务，全方位保障人民群众健康，推动健康文化建设不断向前推进。各地健康产业大幅发展，各种健康因子的普遍应用，不断促进健康管理和慢病康复，健康理念在健康管理中的作用将逐步深入人心，加强健康理念推广的发展是促进健康文化建设的有效途径之一。

第八章　加强健康湖北法治体系建设

2017 年湖北省卫生大会提出，要深入学习贯彻习近平总书记关于卫生与健康工作重要讲话精神，切实把人民健康摆在优先发展的战略地位，努力全方位、全周期保障人民健康，加快推进健康湖北建设。① 健康湖北战略，是保证湖北人民健康生活的大战略，是"健康中国"战略在湖北的贯彻和实施，是满足人民群众对美好生活向往的重要治理方略。用什么样的方法和路径，保证健康湖北战略的实施，是一个关系健康湖北建设的重大问题。在全面依法治国的大背景下，积极构建健康湖北的法治体系，是加强健康湖北建设的必由之路。

第一节　以法治保障健康湖北战略实施

一、健康湖北法治建设的内涵

（一）法治是健康湖北建设的制度基石

全面依法治国是党的十八大以来提出的治国方略，2014 年十八届四中全会《中共中央关于全面推进依法治国若干重大问题的决定》，对全面推进依法治国的总体目标、基本原则、法制建设和法制改革的重大

_____

① 湖北省卫健委党组书记张晋：今年将发布《健康湖北人行动计划》［R］.
2019-01-18.

任务做出全方位的部署，号召全党和全国各国人民坚定不移走中国特色社会主义法治道路，为建设法治中国而奋斗。① 习总书记指出，"全面推进依法治国，是着眼于实现中华民族伟大复兴中国梦、实现党和国家长治久安的长远考虑。对全面推进依法治国作出部署，既是立足于解决我国改革发展稳定中的矛盾和问题的现实考量，也是着眼于长远的战略谋划"②。全面依法治国要求将党和国家的各项工作，纳入法治轨道，在宪法和法律范围内活动，这为各项工作依法开展提出了要求。法律是治国之重器，法治是国家治理体系和治理能力的重要依托，法治理论是国家治理体系理论的重要组成部分。习近平同志指出："一个国家选择什么样的治理体系，是由这个国家的历史传承、文化传统、经济社会发展水平决定的，是由这个国家的人民决定的"。在这一背景下，健康湖北建设必然要依法开展，构建健康湖北的法治体系成为推动和加强健康湖北建设的基本要求。建设湖北建设需要法治的引领和保障，在推进健康湖北建设的过程中必须要同步完善健康湖北的法律体系和法治体系，没有法律和法治就没有推动健康湖北建设的基础，健康湖北建设必然也必须是法治的健康湖北建设。健康湖北建设是一个系统工程，也是一个长期重大战略。与人民群众的利益密切相关。这样一个大战略的落实，必须有坚强的制度保障。没有法治不可能有完善的健康制度。法治是制度建设的基石。

（二）法治是健康湖北建设的内在要求

健康湖北，其根本目的是人民幸福。在湖北这样一个 5900 万人口的大省，开展健康湖北建设，牵涉利益之广，不言而喻。这其中既有宏观利益的调整，也有微观利益的变动，既有人民群众长远利益，也有人

---

① 张文显. 全面依法治国：迈向国家治理新境界 ［M］. 北京：党建读物出版社，2016：5.
② 习近平关于全面依法治国论述摘要 ［M］. 北京：中央文献出版社，2015：11.

民众当前利益，从宏观层面来看，法治中国建设是国家治理领域一场广泛而深刻的革命，法治是治国理政不可或缺的重要手段，法治兴则国家兴，法治衰则国家乱。从微观层面来看，公平正义是党和人民群众共同追求的崇高价值。既有健康利益，也有其他各方面利益，要调整各方利益。最终做到人民群众利益最大化。必须依靠法律法规，把健康湖北建设纳入法治的轨道，用法律法规引导和规范建设过程，用法律确认和巩固建设成果，通过为健康湖北提供良好的外部法律环境，为健康湖北相关产业的稳步发展创造稳定的政治局面、安居乐业的社会秩序和切实有效的社会保障体系。不仅如此，不能很好地处理和应对各方面的利益，不能很好地保证和实现人民群众的利益。甚至有可能出现打着"健康湖北"建设的幌子，利用不成熟不完善的健康湖北相关产业监管的空档而见利忘义、唯利是图、搞假冒伪劣产品，做出侵落和危害人民群众利益的行为，导致健康产业出现混乱和无序的状况。可见，以法治保障健康湖北建设，是有效平衡健康湖北建设内在关系的要求。

（三）法治建设明确健康湖北的方向道路

全面依法治国是党推进国家治理体系和治理能力现代化的必然要求，也是基本方向，从法治上为推进健康湖北建设提供制度化方案，明确健康湖北的方向和路径。这种要求和方向，要体现在党和国家的各项工作中，要在各个行政层级落到实处。在健康湖北建设中，必须坚推进健康湖北法治建设，通过规定健康湖北的发展方向、价值目标、基本政策和利益关系，指引健康湖北建设沿着正确、科学、合法、安全和高校的方向深入推进。在各项工作中突出法治政策的优势，不断完善法治建设的内容，加强法治建设的特色，做好法治建设的工作基石，才能铺好健康湖北的道路。在健康湖北建设中，推进法治建设，以法治保障健康湖北建设的有效开展，体现了国家治理体系和治理能力现代化的发展方向。能否用法治的办法理顺健康湖北建设中的一系列关系，解决其中的关键和重大问题。保证健康湖北建设的顺利进行，是对省委省政府治理能力的考验。只有运用法治的方法，确定健康湖北建设的原则和方向，才能保证健康湖北建设的长远开展，维护人民群众的切身利益。

二、健康湖北的法治建设的必要性和重要性

健康湖北法治建设是保证健康湖北战略得到落实的根本方略，也是在健康领域贯彻依法施政，推进治理体系和治理能力现代化，保证人民群众切身利益的根本方法。有利于使健康观念深入人心，普及全民健身、全民健康。健康湖北建设，首要的是健康理念和健康观念的转变和重塑。长期以来，人民群众对健康的认识存在着很多"不健康"的因素，比如过于注重疾病的治疗，而忽视对疾病的预防，用战争思想和抗病的方式去解决健康问题，缺少保持、恢复和提升健康能力和相关知识，把人们引入了一味只关注和研究疾病、抗击疾病的怪圈，只注重和发展医学科学和医疗卫生事业，却没有更多去关注和研究人类集体的健康运行和保障机制，培育和提高自身的健康能力。在医疗过程中，过于注重以疾病为中心，而忽视以人为中心，丧失以人为中心一味地强调疾病，则不利于疾病的恢复。在健康环境创设中，过于注重健康小环境，而忽视生态大环境等，生态环境才是人赖以生存的家园，忽视生态环境的建设以及破坏生态环境都会使人体的患病率升高。长此以往这些"不健康"因素容易在人脑海中形成了深刻的印记，形成一种不利于自身健康发展的定向思维模式，这些不利于健康湖北建设的推进与开展，不利于人民正确的科学的健康理念的树立。如何很好地引导人民群众逐步转变健康理念，需要依靠法治。主要体现为运用法律规范健康知识和理念的传播内容和传播方法，避免伪科学的"健康理念"危害到人民健康。运用法律保护对人民群众健康具有重要意义的生态大环境，提高人与自然环境相统一的思想，切实保障好生存居住环境；运用法律打击为谋取不法利益而开展的欺骗性健康宣传，从而保证人民群众接触健康知识和健康理念的环境是干净清洁的。这样才能使新的健康理念逐渐深

入人心，促进全民健身的普及。

健康湖北法治建设有利于协调健康湖北建设中的各种要素。健康湖北是一个系统工程，其中包含各种要素，隐含各种错综复杂的矛盾。其中包括，医疗资源城乡分布不均，健康投入治疗和预防比例失衡，健康理念城乡差别明显等一系列更突出问题。这些矛盾和问题在全国具有普遍性，但在湖北这样一个发展中的大省，这种矛盾和问题更加突出。这些突出的矛盾与问题阻碍了健康湖北的推进。同时，健康湖北建设的诸多要素中，不仅包括医院，卫生行政部门，还包括体育，医药院校，环境，食品安全，疾病防控等各个方面。如何把这些因素调动起来，协调起来，形成合力，共同化解健康湖北建设中的各种矛盾和问题，推进健康湖北建设，健康有序发展，是健康湖北建设的重大问题。解决问题的方法很多，但从宏观和全局来看，必须通过法治。建立健全健康湖北的法治体系。通过法治来进行统一的调动，完善相关的法律条文，用法治起到作用，这样不仅能减少其他方式时间、资源的浪费。加之我国长期的法治社会主义国家的法治观念已经深入人民心中，因此在实行健康湖北法治建设中，法治建设实施起来更容易人民得到认可与支持。在只有这样才能有效调动各种因素，推进健康湖北战略的实施。

有利于实现社会和谐安定的美好愿景。健康湖北是以人民幸福为宗旨和目的的战略。这一战略推行的效果如何，直接关系到人民群众对美好生活的获得感。目前人民生活水平有了巨大的提升，人民对美好生活对品质的追求也有所提升，健康长寿成为人民的追求的基石，所以，大力推进以人民健康的中心的战略是迫不及待的，这是社会发展过程中主动选择的。因此社会主动选择肯定了，健康湖北战略是有必要推行。这一战略推行得好，必将使人民群众在健康领域有更多获得感。能大幅度提升人民在健康领域的参与度，从而为实现健康中国坐下铺垫。这一战略推行得不好，不仅影响人民群众的获得感，也会影响党和政府在人民群众中的形象。如何合理、正确地处理好人民群众与湖北健康战略推进之间的平衡关系，是一个难题。既要战略能完全成功推进又要做到人民群众满意，目前最有效、最快速的方法即通过法治，依靠法治的力量来进行健康湖北战略的推进工作。依靠法治加强健康湖北的顶层设计，有效处理健康湖北建设中的各种关系，有效解决其中的一些重大问题，不仅是一个关系人民群众健康的问题，也是一个关系社会和谐稳定的政治问题。通过健康湖北的法治建设，可以确保健康湖北的顺利实施，从而有利于维护人民群众根本利益和社会和谐稳定。

第二节　以人民健康为中心构建健康湖北的法治体系

以人民为中心的健康理念。是基于党的性质和宗旨的要求，在继承中国共产党人民健康思想的基础上，结合中国健康事业发展实际而提出的指导新时代人民健康事业发展的新理念。以人民健康为中心是该理念的核心要义，全方位全周期保障人民健康是该理念的基本要求，促进人与自然社会的和谐共生是该理念的基本目标。以人民为中心的健康理念是对传统健康理念的重大变革，是新时代人民健康事业的理论指南。推进健康湖北法治建设，就是将以人民为中心的健康理念，转变为以人民健康为中心的法治体系。

一、秉持"以人民健康为中心"的理念

（一）以人民健康为中心思想的形成

习近平总书记指出，"我们党从成立起就把保障人民健康同争取民族独立、人民解放 的事业紧紧联系在一起……推进健康中国建设，是我们党对人民的郑重承诺"。[①] 人民是历史的创造者，是决定党和国家前途命运的根本力量。习近平新时代中国特色社会主义思想进一步强调

---

① 习近平在全国卫生与健康大会上强调把人民健康放在优先发展战略地位，努力全方位全周期保障人民健康 ［N］. 人民日报，2016-08-21（01）.

了要坚持人民主体地位，人民健康与他们对美好生活的向往和追求息息相关，党和国家始终与人民站在一起，紧紧依靠人民，人民健康关乎伟大复兴中国梦的实现，健康是中华民族屹立世界民族之林的坚强力量。而要最大化发挥人民主体力量离不开党和政府的组织协调，党和政府要充分发挥其引导作用，积极引导普及健康生活方式，贯彻落实新发展理念，强调个人健康责任，提高全民健康意识和素养，推广全民健身。①党的十九大报告对"以人民为中心"这一重要命题的丰富内涵做了深入的阐述：人民是历史的创造者，是决定党和国家前途命运的根本力量。必须坚持人民主体地位，坚持立党为公、执政为民，践行全心全意为人民服务的根本宗旨，把党的群众路线贯彻到治国理政全部活动之中，把人民对美好生活的向往作为奋斗目标，依靠人民创造历史伟业。以人民为中心的健康理念是中国共产党人民健康思想发展的必然产物。中国共产党历来重视维护和保障人民群众的身心健康，自成立起，就把保障人民健康，同争取民族独立、人民解放的事业紧密联系在一起，始终把维护和保障人民健康作为自己的奋斗目标，并为此进行了长期不懈的奋斗。

中国共产党成立初期，在领导工人运动的过程中，就将争取工人的健康权写到了自己的斗争旗帜上。新中国成立后，中国共产党领导全国人民向长期以来损害人民生命健康的疾病作斗争，消灭了天花和疟疾等旧社会长期无法消灭的疾病，确立了"预防为主，面向工农兵，团结中西医，卫生运动与群众运动相结合"的医疗卫生工作方针。在生产力尚不发达的情况下，尽一切力量维护人民健康。

改革开放以来，在中国共产党领导下，经过长期努力，建立了覆盖全国的医疗卫生保障体系，为人民生命健康拉起了一张巨大的保护网。十八大以来，中国共产党把人人享有基本医疗服务，列为全面建设小康

---

① 刘谦，申林灵. 习近平关于人民健康重要论述的理论内涵与实践价值 [J]. 重庆大学学报（社会科学版），2020-02-001.

社会的重要内容，并实施健康中国战略。

2019 年 12 月，新型冠状病毒袭来，新冠肺炎严重威胁人民群众的生命健康安全。疫情以武汉为中心，迅速向全国蔓延。在此严峻形势之下，习近平总书记强调，"做好疫情防控工作，直接关系人民生命安全和身体健康，直接关系经济社会大局稳定，也事关我国 对外开放"。①在习近平总书记"坚持全国一盘棋"的抗疫总体思路的指导下，全国上下团结一心，众志成城，为保卫人民健康，维护国家安康不懈奋斗。在这场抗疫斗争中，习近平总书记始终把人民群众健康安全放在首要位置，把人民群众生命安全和身体健康放在第一位。从坚持应收尽收、应治尽治的原则，到落实全力救治每一名患者的要求；从"不漏一户""不漏一人"的地毯式大排查，到"一人一案""专人专护"的重症救治措施；从 4.2 万多名医护人员从祖国各地驰援湖北，到全速建设火神山医院、雷神山医院和方舱医院，这些都充分体现了人民至上、生命至上的理念。正是在这样的努力下，武汉的重症患者就从最高峰时的9000 多例降至现在的两位数，这在医学救援史上是罕见的。② 充分彰显了以人民为中心的发展思想和为人民谋幸福的初心使命。党的十八大以来，习近平总书记高度重视人民健康工作，对人民健康作出了系列重要论述。这些重要论述蕴含着丰富科学的理论内涵，并在指导实际工作和应对突发危机中展现出重要的实践价值。坚持习近平总书记关于人民健康的重要论述，始终将人民健康放在优先发展的战略地位，为我国实现共享发展、全面建成小康社会提供了思想保障，在健康中国大战略的引导下必将在这场没有硝烟的战争中夺取全面胜利。

由此可见，中国共产党对人民健康的重视和维护是一贯的。以人民为中心的健康理念是对中国共产党人民健康思想的继承和发展，是中国共产党人民健康思想发展的必然产物。

---

① 中共中央政治局常务委员会召开会议：研究加强新型冠状病毒感染的肺炎疫情防控工作 [N]. 人民日报，2020-02-04（01）.

② 人民日报今日谈：尊重敬佑每一个生命 [N]. 人民日报，2020-04-17.

以人民为中心的健康理念是立足新时代中国卫生健康实际的必然选择。人民群众是历史的创造者，是推动经济社会发展的中坚力量，也是健全新时代中国健康工作体系的依靠力量。新时代中国健康工作体系既由人民享有，也要靠人民实现。因此在推进人民健康战略的进程中，要以人民为中心的健康理念，是立足于解决新时代面临的新问题，而做出的必然选择，是问题意识在人民健康领域的体现。改革开放以来，由于生产力的不断发展，人民的生活水平，尤其是物质生活水平明显提高，健康状况不断改善，医疗卫生事业取得长足发展，对维护人民生命健康发挥了重要作用。然而，不可否认，经济的快速发展，也带来了环境破坏，生态恶化，食品药品安全等一系列危害人民健康的问题，与此同时中国人口老龄化开始逐步加剧（超 1.8 亿老年人患有慢性病 我国将全面推进老年健康管理 国家卫生健康委员会 7 月 31 日提供的最新数据显示，我国超过 1.8 亿老年人患有慢性病，患有一种及以上慢性病的比例高达 75%）。由于老年人身体抵抗力较低，易感染疾病的可能性就大大提高，加之许多老年人患有至少一种慢性疾病。低抵抗力加上高风险的慢性疾病患病率与多种疾病存在，这给医疗资源带来了巨大的压力。在老年人口基数逐渐剧加的情况下，涉及老年人群的医疗健康体系、养老服务保险等方面的压力也剧增。① 正如习近平在全国卫生与健康大会上所指出的那样"当前，由于工业化、城镇化、人口老龄化，由于疾病谱、生态环境、生活方式不断变化，我国仍然面临多重疾病威胁并存，多种健康影响因素交织的复杂局面，我们既面对着发达国家面临的卫生与健康问题，也面对着发展中国家面临的卫生与健康问题"② 这表明，新的时代条件下，人民健康所面临的诸多问题，已不同于以往基本医疗需求得不到满足而导致的健康问题，而是随着经济发展，环境变迁，生

① 超 1.8 亿老年人患有慢性病 我国将全面推进老年健康管理 [EB/OL]. [2019-07-31]. 新华网.

② 本书编辑组. 习近平谈治国理政（第二卷）[M]. 北京：外文出版社，2017：371.

活方式变迁等多种因素交织而导致的健康问题，也是广大人民在基本医疗需求得到满足的情况下，追求更高水平的健康保障的问题。这实质上是人民对美好生活的需求在健康领域的重大表现。而要满足新时代人民对更高水平健康保障的需求，就必须坚持以人民为中心的健康理念，以新时代人民健康面临的新情况新问题为出发点，以满足人民更高水平的健康需求为目标，开展人民健康工作。

以人民为中心的健康理念是中国共产党人民立场的内在要求。促进人的全面发展，维护人民群众根本利益，是中国共产党的本质要求，是中国共产党一切工作的出发点和根本点。以人民为中心的健康理念，就是在医疗卫生工作和人民健康事业中，始终要以人民健康为中心谋求人民健康问题的解决之道，尽最大努力，维护好，实现好，发展好人民健康。

十九大报告提出："经过长期努力，中国特色社会主义进入了新时代"。人民健康是人民群众的重大利益关切，是人民群众越来越关心和重视的重大民生问题，是人民美好生活的重要组成部分，如何解决人民群众所关心的医疗卫生，以及养老服务、保险等一系列关于人民健康的民生问题，是当前社会发展中的一道难题。也是人民所关心、当前急切需要解决的问题。怎样做到人民利益最大化与实施方案的可行性。如何解决才能使人民群众满意，是中国共产党一直在思考，以及一直在做的事情。这体现了中国共产党一直坚持把人民工作放在第一位，努力解决好人民的问题，做到使人民满意。健康战略是出于我国目前现阶段人民的生活、经济发展的情况而提出来，符合我国现阶段的国情，同时也是决胜全面小康社会重要的组成部分。在中国共产党带领下中国人民群众必将快速实现全面小康、健康中国的目标。因为中国人民的利益是中国共产党最大的利益，中国人民生活健康美满是中国共产党的追求。

中国共产党坚持立党为公，执政为民，始终坚持以人民为中心谋发展，促发展。就必然要坚持人民健康理念，以人民健康为中心，解决人民健康事业发展过程中的困难和问题。这是中国共产党以人民为中心发展理念的生动诠释，是对中国共产党人民立场的充分展现，更是对中国共产党的基本要求。

中国共产党成立伊始就是全心全意为人民服务的政党，就是始终为全体人民的幸福而奋斗的党，是始终把人民高兴不高兴，答应不答应，赞成不赞成作为革命、建设和改革成败得失标准的党。党和政府要切实做好监管与保障工作，优化健康服务、完善健康保障，加强食品药品安全监管体制，保障人民群众"舌尖上的安全"；建立健全全民医疗保障体系，深化医疗体制改革，切实减 轻人民群众看病负担，改善就医环境，真正做到病有所医，全民医保。在党和政府领导下 充分发挥人民群众的主体作用，人民是国家建设的主体，疫情当前，我们党始终坚持一切为了群众，一切依靠群众的群众路线，紧紧依靠人民群众，坚决夺取疫情防控战争的全面胜利。① 以人民为中心的健康理念，正是中国共产党必性质和宗旨的必然要求。

以人民为中心的健康理念是实现伟大使命的题中之义。没有全民健康，就没有全面小康，人民健康是国家富强，民族复兴的重要标志。近代以来，中国国弱民穷，人民健康水平很低，人民群众普遍身体羸弱，中国人民因此被污称为"东亚病夫"。中华人民共和国成立以来，国家发展的历史，其实也是一部人民健康发展的历史，随着中国经济社会的不断发展，国家的面貌发生了重大改变，人民的身体状况和精神面貌发生了重大改观，人民从追求吃饱穿暖不生病、到追求吃得健康、营养、身心健康、注重养生同时精神上追求多姿多彩的精神文化。经济社会发展推动着人民对自身以及更美好生活的追求，人民美好生活要以健康的身心为基础。可见，人民健康和国家命运始终是联系在一起的。没有国家的富强，就没有人民健康，反过来，没有人民健康，也不可能真正实现国家富强。

---

① 刘谦，申林灵．习近平关于人民健康重要论述的理论内涵与实践价值［J］．重庆大学学报（社会科学版），2020（2）：001.

当前，中国共产党带领全国各族人民，为全面建成小康社会，为实现中华民族伟大复兴阔步前进。这是个伟大的使命，在实现这一伟大使命的过程中，必然伴随人民健康事业的发展进步，伴随着人民健康状况的进一步改善。也就是说，人民健康是中国共产党领导全国人民实现伟大使命的必然要求和题中之义。

（二）"以人民健康为中心"思想的核心要义

以人民健康为中心是以人民为中心的健康理念的核心要义。以人民健康为中心是以人民为中心的健康理念的核心要义。以人民健康为中心，实质上以人民为中心的发展理念，在人民健康领域的贯彻和运用。人民健康既是民生问题，也是社会政治问题。这表明卫生与健康工作既不是单纯的技术工作，也不是简单的业务工作，甚至不是一般的社会民生问题，是涉及每个人的生命安全和千家万户幸福安康的一项极其崇高的特殊事业，是党长期执政、治国理政的重大政治任务，体现了党和国家的政治方向、政治性质和政治路线。以人民健康为中心就是在医疗卫生和人民健康的各项工作中，始终把人民放在中心地位，一切以人民群众的健康作为工作的出发点、根本点、落脚点。党的十九大明确提出实施健康中国战略，完善国民健康政策，为人民群众提供全方位全周期健康服务，以满足人民多层次、多元化的健康需求。医疗卫生行业具有服务对象广、工作负荷大、职业风险多、成才周期长、知识更新快的特点，提供优质高效的医疗卫生服务，一方面要依靠科技进步、理念创新，大力提升医疗技术水平，提高医疗服务效率；另一方面要深刻认识到，医务人员是医疗卫生服务和健康中国建设的主力军，是社会生产力的重要组成部分，充分调动、发挥医务人员积极性、主动性，对提高医疗服务质量和效率，保障医疗安全，建立优质高效的医疗卫生服务体系，维护社会和谐稳定具有十分重要的意义。① 完善国民健康政策适应

---

① 国家卫生健康委员会、国家中医药管理局．关于坚持以人民健康为中心推动医疗服务高质量发展的意见（国卫医发〔2018〕29号）［EB/OL］．［2018-08-19］．中国政府网．

社会人口的变化，以及不同层次人群对健康的需求，以此来满足不同阶段与不同层次人群的健康需求。加强培养高质量的医疗人员，提高医疗人员的医疗服务水平，为人民健康保驾护航。提高医疗人员的健康宣讲能力，为人民健康提供专业讲解，提高人民对健康的意识，以人为中心的健康思想精神，强调人为主题。把人作为医疗卫生工作和健康工作的主体，一切资源为人民健康服务，一切工作围绕人民健康开展，将健康融入所有政策，要在人民健康事业中，凸显人的价值和意义，要让人民群众有更多获得感，幸福感。从而不断提高人民的健康水平。

全方位全周期保障人民健康是以人民为中心的健康理念的基本要求。中国特色社会主义进入新时代，人民群众的健康理念和健康需求发生了重大变化，已经由单纯的治病，向健康转变。这就要求，党在领导人民健康工作中，要适应这种转变，由单纯依赖医疗卫生保障人民健康，转向合理调动一切健康资源保障人民健康。十九大报告提出"要完善国民健康政策，为人民群众提供全方位全周期健康服务"①。全方位、全周期保障人民健康，就是在实现由关注治病到关注健康的健康理念转变的基础上，为全体人民提供覆盖每个人从生到死全生命周期，涵盖预防、急病、慢病、康复、养老等公平可及，系统连续的健康服务。就是调动一切有利于人民健康的资源，为人民健康所用，包括社会弱势群体，残疾人群健康服务的推进，是以人民为中心的健康理念重要组成部分。残疾人群在社会中占有重要比例，除了满足全周期保障的基本要求外，残疾人群的残疾医疗保障系统，残疾人群机构的建设。具体而言就是普及健康生活，优化健康服务，完善健康保障，建设健康环境，发展健康产业5个方面。在这一过程中，凡是保障人民健康所涉及的领域和环节，都就纳入健康政策范畴。改变过去由医疗卫生部门一元供给的格局，转变为多元供给。改变过去只注重疾病的治疗环节，转变为涵盖

---

① 决胜全面建成小康社会 夺取新时代中国特色社会主义伟大胜利 [N].
人民日报，2017-10-28.

预防，治疗和愈后的全过程，涵盖生老病死生命周期的全过程。只有这样，才能满足人民群众变化了的健康需求。

（三）促进人与自然和社会的健康发展是人民健康思想的基本目标

人民健康理念是全方位的健康理念，是将人的健康置于自然环境和社会环境中进行考察的健康理念。该理念不仅重视更高质量的医疗服务，更重视健康环境的营造。这其中既包括健康的自然环境，也包括良好的社会环境。就自然环境而言就是转变发展理念和经济增长方式，重视和加快生态文明建设，就居住环境而言，推进城乡环境卫生整洁行动，完善城乡环境卫生基础设施和长效机制，统筹治理城乡环境卫生问题。加大农村人居环境治理力度，全面加强农村垃圾治理，实施农村生活污水治理工程，大力推广清洁能源。合理划分人民居住地，规划好环境美化，努力提高人民居住环境的改善，使城乡各有适宜居住特点。建立生态环境保护区、做到人与自然和谐共处。坚持青山绿水就是金山银山的发展理念不动摇，营造山清水秀，和谐宜居的自然环境，就社会环境而言，就是加快推进以公正、法治为主要特征的社会建设，营造和谐有序，安定团结的社会环境，使每个人在这个社会中都能找到归属感、安全感，从而在良好的自然环境和社会环境中，实现人民群众心情舒畅，精神昂扬，身体健康。在与自然和社会和谐共处的过程，也要求人民群众养成健康、绿色、环保的生活方式。可见人民健康理念，是追求人与自然、社会和谐发展的理念，注重通过良好的自然环境和社会环境的营造，实现人的身心和谐发展的理念。这体现了新时代，人民群众对健康的新需求。总之，促进人与自然、社会和和谐发展，是与新时代创新、协调、绿色、开放、共享的发展理念相融相生的，是五大发展理念在人民健康领域的应用和体现。也是在五大发展理念指导下，对人民健康理念的变革。

总之，树立以人民健康为中心的理念，并在此理念指导下，积极构建以人健康为中心的法治体系，是建设健康湖北建设的关键所在。

（四）以人民健康为中心的理念的价值

以人民为中心的健康理念是对传统健康理念的革新。以人民为中心的健康理念坚持以人民为中心，坚持全方位全周期保障人民健康，把人民健康渗透到各个方面，实现了以疾病治疗为中心的健康理念向以人为中心健康理念的变革。把人民健康由单纯依靠医疗卫生，转变为依靠各领域的综合施策，联合发力。这种转变，是与发展方式的转变联系在一起的。是在发展理念转变的基础上，对人民健康理念的革新。正因为如此，人民健康理念，是适应新时代经济社会发展理念的新的健康理念。不仅如此，人民健康理念还顺应了医学发展模式的转变。医学发展模式，由单纯的生物医学模式向生物-心理-社会医学模式转变。这种转变揭示了人的健康受到疾病之外的环境因素的影响。这种转变要求人的健康理念要进行革新，把人放在健康的中心位置，充分考虑影响人的健康的各种因素。尤其是在经济社会环境发展的今天，常规的医学卫生已经不能满足维护人民健康，普通的医学卫生治疗只能实现单纯的治疗目的，针对外界因素对健康的影响没有作用，反而会使人民健康问题一直伴随着人民，因此坚持以人民健康为中心的理念就先得尤为重要。健康是指身心健康，人属于社会群体中的一部分，人与社会群体存在多方位的联系与影响，这些联系与影响会使人的身心健康发生变化，因此不能把社会对人健康的影响抛出去。因此顺应社会经济发展对人民健康采取生物—心理—社会医学模式就显得尤为重要。将人的健康作为经济社会环境发展的重要目标之一。把促进人民健康作为提升人民群众幸福感和获得感的重要方面。以人民为中心的健康理念是顺应新时代人民健康需求，契合医学发展模式转变的新健康理念。这一健康理念，对于满足人民健康需求，更好地保障人民健康，推进实施健康中国战略具有重要意义。

以人民为中心的健康理念是新时代保障人民健康的理论指南。以人民为中心的健康理念是结合中国人民健康实际，牢记党的宗旨，践行以人民为中心的发展理念，而形成的符合新时代实际的全新健康理念。这一理念对于解决当前人民健康事业中存在的困难和问题，推进人民健康事业发展，具有重要战略意义。

以人民为中心的健康理念是满足人民健康生活需要的重要指南。中国特色社会主义进入新时代，中国社会的主要矛盾已转变为"人民日益增长的美好生活需要和不平衡不充分的发展之间的矛盾"① 随着人们生活水平的提高，生存环境的改变，生产方式和生活方式的转变，人民的健康观念更强，对健康的需求更迫切，这就需要更为先进的健康理念，指导人民的健康实践，满足人民群众的健康需求。可以说，人民群众对健康的需求，是构成美好生活需要不可或缺的重要方面。

以人民为中心的健康理念是解决当前医疗卫生领域相关问题的理论指导。中国是一个逐步富裕起来的人口大国，随着人民对健康关注的增强，人们需要更好的医疗，这对医疗卫生资源提出了更高的要求。然而，医疗卫生资源的增长，受人才培养周期、经济发展水平等各种因素的影响和制约。这决定了医疗卫生资源的规模增加和质量提升的速度，必然滞后于人民对医疗卫生资源的需求的增长速度。从而造成看病难、看病贵。要解决这一问题，必须转变人民的健康观念。以人民为中心的健康理念，就是要实现健康理念的转变，由注重疾病的治疗，转向注重人对健康的维护。早期进行身体维护，可以做到预防的作用，以此可以来减少慢性病的发生、发展。健康维护的最大益处是不用通过医疗治疗手段来进行，不吃药、不打针，而是由个人通过加强健康意识、观念来对机体进行调理以及通过锻炼加强免疫力，免疫力的增强在一定程度上可以预防很多疾病的发生。以预防为主、减少治疗。这样才能更加快速推进健康战略，此外随着人民的健康观念的转变，之前所用的医疗政策也要随着进行改变，不再是单一的医疗报销，范围应该进行扩大到关乎

---

① 决胜全面建成小康社会 夺取新时代中国特色社会主义伟大胜利 [N]. 人民日报，2017-10-28.

健康的体系政策里面。强调将健康融入所有政策，全方位全周期保障人民健康。从而节约医疗卫生资源，缓解看病难、看病贵等医疗卫生领域重要民生难题。主抓人民健康预防，大力开展对慢性疾病、疑难疾病的研究的实验。预防与研究起发展，一方面人民健康观念提升，节约医疗卫生资源，另一方面积极开展慢性病、疑难疾病的研究工作，为人民的健康提供了保障，使人民健康与医疗工作共同推进才能有效地提升健康战略的进行。

以人民为中心的健康理念是实施健康中国战略的根本指针。实施健康中国战略是十九大提出的重要战略。健康中国战略要求"要完善国民健康政策，为人民群众提供全方位全周期健康服务。""坚持预防为主，深入开展爱国卫生运动，倡导健康文明生活方式，预防控制重大疾病。"① 这一战略的提出是充分考虑国情和人民健康观念转变的产物。也是以人民为中心的健康理念，在国家战略制定和实施过程中的落实。

完善慢性病以及传染病的防治工作。当今社会慢性病已经成为我国人民群众身体健康的一大影响因素，每年慢性病患病人数在不断增大，多数患者要长期服药，来进行治疗。但所谓是要三分毒，药物进入人体之后要在肝脏进行代谢，长期服药对会使毒素大量停留在人体肝脏，从而影响肝脏其他功能。这成为人民健康发展中的拦路虎。所以，预防为主在人民健康战略中就显得尤为重要，以预防来减少患病的概率，减少疾病对人民机体的影响。其次针对传染病的防治，一方面要加强对疫苗产品质量的检测，不能使不合格产品流入市场。其次继续推进国家免疫制度，1978 年开始实施国家免疫规划，2000 年开始向全民免费提供，从当初的"四苗"防"六病"，目前已扩大到 14 种疫苗预防 15 种传染病。免疫规划人群从儿童扩展到 成人，预防接种率持续保持在 90% 以上。消灭了天花，维持无脊髓灰质炎状态，多数疫苗可预防传染病的发

---

① 决胜全面建成小康社会 夺取新时代中国特色社会主义伟大胜利 ［N］. 人民日报，2017-10-28.

病率。继续推进免疫制度，增加免费免疫的范围，完善接种疫苗法案。另一方面政府要做好大型传染病的突发事件的预案，在 2020 年初湖北发生的新型冠状病毒性肺炎，中国在短时间内能够控制住疫情的进一步扩大，除了全国人民的抗疫决心，中国共产党的以人民健康为中心的初心体现以外。更为重要的是湖北省政府对阻断此次疫情病毒传播的策略。在目前没有有效、安全可靠、快速治疗药物的作用下，以阻断的方式来防止疫情的扩散，是一个很正确的方法。这次的新冠肺炎的发生也使湖北省在推进健康湖北中获得了经验。这提醒着健康战略的推进是全方位的，不仅从人民自身健康的防护进行推进，还要做到提前预案，根据传染病的不同传播方式，要有预案，一旦发生传染病的暴发要及时启动预案。

继续深入爱国运动卫生的开展。持续推进城乡环境卫生整洁行动，完善城乡环境卫生基础设施和长效机制，统筹治理城乡环境卫生问题。加大农村人居环境治理力度，全面加强农村垃圾治理，实施农村生活污水治理工程，大力推广清洁能源。到 2030 年，努力把我国农村建设成为人居环境干净整洁、适合居民生活养老的美丽家园，实现人与自然和谐发展。实施农村饮水安全巩固提升工程，推动城镇供水设施向农村延伸，进一步提高农村集中供水率、自来水普及率、水质达标率和供水保证率，全面建立从源头到龙头的农村饮水安全保障体系。加快无害化卫生厕所建设，力争到 2030 年，全国农村居民基本能用上无害化卫生厕所。实施以环境治理为主的病媒生物综合预防控制策略。深入推进国家卫生城镇创建，力争到 2030 年，国家卫生城市数量提高到全国城市总数的 50%，有条件的省（自治区、直辖市）实现全覆盖。

创造良好的居住环境，整改城乡居住环境中存在所存在不规范之处，增添城市绿化设施，良好的外界环境可以使人心情愉悦，保持愉快的心情，有利于人民健康的发展；改善农村居民居住环境中存在的饮水、垃圾处理、厕所等问题，可以避免寄生虫感染、减少居民患病机会，增强居民的良好居住环境的意识。推进健康城市、健康村镇的发展，能有利于推进健康湖北战略。

提高人民群众文明卫生素质养成，推进人民健康光靠居住环境的改善，不是持久、长远的办法。更为主要的是提高人民群众文明素质的养成，从行为习惯上养成文明卫生的良好习惯、从思想上养成健康意识，这样更能推进人民健康的进程，以及长远、持久发展。

二、建构以人民健康为中心的法治体系

中国共产党的十八届四中全会首次提出"建设中国特色社会主义法治体系"的论断，标志着中央的法治思想从"法制体系"到"法治体系"的深化和发展。在健康湖北建设中，要以人民健康为中心，构建法治体系。用法治的办法，规范和解决健康湖北建设中的一系列问题。切实维护人民群众的切身利益。以人民群众高兴不高兴，答应不答应，赞成不赞成，作为衡量健康湖北建设的标准。将人民群众是否有获得感作为衡量标准。加强基本医疗卫生、中医药、计划生育、精神卫生、公共场所控烟、爱国卫生工作等重点领域地方性法规和政府规章的制定，完善医疗技术操作、人口健康信息化等重点领域和薄弱环节的卫生标准及食品安全标准制定工作，健全健康领域标准规范和指南体系，力争到 2030 年，形成上下统一、左右协调、内在和谐、有机衔接的卫生计生法律规范体系。强化政府在医疗卫生、食品、药品、环境、体育等健康领域的监管职责，建立政府监管、行业自律和社会监督相结合的监督管理体制。近年来，我国大力加强健康中国法治化建设，国家作出多项"推进健康中国建设"的战略决策，成果较为显著，但是在立法上仍然有部分法律制度建设不健全；执法力度上有待于提高；司法机制有待完善；守法上缺乏规则等。因此，需要探索出健康湖北建设的法治途径以解决此类问题。

（一）不断完善健康卫生立法体系，为健康湖北建设提供制度保障

由于我国医疗保险、医疗卫生、医药供应体制改革相对滞后，医

保、医疗、医药三者间未形成良性互动，导致医疗卫生服务体系、医疗保障体系与公众日益增长的健康需求差距较大，以药养医、看病难、看病贵、因病致贫、因病返贫等现象，屡屡被人民吐槽。对此，要冲破思想观念束缚，破除利益固化藩篱，清除体制机制障碍，加快关键环节改革步伐，健全医疗保障体系，完善医疗卫生服务体系，完善药品供应保障体系，实现"小病能看、大病敢看"。党的十九大报告提出，要完善统一的城乡居民基本医疗保险制度和大病保险制度，全面建立中国特色医疗保障制度。深化医保制度改革意见的出台，体现出党中央研究部署国家治理急需的制度、满足人民对美好生活新期待必备的制度的深谋远虑和人民情怀。习近平总书记指出："凡属重大改革都要于法有据。"2019 年 5 月 17 日国务院总理李克强在全国医改工作电视电话会议上指出，去一年，医改工作取得积极成效，但与群众期待相比还有一定差距。因此，在卫生文明立法上还需要下很大的功夫。将卫生文明写入宪法，增加各界对卫生文明的重视，为健康中国建设体重制度保障。同时充分发挥看病者的积极性和主动性，保障人民群众得到基本医疗卫生服务的机会，要始终坚持以人为本。

（二）不断加大卫生文明执法力度，为保障人民健康提供重大举措

习近平总书记指出："法律的生命力在于实施，法律的权威也在于实施。"加强卫生监督综合管理要求，转变职能，加强执法，是完善"健康中国"建设的必要法治途径。第一，要完善健康卫生监管的体制机制。坚持宏观顶层设计，统筹安排，构建既专业又高效的监管体制机制，普及全行业监督。第二，提高卫生监管部门的权威性。卫生监管部门要尽职尽责，积极开展监督检查工作，在法律范围内，扩大监督领域，做好与其他部门的监督协同。加强宣传，促进全社会遵法守法。第三，加强卫生监管队伍的建设。要建设一支，高效，务实，担当，清廉，为民的卫生监管队伍。始终做到把人民群众的利益放在第一位。始终做到忠于职守，忠于人民。始终不记初心，牢记使命，遵规守纪，作

风清廉。做到严于律己，敢于担当。第四，严格按照文明执法"要求进行执法。执法者在执法过程中摆事实，讲道理，以理服人，以法服人；执法时讲究语言文明，举止文明，尊重行政相对人的人格；不得任性、恣意，不得主观武断、滥用职权；严禁暴力执法、野蛮执法、钓鱼执法、养鱼执法。要想得到人民对执法过程的认可，执法人员在执法过程中专业执法、"通俗"普法。不能武断执法，暴力执法、随意执法等，这些执法易造成人民群众对执法的不认可。得不到人民认可，健康战略的推进必将受到巨大阻碍。

（三）不断推进卫生文明司法进程，为全面建成小康社会奠定良好基础

没有全民健康，就没有全面小康，要把人民健康放在优先发展的战略地位。切实保护人民最大利益，将现有的医疗体系进行完善，优化健康服务、健康管理的司法，将人民健康落实在人民上，以此提高人民的获得感，通过健康战略与法治相结合，能加强司法在医疗卫生中的作用，增强社会的公平正义。习近平总书记指出："司法是维护公平正义的最后一代防线。只有不断强化司法在医疗卫生中的作用，才能公正高效解决医疗纠纷，还社会公平正义，从而引导全社会公平正义，为实现健康中国提供捷径。当前的健康湖北建设，取得了很大的进展，但是仍存在一系列深层次矛盾和问题，在全民健康中，资源需求与供给的矛盾，医患纠纷，资源分布不均，人民群众健康需求在数量和质量上的增长等。都是全面建设小康社会过程中，必须面对和解决的问题。这种情况下，只有不断推进卫生文明司法进程，才能进一步建设成更高水平的小康社会，才能完成全面建设成小康社会的目标。从这个意义上说，健康湖北法治建设的推进，是全面建设成小康社会的必然要求。

（四）加强立法研究，为行政决策提供科学依据

完善和发挥健康产业市场机制作用，加强健康法制建设法制是政府

调控和市场机制发挥作用的必要保障。我国的《宪法》第二十一条规定"国家发展医疗卫生事业，发展现代医药和传统医药"，所以，我国目前主要实施的是一系列"医疗卫生法律法规"，但从总体而言，这些法律对于国民健康而言都是碎片化的，尚未形成完善的法治体系，并且其立法的角度大多是从"防治疾病"来确立的，而对"维护健康"或"建设健康"的考量比较少。因而存在很大的局限性，甚至是致命的缺陷。所以，我们现今应该研究和考虑的是"以健康建设为中心"，设立"国民健康法"或"健康保障法"，以此统领这些与健康相关的一切法律和法规，从而建立健康领域完善的法制体系。应该说，国民健康保障法作为社会主义法制建设的重要领域，是促进健康事业稳步、快速发展的重要组成部分和基本保障，也是国民经济发展和社会可持续发展的需要，更是实现中华民族伟大复兴的"中国梦"的需要。所以，必须加强国民健康保障法的立法研究，完善健康保障体系的评估制度，加强健康领域执法监督和体系建设，强化政府公共服务职能，提高健康管理水平，加强健康法制宣传教育和阵地建设。重视健康危害因素监测工作，促进全国健康监测网络的建立健全，做好监测数据的收集、整理和分析，促进监测信息的交流和应用，为行政决策提供科学依据①。

（五）加快完善中医药法律法规体系

中医药是中华民族的瑰宝，习近平总书记不止一次对中医药事业的发展作出重要指示。健康中国 2030 规划纲要指出，实施中医临床优势培育工程，强化中医药防治优势病种研究，加强中西医结合，提高重大疑难病、危急重症临床疗效。大力发展中医非药物疗法，使其在常见病、多发病和慢性病防治中发挥独特作用。发展中医特色康复服务。健全覆盖城乡的中医医疗保健服务体系。在乡镇卫生院和社区卫生服务中

---

① 黄开斌，王习农．健康中国——国民健康研究［M］．北京：红旗出版社，2016：169-170.

心建立中医馆、国医堂等中医综合服务区，推广适宜技术，所有基层医疗卫生机构都能够提供中医药服务。促进民族医药发展。到 2030 年，中医药在治未病中的主导作用、在重大疾病治疗中的协同作用、在疾病康复中的核心作用得到充分发挥。在新型冠状肺炎暴发中，在没有有效专门药物的治疗下，中医药的治疗就发挥了巨大的作用。在全国确诊病例中，中医药的参与率高达 92.58%，方舱医院累计服用中药人数达到 99.9%，中医药参与并治愈出院病例数目占比已超过 70%，分析表明，中医药参与率的增加有助于临床有效率的提升，可见中医药便是 COVID-19 的特效疗法。临床研究显示：中药治疗效果是肯定的，不同阶段都适合用中药。对于轻型和普通型患者，早使用中药，能较快改善症状，缩短住院天数，减少轻型、普通型向重型发展。对于重型和危重型患者，实行中西医结合，在改善发热、呼吸急促、咳嗽等症状方面有显著优势，促进重型、危重型向轻型、普通型转变。对于恢复期人群，中药在降低肺纤维化、恢复肺功能等方面有作用。对于仍有气短、乏力等症状的，可以通过补肺健脾、养阴生津予以调理，既可以吃中药，也可以用药食两用的食材进行膳食调理。[①] 事实证明，中医药作为中华文明的一个瑰宝，凝聚着中国人民和中华民族的博大智慧，同时针对一种疾病的不同阶段，可以采取不同的药物治疗，做到了对症治疗。所以，在健康湖北战略的推进工作中，加大对中医药的发展，提升中医药的地位，提高中医药的服务能力。

发展中医养生保健治未病服务。发展中医特色康复、保健服务项目，针灸、推拿、拔罐、刮痧推进康复保健项目。推进中医院、社区医院开设中医特色康复、保健区域。中医整体观念强调人体自身的统一性、完整性以及人与自然环境的统一性、完整性，灵活中医整体观念运用到人民日常生活。中医更加关注人的整体功能和总体状态关注病人的

---

① 国家中医药管理局. 多种中药初步证实有明显疗效，中央指导组要求及时总结 [EB/OL]. [2020-03-05]. 国家中医药管理局官网.

身心感受，以这些参数的变化作为治病的主参照系。中医关注人的婴儿、幼儿、儿童、少年、青年、中年、老年等各个成长阶段的相互关联对健康的影响；关注未病、已病、末病各个病程阶段，相互关联对健康的影响；关注饮食、衣着、睡眠、健身、养心等各个生活环节对健康的影。这所提到与全方位全周期保障人民健康与促进人与自然社会的和谐共生是相符的。这就表明在很早以前中医里面已经开始提及全方位周期人民健康概念以及人与自然社会的和谐共生概念。这为我们后期人民健康的保健提供了宝贵的资料。因此完善中医药的法律法规，提高中医药在人民健康的地位，是推进健康湖北建设中，发挥中医药作用不可缺少的一步。

推进中医药传承与创新。重视中医药经典医籍研读及挖掘，全面系统继承历代各家学术理论、流派及学说，不断弘扬当代名老中医药专家学术思想和临床诊疗经验，挖掘民间诊疗技术和方药，推进中医药文化传承与发展。建立中医药传统知识保护制度，制定传统知识保护名录。融合现代科技成果，挖掘中药方剂，加强重大疑难疾病、慢性病等中医药防治技术和新药研发，不断推动中医药理论与实践发展）。加强中医药在人民健康发展中的作用，做到中西医结合。针对疑难杂症以及慢性病的治疗可以采取中西医相结合的方式来进行治疗。推进传承和创新中医药的发展，传承与创新相互依存，传承是创新的基础、创新又可以推动传承的发展，在传承中创新、创新中进行传承。这样的中医要文化才能其糟粕，推陈出新，革故鼎新。中医药在健康湖北建设中具有重要作用和意义。对于防治疾病，改变人们的健康观念具有重要意义。当前中医药在健康湖北建设中的作用，需要进一步彰显。除《中医药法》外，应加快完善与之配套的法律法规体系，为在健康湖北建设中，进一步发挥中医药的作用，提供坚实的法律保障。

（六）鼓励和倡导卫生法治建设上的全民守法

推进全民守法，必须着力增强全民法治观念，必须弘扬社会主义法治精神，建设社会主义法治文化，增强全社会厉行法治的积极性和主动性，形成守法光荣、违法可耻的社会氛围。要坚持把全民普法和守法作为依法治国的长期基础性工作，健全公民和组织守法信用记录，完善守法诚信褒奖机制和违法失信行为惩戒机制，使全体人民都成为社会主义法治的忠实崇尚者、自觉遵守者、坚定捍卫者。习近平总书记指出："法治精神是法治的灵魂，法治也并不体现于普通民众对法律条文有多么深透的了解，而在于努力把法治精神、法治意识、法治观念熔铸到人们的头脑中，体现于人们的日常行为之中。"健康是人民的人权，鼓励和倡导卫生法治是为了促进人民的健康意识，只有每个人都拿出主人翁的意识参与到卫生文明建设中去，遵守义务，使卫生文明不断法治化、规范化，推进健康湖北法制体系建设。

第三节　用法治的解决健康湖北建设中的
重点难点问题

健康湖北建设关系湖北人民的生命健康，关系湖北当前和长远发展。在建设健康湖北过程中，必然会牵涉和触及各方利益，如何协调各方利益，打破利益藩篱，将人民群众的利益落到实处，是健康湖北建设过程中必须面对和处理的重点和难点问题。这些问题主要包括，健康湖北建设中人民利益和部门利益的矛盾，人民群众长远利益和当前利益的矛盾，城市和农村的矛盾，健康产业的逐利性与人民健康事业的公益性之间的矛盾，健康湖北建设中主客体之间的矛盾等。这些矛盾几乎涵盖健康湖北建设的各个方面，各个层级。这些问题具有两个特点：一是涉及面广，牵一发而动全身；二是涉及利益重大且深远，利益各方关切度高，稍有不慎就会造成较大影响。这些问题如果处理得好，将大大推进健康湖北建设，如果处理不好，将严重影响健康湖北建设的效果。面对这些问题，根本解决之道，就是坚持以人民健康为中心的理念，运用法治解决问题。

　　其一，运用法治建设构健康湖北的顶层设计。健康湖北的顶层设计，是健康湖北建设的纲，纲举目张。这个纲设计的好，健康湖北必然能够健康开展。要坚持以人民健康为中心的理念，积极构建健康湖北的宏观法律体系。在国家法律法规的基础上，由省人大出台符合湖北地方实际的地方法规。从宏观上把握和规范健康湖北建设中的重大原则和重大问题。从而为健康湖北建设确立发展方向。

　　其二，运用法治规范健康湖北建设中的各种利益关系。健康湖北建设，难就难在如何厘定各利益攸关方的利益。要运用法治的办法，通过法律规范不同利益主体的利益边界，运用法律的办法，确立纠纷解决机制。将各利益攸关方都纳入法律的框架内。针对健康湖北建设中，人民利益和部门利益的矛盾，人民群众长远利益和当前利益的矛盾，城市和农村的矛盾，健康产业的逐利性与人民健康事业的公益性之间的矛盾，健康湖北建设中主客体之间的矛盾等突出矛盾和问题，积极构建解决这些问题的体制机制，并以法律的形式予以保障。

　　其三，运用法治维护人民群众的根本利益。健康湖北建设的出发点和落脚点，始终是人民群众的根本利益，任何违背人民群众利益的行为都要纠正和禁止。决不允许以任何名目，任何形式，损害人民群众的根本利益。要切实把人民群众的利益放在工作第一位，维护好人民的利益，对工作中存在不合理以及不规范的地方，要及时进行整改以免损害到人民的利益。工作中要做到，从人民群众中来，然后到人民群众去，听取人民群众的意见和想法。这样才能保证人民群众利益达到最大化。除了到人民群众去，在健康湖北建设过程中，要强化维护人民利益的根本法律制度，将人民利益置于法律的保护之下。也只有通过法治体系的构建，才能真正确保的人民群众的利益不受侵犯，也才能使健康湖北建设真正的落到实处。

　　其四，运用法治规范医疗卫生人员的培养和管理，以及加强对医疗卫生人员的保护。在健康湖北建设中，医疗卫生人员为人民健康的建设承担着重要的作用。保护人民群众的健康利益，还需要运用法治规范医疗卫生人员的培养、管理。规范对健康管理卫生人员、老年护理人员的培养。这些以此满足人民群众对健康需求的满足。加强医疗卫生人员的工作责任感培养，首先要明确人民健康才是人民最大的利益，要以人民集体的利益为主。其次要通过立法来对暴力伤医者的处罚，保护医疗工作者的安全与健康。对那些暴力伤医事件，不能简单从医患关系角度去对待，运用法律的规章制度对暴力伤医者进行惩罚，能够使得伤医事件的减少。运用法治来保护好难医疗工作人员，才能更加快速地推进健康湖北的进程。

可见，在健康湖北建设过程中，法治是极其重要，必不可少的，是建设健康湖北的重要保障。因此，推进健康湖北法治体系建设是建设健康湖北的题中之义，必由之路。从这个意义上说，推进健康湖北法治体系建设，不仅是健康湖北建设的必然要求，也是全面依法治国在建设健康湖北中的具体体现，是维护人民群众利益的根本途径，是湖北治理体系和治理能力现代化的重要表现。在推动湖北全面建成小康社会的过程中，具有不可替代的重大战略意义。

结 束 语

本书帮助我们建立对于"健康湖北"建设主体框架的基本认识，这项工程是集系统性、整体性、协同性于一体的利国利民的战略工程，拓展健康事业的广度和深度，推出具体可行的建设举措，推动"健康湖北"系统工程的重要领域和关键环节改革取得突破性进展和深刻性改革。

一、深刻认识健康事业对于个人生存和国家发展的极端重要性

健康是一种不可再生资源，只有好好去维护，合理地开发和利用，健康质量才会提高。健康更是一种能力，真正健康的人应该是身心智德兼备。

积极开展"健康湖北"行动，是贯彻落实党的十九大精神、推动实施"健康中国"战略、实现"两个一百年"奋斗目标的必然要求。是顺应新形势新要求，促进卫生健康工作从以治病为中心转向以人民健康为中心，统筹解决"看病难、看病贵"问题的重要举措。

健康是促进人的全面发展的必然要求，是经济社会发展的基础条件，是民族昌盛和国家富强的重要标志，也是广大人民群众的共同追求。习近平总书记深刻指出，"没有全民健康，就没有全面小康"，"经济要发展，健康要上去，人民的获得感、幸福感、安全感都离不开健康，要大力发展健康事业，要做身体健康的民族"，坚持防治结合、联防联控、群防群控，努力为人民群众提供全生命周期的卫生健康服务。

在继续深化医药卫生体制改革和加快推动健康产业发展的同时，聚焦当前和今后一个时期影响人民健康的重要因素、重大疾病和突出问题，实施一批针对性强的重大行动，把健康中国战略要求融入人民群众日常生产生活的全方面，明确实施健康中国战略的"路线图"和"施工图"，有利于推动《规划纲要》目标任务落地，通过实施健康中国行动，动员各方共同参与，普及健康知识，践行健康方式，提供健康服务，延长健康寿命，必将为实现"两个一百年"奋斗目标、实现中华民族伟大复兴的中国梦打下坚实健康基础。

聚焦主要健康问题与健康影响因素，着力解决重点人群突出的健康问题，努力做到"治未病、治小病"，统筹解决"看病难、看病贵"重点问题，为实现从"以治病为 中心"转向"以人民健康为中心"提供有效抓手，对落实预防为主的方针，更好满足人民群众日益增长的健康需求具有重要意义。

二、建立与健康事业发展相适应的依法治理体系

健康湖北建设要始终把人民群众的生命安全和身体健康放在第一位，从立法、执法、司法、守法各环节发力加强配套制度建设，完善处罚程序，健全执法管理体制及职责，强化公共安全保障，构建系统完备、科学规范、运行有效的疫情防控法律体系，坚决取缔和严厉打击有可能影响人民食品、药品、卫生环境等非法市场行为和经济活动，从源头上防控重大公共卫生风险。

各级政府要严格执行卫生健康和疾病防控（尤其传染性疾病）法律法规，加强风险评估，依法审慎决策，严格依法实施防控措施，坚决防止疫情蔓延。要加大对危害防控行为执法司法力度，严格执行传染病防治法及其实施办法、突发公共卫生事件应急条例等法律法规，依法实施疫情防控及应急处理措施。要加强治安管理、市场监管等执法工作，加大对暴力伤害医务人员违法行为的打击力度，严厉查处各类包装或更换药品名称等哄抬医药商品价格的违法行为，依法严厉打击偷换包装、

制假售假、造谣传谣等影响卫生健康的违法犯罪行为，保障社会安定有序。

要加强卫生健康相关法律法规的法治宣传工作，组织基层开展普法宣传，引导广大人民群众增强法治意识，依法支持和配合卫生健康相关工作。要强化卫生医疗相关法律服务，加强矛盾纠纷化解，为困难群众提供有效法律援助。

各级政府和卫生主管部门要全面依法履行职责，坚持运用法治思维和法治方式推进"健康湖北"建设工作，明确相关部门和社会组织责任分工，积极主动履职，切实保障人民群众生命健康安全。

健全重大疾病医疗保险和救助制度。通过建立全民医保制度解除全体人民的疾病医疗后顾之忧。在基本医保、大病保险、医疗救助的基础上，对医药费个人负担部分由中央和地方财政给予补助，对异地就医患者实行先收治、费用财政兜底等政策，保证患者不因费用问题而延误救治，并形成制度性成果。要健全应急医疗救助机制，在突发疫情等紧急情况时，要坚持生命为重、救治为先、关口前移、分类处置，及时有效救治，确保特殊人群的生命安全和身体健康。确保医疗机构先救治、后收费，并完善医保异地即时结算制度。要探索建立特殊群体、特定疾病医药费豁免制度，有针对性免除医保支付目录、支付限额、用药量等限制性条款，减轻困难群众就医就诊后顾之忧。要统筹基本医疗保险基金和公共卫生服务资金使用，提高对基层医疗机构的支付比例，实现公共卫生服务和医疗服务有效衔接。

三、坚持走系统完备的"健康湖北"建设道路

健康问题不是一个用医学学科可以解决的难题，健康的保持和促进单单靠医疗的形式也不能得到答案，还需要考虑生活环境、饮食安全、公平正义、心理健康、人口老龄化等客观因素，还要通过健康湖北建设要立足人民群众健康保持和健康促进，重塑健康观念，建立健全大健康的学科人才体系，明确中医和西医在健康建设中的作用和职责，改革医

学教育和医学人才培养模式；坚持市场导向，培育培养有利于健康促进的相关产业，建构健康产业体系；创新服务管理机制，进行医疗改革、医药改革、医保改革，制定配套政策和制度，推进"健康湖北"的治理体系和治理能力现代化建设。

附录：《"健康中国 2030"规划纲要》全文【完整版】

序　言

健康是促进人的全面发展的必然要求，是经济社会发展的基础条件。实现国民健康长寿，是国家富强、民族振兴的重要标志，也是全国各族人民的共同愿望。

党和国家历来高度重视人民健康。新中国成立以来特别是改革开放以来，我国健康领域改革发展取得显著成就，城乡环境面貌明显改善，全民健身运动蓬勃发展，医疗卫生服务体系日益健全，人民健康水平和身体素质持续提高。2015 年我国人均预期寿命已达 76.34 岁，婴儿死亡率、5 岁以下儿童死亡率、孕产妇死亡率分别下降到 8.1‰、10.7‰和 20.1/10 万，总体上优于中高收入国家平均水平，为全面建成小康社会奠定了重要基础。同时，工业化、城镇化、人口老龄化、疾病谱变化、生态环境及生活方式变化等，也给维护和促进健康带来一系列新的挑战，健康服务供给总体不足与需求不断增长之间的矛盾依然突出，健康领域发展与经济社会发展的协调性有待增强，需要从国家战略层面统筹解决关系健康的重大和长远问题。

推进健康中国建设，是全面建成小康社会、基本实现社会主义现代化的重要基础，是全面提升中华民族健康素质、实现人民健康与经济社会协调发展的国家战略，是积极参与全球健康治理、履行 2030 年可持续发展议程国际承诺的重大举措。未来 15 年,是推进健康中国建设的重要战略机遇期。经济保持中高速增长将为维护人民健康奠定坚实基础,消费结构升级将为发展健康服务创造广阔空间,科技创新将为提高健康水平提供有力支撑,各方面制度更加成熟更加定型将为健康领域可持续发展构建强大保障。

为推进健康中国建设,提高人民健康水平,根据党的十八届五中全会战略部署,制定本规划纲要。本规划纲要是推进健康中国建设的宏伟蓝图和行动纲领。全社会要增强责任感、使命感,全力推进健康中国建设,为实现中华民族伟大复兴和推动人类文明进步作出更大贡献。

第一篇　总体战略

第一章　指导思想

推进健康中国建设,必须高举中国特色社会主义伟大旗帜,全面贯彻党的十八大和十八届三中、四中、五中全会精神,以马克思列宁主义、毛泽东思想、邓小平理论、"三个代表"重要思想、科学发展观为指导,深入学习贯彻习近平总书记系列重要讲话精神,紧紧围绕统筹推进 "五位一体"总体布局和协调推进 "四个全面"战略布局,认真落实党中央、国务院决策部署,坚持以人民为中心的发展思想,牢固树立和贯彻落实新发展理念,坚持正确的卫生与健康工作方针,以提高人民健康水平为核心,以体制机制改革创新为动力,以普及健康生活、优化健康服务、完善健康保障、建设健康环境、发展健康产业为重点,把健康融入所有政策,加快转变健康领域发展方式,全方位、全周期维护和保障人民健康,大幅提高健康水平,显著改善健康公平,为实现 "两个一百年"奋斗目标和中华民族伟大复兴的中国梦提供坚实健康基础。

主要遵循以下原则:

——健康优先。把健康摆在优先发展的战略地位,立足国情,将促

进健康的理念融入公共政策制定实施的全过程，加快形成有利于健康的
生活方式、生态环境和经济社会发展模式，实现健康与经济社会良性协
调发展。

——改革创新。坚持政府主导，发挥市场机制作用，加快关键环节
改革步伐，冲破思想观念束缚，破除利益固化藩篱，清除体制机制障
碍，发挥科技创新和信息化的引领支撑作用，形成具有中国特色、促进
全民健康的制度体系。

——科学发展。把握健康领域发展规律，坚持预防为主、防治结
合、中西医并重，转变服务模式，构建整合型医疗卫生服务体系，推动
健康服务从规模扩张的粗放型发展转变到质量效益提升的绿色集约式发
展，推动中医药和西医药相互补充、协调发展，提升健康服务水平。

——公平公正。以农村和基层为重点，推动健康领域基本公共服务
均等化，维护基本医疗卫生服务的公益性，逐步缩小城乡、地区、人群
间基本健康服务和健康水平的差异，实现全民健康覆盖，促进社会
公平。

第二章　战略主题

"共建共享、全民健康"，是建设健康中国的战略主题。核心是以
人民健康为中心，坚持以基层为重点，以改革创新为动力，预防为主，
中西医并重，把健康融入所有政策，人民共建共享的卫生与健康工作方
针，针对生活行为方式、生产生活环境以及医疗卫生服务等健康影响因
素，坚持政府主导与调动社会、个人的积极性相结合，推动人人参与、
人人尽力、人人享有，落实预防为主，推行健康生活方式，减少疾病发
生，强化早诊断、早治疗、早康复，实现全民健康。

共建共享是建设健康中国的基本路径。从供给侧和需求侧两端发
力，统筹社会、行业和个人三个层面，形成维护和促进健康的强大合
力。要促进全社会广泛参与，强化跨部门协作，深化军民融合发展，调
动社会力量的积极性和创造性，加强环境治理，保障食品药品安全，预

防和减少伤害，有效控制影响健康的生态和社会环境危险因素，形成多层次、多元化的社会共治格局。要推动健康服务供给侧结构性改革，卫生计生、体育等行业要主动适应人民健康需求，深化体制机制改革，优化要素配置和服务供给，补齐发展短板，推动健康产业转型升级，满足人民群众不断增长的健康需求。要强化个人健康责任，提高全民健康素养，引导形成自主自律、符合自身特点的健康生活方式，有效控制影响健康的生活行为因素，形成热爱健康、追求健康、促进健康的社会氛围。

全民健康是建设健康中国的根本目的。立足全人群和全生命周期两个着力点，提供公平可及、系统连续的健康服务，实现更高水平的全民健康。要惠及全人群，不断完善制度、扩展服务、提高质量，使全体人民享有所需要的、有质量的、可负担的预防、治疗、康复、健康促进等健康服务，突出解决好妇女儿童、老年人、残疾人、低收入人群等重点人群的健康问题。要覆盖全生命周期，针对生命不同阶段的主要健康问题及主要影响因素，确定若干优先领域，强化干预，实现从胎儿到生命终点的全程健康服务和健康保障，全面维护人民健康。

第三章　战略目标

到 2020 年，建立覆盖城乡居民的中国特色基本医疗卫生制度，健康素养水平持续提高，健康服务体系完善高效，人人享有基本医疗卫生服务和基本体育健身服务，基本形成内涵丰富、结构合理的健康产业体系，主要健康指标居于中高收入国家前列。

到 2030 年，促进全民健康的制度体系更加完善，健康领域发展更加协调，健康生活方式得到普及，健康服务质量和健康保障水平不断提高，健康产业繁荣发展，基本实现健康公平，主要健康指标进入高收入国家行列。到 2050 年，建成与社会主义现代化国家相适应的健康国家。

到 2030 年具体实现以下目标：

——人民健康水平持续提升。人民身体素质明显增强，2030 年人均预期寿命达到 79.0 岁,人均健康预期寿命显著提高。

——主要健康危险因素得到有效控制。全民健康素养大幅提高,健康生活方式得到全面普及,有利于健康的生产生活环境基本形成,食品药品安全得到有效保障,消除一批重大疾病危害。

——健康服务能力大幅提升。优质高效的整合型医疗卫生服务体系和完善的全民健身公共服务体系全面建立,健康保障体系进一步完善,健康科技创新整体实力位居世界前列,健康服务质量和水平明显提高。

——健康产业规模显著扩大。建立起体系完整、结构优化的健康产业体系,形成一批具有较强创新能力和国际竞争力的大型企业,成为国民经济支柱性产业。

——促进健康的制度体系更加完善。有利于健康的政策法律法规体系进一步健全,健康领域治理体系和治理能力基本实现现代化。

健康中国建设主要指标

领域:健康水平 指标:人均预期寿命(岁)2015 年:76.34 2020 年:77.3 2030 年:79.0

领域:健康水平 指标:婴儿死亡率(‰)2015 年:8.1 2020 年:7.5 2030 年:5.0

领域:健康水平 指标:5 岁以下儿童死亡率(‰)2015 年:10.7 2020 年:9.5 2030 年:6.0

领域:健康水平 指标:孕产妇死亡率(1/10 万)2015 年:20.1 2020 年:18.0 2030 年:12.0

领域:健康水平 指标:城乡居民达到《国民体质测定标准》合格以上的人数比例(%)2015 年:89.6(2014 年)2020 年:90.6 2030 年:92.2

领域:健康生活 指标:居民健康素养水平(%)2015 年:10 2020 年:20 2030 年:30

领域:健康生活 指标:经常参加体育锻炼人数(亿人)2015 年:

3.6(2014 年)2020 年:4.35 2030 年:5.3

领域:健康服务与保障 指标:重大慢性病过早死亡率(%)2015 年:19.1(2013 年)2020 年:比 2015 年降低 10% 2030 年:比 2015 年降低 30%

领域:健康服务与保障 指标:每千常住人口执业(助理)医师数(人)2015 年:2.2 2020 年:2.5 2030 年:3.0

领域:健康服务与保障 指标:个人卫生支出占卫生总费用的比重(%)2015 年:29.3 2020 年:28 左右 2030 年:25 左右

领域:健康环境 指标:地级及以上城市空气质量优良天数比率(%)2015 年:76.7 2020 年:>80 2030 年:持续改善

领域:健康环境 指标:地表水质量达到或好于Ⅲ类水体比例(%)2015 年:66 2020 年:>70 2030 年:持续改善

领域:健康产业 指标:健康服务业总规模(万亿元)2015 年:—2020年:>8

第二篇 普及健康生活

第四章 加强健康教育

第一节 提高全民健康素养

推进全民健康生活方式行动,强化家庭和高危个体健康生活方式指导及干预,开展健康体重、健康口腔、健康骨骼等专项行动,到 2030 年基本实现以县(市、区)为单位全覆盖。开发推广促进健康生活的适宜技术和用品。建立健康知识和技能核心信息发布制度,健全覆盖全国的健康素养和生活方式监测体系。建立健全健康促进与教育体系,提高健康教育服务能力,从小抓起,普及健康科学知识。加强精神文明建设,发展健康文化,移风易俗,培育良好的生活习惯。各级各类媒体加大健康科学知识宣传力度，积极建设和规范各类广播电视等健康栏目，利用新媒体拓展健康教育。

第二节　加大学校健康教育力度

将健康教育纳入国民教育体系，把健康教育作为所有教育阶段素质教育的重要内容。以中小学为重点，建立学校健康教育推进机制。构建相关学科教学与教育活动相结合、课堂教育与课外实践相结合、经常性宣传教育与集中式宣传教育相结合的健康教育模式。培养健康教育师资，将健康教育纳入体育教师职前教育和职后培训内容。

第五章　塑造自主自律的健康行为

第一节　引导合理膳食

制定实施国民营养计划，深入开展食物（农产品、食品）营养功能评价研究，全面普及膳食营养知识，发布适合不同人群特点的膳食指南，引导居民形成科学的膳食习惯，推进健康饮食文化建设。建立健全居民营养监测制度，对重点区域、重点人群实施营养干预，重点解决微量营养素缺乏、部分人群油脂等高热能食物摄入过多等问题，逐步解决居民营养不足与过剩并存问题。实施临床营养干预。加强对学校、幼儿园、养老机构等营养健康工作的指导。开展示范健康食堂和健康餐厅建设。到2030年，居民营养知识素养明显提高，营养缺乏疾病发生率显著下降，全国人均每日食盐摄入量降低20%，超重、肥胖人口增长速度明显放缓。

第二节　开展控烟限酒

全面推进控烟履约，加大控烟力度，运用价格、税收、法律等手段提高控烟成效。深入开展控烟宣传教育。积极推进无烟环境建设，强化公共场所控烟监督执法。推进公共场所禁烟工作，逐步实现室内公共场所全面禁烟。领导干部要带头在公共场所禁烟，把党政机关建成无烟机关。强化戒烟服务。到 2030 年，15 岁以上人群吸烟率降低到 20%。加强限酒健康教育，控制酒精过度使用，减少酗酒。加强有害使用酒精监测。

第三节 促进心理健康

加强心理健康服务体系建设和规范化管理。加大全民心理健康科普宣传力度，提升心理健康素养。加强对抑郁症、焦虑症等常见精神障碍和心理行为问题的干预，加大对重点人群心理问题早期发现和及时干预力度。加强严重精神障碍患者报告登记和救治救助管理。全面推进精神障碍社区康复服务。提高突发事件心理危机的干预能力和水平。到 2030 年，常见精神障碍防治和心理行为问题识别干预水平显著提高。

第四节 减少不安全性行为和毒品危害

强化社会综合治理，以青少年、育龄妇女及流动人群为重点，开展性道德、性健康和性安全宣传教育和干预，加强对性传播高危行为人群的综合干预，减少意外妊娠和性相关疾病传播。大力普及有关毒品危害、应对措施和治疗途径等知识。加强全国戒毒医疗服务体系建设，早发现、早治疗成瘾者。加强戒毒药物维持治疗与社区戒毒、强制隔离戒毒和社区康复的衔接。建立集生理脱毒、心理康复、就业扶持、回归社会于一体的戒毒康复模式，最大限度减少毒品社会危害。

第六章 提高全民身体素质

第一节 完善全民健身公共服务体系

统筹建设全民健身公共设施，加强健身步道、骑行道、全民健身中心、体育公园、社区多功能运动场等场地设施建设。到 2030 年，基本建成县乡村三级公共体育设施网络,人均体育场地面积不低于2.3平方米,在城镇社区实现15分钟健身圈全覆盖。推行公共体育设施免费或低收费开放,确保公共体育场地设施和符合开放条件的企事业单位体育场地设施全部向社会开放。加强全民健身组织网络建设,扶持和引导基层体育社会组织发展。

第二节　广泛开展全民健身运动

继续制定实施全民健身计划,普及科学健身知识和健身方法,推动全民健身生活化。组织社会体育指导员广泛开展全民健身指导服务。实施国家体育锻炼标准,发展群众健身休闲活动,丰富和完善全民健身体系。大力发展群众喜闻乐见的运动项目,鼓励开发适合不同人群、不同地域特点的特色运动项目,扶持推广太极拳、健身气功等民族民俗民间传统运动项目。

第三节　加强体医融合和非医疗健康干预

发布体育健身活动指南,建立完善针对不同人群、不同环境、不同身体状况的运动处方库,推动形成体医结合的疾病管理与健康服务模式,发挥全民科学健身在健康促进、慢性病预防和康复等方面的积极作用。加强全民健身科技创新平台和科学健身指导服务站点建设。开展国民体质测试,完善体质健康监测体系,开发应用国民体质健康监测大数据,开展运动风险评估。

第四节　促进重点人群体育活动

制定实施青少年、妇女、老年人、职业群体及残疾人等特殊群体的体质健康干预计划。实施青少年体育活动促进计划,培育青少年体育爱好,基本实现青少年熟练掌握1项以上体育运动技能,确保学生校内每天体育活动时间不少于1小时。到2030年,学校体育场地设施与器材配置达标率达到100%,青少年学生每周参与体育活动达到中等强度3

次以上,国家学生体质健康标准达标优秀率25%以上。加强科学指导,促进妇女、老年人和职业群体积极参与全民健身。实行工间健身制度,鼓励和支持新建工作场所建设适当的健身活动场地。推动残疾人康复体育和健身体育广泛开展。

第三篇 优化健康服务

第七章 强化覆盖全民的公共卫生服务

第一节 防治重大疾病

实施慢性病综合防控战略,加强国家慢性病综合防控示范区建设。强化慢性病筛查和早期发现,针对高发地区重点癌症开展早诊早治工作,推动癌症、脑卒中、冠心病等慢性病的机会性筛查。基本实现高血压、糖尿病患者管理干预全覆盖,逐步将符合条件的癌症、脑卒中等重大慢性病早诊早治适宜技术纳入诊疗常规。加强学生近视、肥胖等常见病防治。到2030年,实现全人群、全生命周期的慢性病健康管理,总体癌症5年生存率提高15%。加强口腔卫生,12岁儿童患龋率控制在25%以内。

加强重大传染病防控。完善传染病监测预警机制。继续实施扩大国家免疫规划,适龄儿童国家免疫规划疫苗接种率维持在较高水平,建立预防接种异常反应补偿保险机制。加强艾滋病检测、抗病毒治疗和随访管理,全面落实临床用血核酸检测和预防艾滋病母婴传播,疫情保持在低流行水平。建立结核病防治综合服务模式,加强耐多药肺结核筛查和监测,规范肺结核诊疗管理,全国肺结核疫情持续下降。有效应对流感、手足口病、登革热、麻疹等重点传染病疫情。继续坚持以传染源控制为主的血吸虫病综合防治策略,全国所有流行县达到消除血吸虫病标准。继续巩固全国消除疟疾成果。全国所有流行县基本控制包虫病等重点寄生虫病流行。保持控制和消除重点地方病,地方病不再成为危害人民健康的重点问题。加强突发急性传染病防治,积极防范输入性突发急性传染病,加强鼠疫等传统烈性传染病防控。强化重大动物源性传染病的源头治理。

第二节 完善计划生育服务管理

健全人口与发展的综合决策体制机制,完善有利于人口均衡发展的政策体系。改革计划生育服务管理方式,更加注重服务家庭,构建以生育支持、幼儿养育、青少年发展、老人赡养、病残照料为主题的家庭发展政策框架,引导群众负责任、有计划地生育。完善国家计划生育技术服务政策,加大再生育计划生育技术服务保障力度。全面推行知情选择,普及避孕节育和生殖健康知识。完善计划生育家庭奖励扶助制度和特别扶助制度,实行奖励扶助金标准动态调整。坚持和完善计划生育目标管理责任制,完善宣传倡导、依法管理、优质服务、政策推动、综合治理的计划生育长效工作机制。建立健全出生人口监测工作机制。继续开展出生人口性别比治理。到 2030 年,全国出生人口性别比实现自然平衡。

第三节 推进基本公共卫生服务均等化

继续实施完善国家基本公共卫生服务项目和重大公共卫生服务项目,加强疾病经济负担研究,适时调整项目经费标准,不断丰富和拓展服务内容,提高服务质量,使城乡居民享有均等化的基本公共卫生服务,做好流动人口基本公共卫生计生服务均等化工作。

第八章 提供优质高效的医疗服务

第一节 完善医疗卫生服务体系

全面建成体系完整、分工明确、功能互补、密切协作、运行高效的整合型医疗卫生服务体系。县和市域内基本医疗卫生资源按常住人口和服务半径合理布局，实现人人享有均等化的基本医疗卫生服务；省级及以上分区域统筹配置，整合推进区域医疗资源共享，基本实现优质医疗卫生资源配置均衡化，省域内人人享有均质化的危急重症、疑难病症诊疗和专科医疗服务；依托现有机构，建设一批引领国内、具有全球影响力的国家级医学中心，建设一批区域医学中心和国家临床重点专科群，推进京津冀、长江经济带等区域医疗卫生协同发展，带动医疗服务区域发展和整体水平提升。加强康复、老年病、长期护理、慢性病管理、安宁疗护等接续性医疗机构建设。实施健康扶贫工程，加大对中西部贫困地区医疗卫生机构建设支持力度，提升服务能力，保障贫困人口健康。到 2030 年，15 分钟基本医疗卫生服务圈基本形成，每千常住人口注册护士数达到 4.7 人。

第二节　创新医疗卫生服务供给模式

建立专业公共卫生机构、综合和专科医院、基层医疗卫生机构"三位一体"的重大疾病防控机制，建立信息共享、互联互通机制，推进慢性病防、治、管整体融合发展，实现医防结合。建立不同层级、不同类别、不同举办主体医疗卫生机构间目标明确、权责清晰的分工协作机制，不断完善服务网络、运行机制和激励机制，基层普遍具备居民健康守门人的能力。完善家庭医生签约服务，全面建立成熟完善的分级诊疗制度，形成基层首诊、双向转诊、上下联动、急慢分治的合理就医秩序，健全治疗—康复—长期护理服务链。引导三级公立医院逐步减少普通门诊，重点发展危急重症、疑难病症诊疗。完善医疗联合体、医院集团等多种分工协作模式，提高服务体系整体绩效。加快医疗卫生领域军民融合，积极发挥军队医疗卫生机构作用，更好为人民服务。

第三节　提升医疗服务水平和质量

建立与国际接轨、体现中国特色的医疗质量管理与控制体系，基本健全覆盖主要专业的国家、省、市三级医疗质量控制组织，推出一批国际化标准规范。建设医疗质量管理与控制信息化平台，实现全行业全方位精准、实时管理与控制，持续改进医疗质量和医疗安全，提升医疗服务同质化程度，再住院率、抗菌药物使用率等主要医疗服务质量指标达到或接近世界先进水平。全面实施临床路径管理，规范诊疗行为，优化诊疗流程，增强患者就医获得感。推进合理用药，保障临床用血安全，基本实现医疗机构检查、检验结果互认。加强医疗服务人文关怀，构建和谐医患关系。依法严厉打击涉医违法犯罪行为特别是伤害医务人员的暴力犯罪行为，保护医务人员安全。

第九章　充分发挥中医药独特优势

第一节　提高中医药服务能力

实施中医临床优势培育工程，强化中医药防治优势病种研究，加强中西医结合，提高重大疑难病、危急重症临床疗效。大力发展中医非药物疗法，使其在常见病、多发病和慢性病防治中发挥独特作用。发展中医特色康复服务。健全覆盖城乡的中医医疗保健服务体系。在乡镇卫生院和社区卫生服务中心建立中医馆、国医堂等中医综合服务区，推广适宜技术，所有基层医疗卫生机构都能够提供中医药服务。促进民族医药发展。到2030年，中医药在治未病中的主导作用、在重大疾病治疗中的协同作用、在疾病康复中的核心作用得到充分发挥。

第二节　发展中医养生保健治未病服务

实施中医治未病健康工程，将中医药优势与健康管理结合，探索融健康文化、健康管理、健康保险为一体的中医健康保障模式。鼓励社会力量举办规范的中医养生保健机构，加快养生保健服务发展。拓展中医医院服务领域，为群众提供中医健康咨询评估、干预调理、随访管理等治未病服务。鼓励中医医疗机构、中医医师为中医养生保健机构提供保健咨询和调理等技术支持。开展中医中药中国行活动,大力传播中医药知识和易于掌握的养生保健技术方法,加强中医药非物质文化遗产的保护和传承运用,实现中医药健康养生文化创造性转化、创新性发展。

第三节 推进中医药继承创新

实施中医药传承创新工程,重视中医药经典医籍研读及挖掘,全面系统继承历代各家学术理论、流派及学说,不断弘扬当代名老中医药专家学术思想和临床诊疗经验,挖掘民间诊疗技术和方药,推进中医药文化传承与发展。建立中医药传统知识保护制度,制定传统知识保护名录。融合现代科技成果,挖掘中药方剂,加强重大疑难疾病、慢性病等中医药防治技术和新药研发,不断推动中医药理论与实践发展。发展中医药健康服务,加快打造全产业链服务的跨国公司和国际知名的中国品牌,推动中医药走向世界。保护重要中药资源和生物多样性,开展中药资源普查及动态监测。建立大宗、道地和濒危药材种苗繁育基地,提供中药材市场动态监测信息,促进中药材种植业绿色发展。

第十章 加强重点人群健康服务

第一节 提高妇幼健康水平

实施母婴安全计划,倡导优生优育,继续实施住院分娩补助制度,向孕产妇免费提供生育全过程的基本医疗保健服务。加强出生缺陷综合防治,构建覆盖城乡居民,涵盖孕前、孕期、新生儿各阶段的出生缺陷防治体系。实施健康儿童计划,加强儿童早期发展,加强儿科建设,加大儿童重点疾病防治力度,扩大新生儿疾病筛查,继续开展重点地区儿童营养改善等项目。提高妇女常见病筛查率和早诊早治率。实施妇幼健康和计划生育服务保障工程,提升孕产妇和新生儿危急重症救治能力。

第二节　促进健康老龄化

推进老年医疗卫生服务体系建设,推动医疗卫生服务延伸至社区、家庭。健全医疗卫生机构与养老机构合作机制,支持养老机构开展医疗服务。推进中医药与养老融合发展,推动医养结合,为老年人提供治疗期住院、康复期护理、稳定期生活照料、安宁疗护一体化的健康和养老服务,促进慢性病全程防治管理服务同居家、社区、机构养老紧密结合。鼓励社会力量兴办医养结合机构。加强老年常见病、慢性病的健康指导和综合干预,强化老年人健康管理。推动开展老年心理健康与关怀服务,加强老年痴呆症等的有效干预。推动居家老人长期照护服务发展,全面建立经济困难的高龄、失能老人补贴制度,建立多层次长期护理保障制度。进一步完善政策,使老年人更便捷获得基本药物。

第三节　维护残疾人健康

制定实施残疾预防和残疾人康复条例。加大符合条件的低收入残疾人医疗救助力度,将符合条件的残疾人医疗康复项目按规定纳入基本医疗保险支付范围。建立残疾儿童康复救助制度,有条件的地方对残疾人基本型辅助器具给予补贴。将残疾人康复纳入基本公共服务,实施精准康复,为城乡贫困残疾人、重度残疾人提供基本康复服务。完善医疗机构无障碍设施,改善残疾人医疗服务。进一步完善康复服务体系,加强残疾人康复和托养设施建设,建立医疗机构与残疾人专业康复机构双向转诊机制,推动基层医疗卫生机构优先为残疾人提供基本医疗、公共卫生和健康管理等签约服务。制定实施国家残疾预防行动计划,增强全社会残疾预防意识,开展全人群、全生命周期残疾预防,有效控制残疾的发生和发展。加强对致残疾病及其他致残因素的防控。推动国家残疾预防综合试验区试点工作。继续开展防盲治盲和防聋治聋工作。

第四篇　完善健康保障

第十一章　健全医疗保障体系

第一节　完善全民医保体系

　　健全以基本医疗保障为主体、其他多种形式补充保险和商业健康保险为补充的多层次医疗保障体系。整合城乡居民基本医保制度和经办管理。健全基本医疗保险稳定可持续筹资和待遇水平调整机制，实现基金中长期精算平衡。完善医保缴费参保政策，均衡单位和个人缴费负担，合理确定政府与个人分担比例。改进职工医保个人账户，开展门诊统筹。进一步健全重特大疾病医疗保障机制，加强基本医保、城乡居民大病保险、商业健康保险与医疗救助等的有效衔接。到 2030 年，全民医保体系成熟定型。

第二节　健全医保管理服务体系

　　严格落实医疗保险基金预算管理。全面推进医保支付方式改革，积极推进按病种付费、按人头付费，积极探索按疾病诊断相关分组付费（DRGs）、按服务绩效付费，形成总额预算管理下的复合式付费方式，健全医保经办机构与医疗机构的谈判协商与风险分担机制。加快推进基本医保异地就医结算，实现跨省异地安置退休人员住院医疗费用直接结算和符合转诊规定的异地就医住院费用直接结算。全面实现医保智能监控，将医保对医疗机构的监管延伸到医务人员。逐步引入社会力量参与医保经办。加强医疗保险基础标准建设和应用。到 2030 年，全民医保管理服务体系完善高效。

第三节　积极发展商业健康保险

落实税收等优惠政策，鼓励企业、个人参加商业健康保险及多种形式的补充保险。丰富健康保险产品，鼓励开发与健康管理服务相关的健康保险产品。促进商业保险公司与医疗、体检、护理等机构合作，发展健康管理组织等新型组织形式。到 2030 年，现代商业健康保险服务业进一步发展，商业健康保险赔付支出占卫生总费用比重显著提高。

第十二章　完善药品供应保障体系

第一节　深化药品、医疗器械流通体制改革

推进药品、医疗器械流通企业向供应链上下游延伸开展服务，形成现代流通新体系。规范医药电子商务，丰富药品流通渠道和发展模式。推广应用现代物流管理与技术，健全中药材现代流通网络与追溯体系。落实医疗机构药品、耗材采购主体地位，鼓励联合采购。完善国家药品价格谈判机制。建立药品出厂价格信息可追溯机制。强化短缺药品供应保障和预警，完善药品储备制度和应急供应机制。建设遍及城乡的现代医药流通网络，提高基层和边远地区药品供应保障能力。

第二节　完善国家药物政策

巩固完善国家基本药物制度，推进特殊人群基本药物保障。完善现有免费治疗药品政策，增加艾滋病防治等特殊药物免费供给。保障儿童用药。完善罕见病用药保障政策。建立以基本药物为重点的临床综合评价体系。按照政府调控和市场调节相结合的原则，完善药品价格形成机制。强化价格、医保、采购等政策的衔接，坚持分类管理，加强对市场竞争不充分药品和高值医用耗材的价格监管，建立药品价格信息监测和信息公开制度，制定完善医保药品支付标准政策。

第五篇 建设健康环境

第十三章 深入开展爱国卫生运动

第一节 加强城乡环境卫生综合整治

持续推进城乡环境卫生整洁行动,完善城乡环境卫生基础设施和长效机制,统筹治理城乡环境卫生问题。加大农村人居环境治理力度,全面加强农村垃圾治理,实施农村生活污水治理工程,大力推广清洁能源。到 2030 年,努力把我国农村建设成为人居环境干净整洁、适合居民生活养老的美丽家园,实现人与自然和谐发展。实施农村饮水安全巩固提升工程,推动城镇供水设施向农村延伸,进一步提高农村集中供水率、自来水普及率、水质达标率和供水保证率,全面建立从源头到龙头的农村饮水安全保障体系。加快无害化卫生厕所建设,力争到 2030 年,全国农村居民基本都能用上无害化卫生厕所。实施以环境治理为主的病媒生物综合预防控制策略。深入推进国家卫生城镇创建,力争到 2030 年,国家卫生城市数量提高到全国城市总数的 50%,有条件的省(自治区、直辖市)实现全覆盖。

第二节 建设健康城市和健康村镇

把健康城市和健康村镇建设作为推进健康中国建设的重要抓手,保障与健康相关的公共设施用地需求,完善相关公共设施体系、布局和标准,把健康融入城乡规划、建设、治理的全过程,促进城市与人民健康协调发展。针对当地居民主要健康问题,编制实施健康城市、健康村镇发展规划。广泛开展健康社区、健康村镇、健康单位、健康家庭等建设,提高社会参与度。重点加强健康学校建设,加强学生健康危害因素监测与评价,完善学校食品安全管理、传染病防控等相关政策。加强健康城市、健康村镇建设监测与评价。到 2030 年,建成一批健康城市、健康村镇建设的示范市和示范村镇。

第十四章 加强影响健康的环境问题治理

第一节 深入开展大气、水、土壤等污染防治

以提高环境质量为核心,推进联防联控和流域共治,实行环境质量目标考核,实施最严格的环境保护制度,切实解决影响广大人民群众健康的突出环境问题。深入推进产业园区、新城、新区等开发建设规划环评,严格建设项目环评审批,强化源头预防。深化区域大气污染联防联控,建立常态化区域协作机制。完善重度及以上污染天气的区域联合预警机制。全面实施城市空气质量达标管理,促进全国城市环境空气质量明显改善。推进饮用水水源地安全达标建设。强化地下水管理和保护,推进地下水超采区治理与污染综合防治。开展国家土壤环境质量监测网络建设,建立建设用地土壤环境质量调查评估制度,开展土壤污染治理与修复。以耕地为重点,实施农用地分类管理。全面加强农业面源污染防治,有效保护生态系统和遗传多样性。加强噪声污染防控。

第二节 实施工业污染源全面达标排放计划

全面实施工业污染源排污许可管理,推动企业开展自行监测和信息公开,建立排污台账,实现持证按证排污。加快淘汰高污染、高环境风险的工艺、设备与产品。开展工业集聚区污染专项治理。以钢铁、水泥、石化等行业为重点,推进行业达标排放改造。

第三节 建立健全环境与健康监测、调查和风险评估制度

逐步建立健全环境与健康管理制度。开展重点区域、流域、行业环境与健康调查,建立覆盖污染源监测、环境质量监测、人群暴露监测和

健康效应监测的环境与健康综合监测网络及风险评估体系。实施环境与健康风险管理。划定环境健康高风险区域，开展环境污染对人群健康影响的评价，探索建立高风险区域重点项目健康风险评估制度。建立环境健康风险沟通机制。建立统一的环境信息公开平台，全面推进环境信息公开。推进县级及以上城市空气质量监测和信息发布。

第十五章　保障食品药品安全

第一节　加强食品安全监管

完善食品安全标准体系，实现食品安全标准与国际标准基本接轨。加强食品安全风险监测评估，到 2030 年，食品安全风险监测与食源性疾病报告网络实现全覆盖。全面推行标准化、清洁化农业生产，深入开展农产品质量安全风险评估，推进农兽药残留、重金属污染综合治理，实施兽药抗菌药治理行动。加强对食品原产地指导监管，完善农产品市场准入制度。建立食用农产品全程追溯协作机制，完善统一权威的食品安全监管体制，建立职业化检查员队伍，加强检验检测能力建设，强化日常监督检查，扩大产品抽检覆盖面。加强互联网食品经营治理。加强进口食品准入管理，加大对境外源头食品安全体系检查力度，有序开展进口食品指定口岸建设。推动地方政府建设出口食品农产品质量安全示范区。推进食品安全信用体系建设，完善食品安全信息公开制度。健全从源头到消费全过程的监管格局，严守从农田到餐桌的每一道防线，让人民群众吃得安全、吃得放心。

第二节　强化药品安全监管

深化药品（医疗器械）审评审批制度改革，研究建立以临床疗效为导向的审批制度，提高药品（医疗器械）审批标准。加快创新药（医疗器械）和临床急需新药（医疗器械）的审评审批，推进仿制药质量和疗效一致性评价。完善国家药品标准体系，实施医疗器械标准提高计划,积极推进中药(材)标准国际化进程。全面加强药品监管,形成全品种、全过程的监管链条。加强医疗器械和化妆品监管。

第十六章　完善公共安全体系

第一节　强化安全生产和职业健康

加强安全生产,加快构建风险等级管控、隐患排查治理两条防线,切实降低重特大事故发生频次和危害后果。强化行业自律和监督管理职责,推动企业落实主体责任,推进职业病危害源头治理,强化矿山、危险化学品等重点行业领域安全生产监管。开展职业病危害基本情况普查,健全有针对性的健康干预措施。进一步完善职业安全卫生标准体系,建立完善重点职业病监测与职业病危害因素监测、报告和管理网络,遏制尘肺病和职业中毒高发势头。建立分级分类监管机制,对职业病危害高风险企业实施重点监管。开展重点行业领域职业病危害专项治理。强化职业病报告制度,开展用人单位职业健康促进工作,预防和控制工伤事故及职业病发生。加强全国个人辐射剂量管理和放射诊疗辐射防护。

第二节　促进道路交通安全

加强道路交通安全设施设计、规划和建设,组织实施公路安全生命防护工程,治理公路安全隐患。严格道路运输安全管理,提升企业安全自律意识,落实运输企业安全生产主体责任。强化安全运行监管能力和安全生产基础支撑。进一步加强道路交通安全治理,提高车辆安全技术标准,提高机动车驾驶人和交通参与者综合素质。到 2030 年,力争实现道路交通万车死亡率下降 30%。

第三节　预防和减少伤害

建立伤害综合监测体系,开发重点伤害干预技术指南和标准。加强儿童和老年人伤害预防和干预，减少儿童交通伤害、溺水和老年人意外跌落，提高儿童玩具和用品安全标准。预防和减少自杀、意外中毒。建立消费品质量安全事故强制报告制度，建立产品伤害监测体系，强化重点领域质量安全监管，减少消费品安全伤害。

第四节　提高突发事件应急能力

加强全民安全意识教育。建立健全城乡公共消防设施建设和维护管理责任机制，到2030年，城乡公共消防设施基本实现全覆盖。提高防灾减灾和应急能力。完善突发事件卫生应急体系，提高早期预防、及时发现、快速反应和有效处置能力。建立包括军队医疗卫生机构在内的海陆空立体化的紧急医学救援体系，提升突发事件紧急医学救援能力。到2030年，建立起覆盖全国、较为完善的紧急医学救援网络，突发事件卫生应急处置能力和紧急医学救援能力达到发达国家水平。进一步健全医疗急救体系，提高救治效率。到2030年，力争将道路交通事故死伤比基本降低到中等发达国家水平。

第五节　健全口岸公共卫生体系

建立全球传染病疫情信息智能监测预警、口岸精准检疫的口岸传染病预防控制体系和种类齐全的现代口岸核生化有害因子防控体系，建立基于源头防控、境内外联防联控的口岸突发公共卫生事件应对机制，健全口岸病媒生物及各类重大传染病监测控制机制，主动预防、控制和应对境外突发公共卫生事件。持续巩固和提升口岸核心能力，创建国际卫生机场（港口）。完善国际旅行与健康信息网络，提供及时有效的国际旅行健康指导，建成国际一流的国际旅行健康服务体系，保障出入境人员健康安全。

提高动植物疫情疫病防控能力，加强进境动植物检疫风险评估准入管理，强化外来动植物疫情疫病和有害生物查验截获、检测鉴定、除害处理、监测防控规范化建设，健全对购买和携带人员、单位的问责追究体系，防控国际动植物疫情疫病及有害生物跨境传播。健全国门生物安全查验机制，有效防范物种资源丧失和外来物种入侵。

第六篇 发展健康产业

第十七章 优化多元办医格局

进一步优化政策环境，优先支持社会力量举办非营利性医疗机构，推进和实现非营利性民营医院与公立医院同等待遇。鼓励医师利用业余时间、退休医师到基层医疗卫生机构执业或开设工作室。个体诊所设置不受规划布局限制。破除社会力量进入医疗领域的不合理限制和隐性壁垒。逐步扩大外资兴办医疗机构的范围。加大政府购买服务的力度，支持保险业投资、设立医疗机构，推动非公立医疗机构向高水平、规模化方向发展，鼓励发展专业性医院管理集团。加强政府监管、行业自律与社会监督，促进非公立医疗机构规范发展。

第十八章 发展健康服务新业态

积极促进健康与养老、旅游、互联网、健身休闲、食品融合，催生健康新产业、新业态、新模式。发展基于互联网的健康服务，鼓励发展健康体检、咨询等健康服务，促进个性化健康管理服务发展，培育一批有特色的健康管理服务产业，探索推进可穿戴设备、智能健康电子产品和健康医疗移动应用服务等发展。规范发展母婴照料服务。培育健康文化产业和体育医疗康复产业。制定健康医疗旅游行业标准、规范，打造具有国际竞争力的健康医疗旅游目的地。大力发展中医药健康旅游。打造一批知名品牌和良性循环的健康服务产业集群，扶持一大批中小微企业配套发展。

引导发展专业的医学检验中心、医疗影像中心、病理诊断中心和血液透析中心等。支持发展第三方医疗服务评价、健康管理服务评价，以及健康市场调查和咨询服务。鼓励社会力量提供食品药品检测服务。完善科技中介体系,大力发展专业化、市场化医药科技成果转化服务。

第十九章　积极发展健身休闲运动产业

进一步优化市场环境,培育多元主体,引导社会力量参与健身休闲设施建设运营。推动体育项目协会改革和体育场馆资源所有权、经营权分离改革,加快开放体育资源,创新健身休闲运动项目推广普及方式,进一步健全政府购买体育公共服务的体制机制,打造健身休闲综合服务体。鼓励发展多种形式的体育健身俱乐部,丰富业余体育赛事,积极培育冰雪、山地、水上、汽摩、航空、极限、马术等具有消费引领特征的时尚休闲运动项目,打造具有区域特色的健身休闲示范区、健身休闲产业带。

第二十章　促进医药产业发展

第一节　加强医药技术创新

完善政产学研用协同创新体系,推动医药创新和转型升级。加强专利药、中药新药、新型制剂、高端医疗器械等创新能力建设,推动治疗重大疾病的专利到期药物实现仿制上市。大力发展生物药、化学药新品种、优质中药、高性能医疗器械、新型辅料包材和制药设备,推动重大药物产业化,加快医疗器械转型升级,提高具有自主知识产权的医学诊疗设备、医用材料的国际竞争力。加快发展康复辅助器具产业,增强自主创新能力。健全质量标准体系,提升质量控制技术,实施绿色和智能改造升级,到2030年,药品、医疗器械质量标准全面与国际接轨。

第二节　提升产业发展水平

发展专业医药园区,支持组建产业联盟或联合体,构建创新驱动、绿色低碳、智能高效的先进制造体系,提高产业集中度,增强中高端产品供给能力。大力发展医疗健康服务贸易,推动医药企业走出去和国际产业合作,提高国际竞争力。到 2030 年,具有自主知识产权新药和诊疗装备国际市场份额大幅提高,高端医疗设备市场国产化率大幅提高,实现医药工业中高速发展和向中高端迈进,跨入世界制药强国行列。推进医药流通行业转型升级,减少流通环节,提高流通市场集中度,形成一批跨国大型药品流通企业。

第七篇　健全支撑与保障

第二十一章　深化体制机制改革

第一节　把健康融入所有政策

加强各部门各行业的沟通协作,形成促进健康的合力。全面建立健康影响评价评估制度,系统评估各项经济社会发展规划和政策、重大工程项目对健康的影响,健全监督机制。畅通公众参与渠道,加强社会监督。

第二节　全面深化医药卫生体制改革

加快建立更加成熟定型的基本医疗卫生制度,维护公共医疗卫生的公益性,有效控制医药费用不合理增长,不断解决群众看病就医问题。推进政事分开、管办分开,理顺公立医疗卫生机构与政府的关系,建立现代公立医院管理制度。清晰划分中央和地方以及地方各级政府医药卫生管理事权,实施属地化和全行业管理。推进军队医院参加城市公立医院改革、纳入国家分级诊疗体系工作。健全卫生计生全行业综合监管体系。

第三节　完善健康筹资机制

健全政府健康领域相关投入机制,调整优化财政支出结构,加大健康领域投入力度，科学合理界定中央政府和地方政府支出责任，履行政府保障基本健康服务需求的责任。中央财政在安排相关转移支付时对经济欠发达地区予以倾斜，提高资金使用效益。建立结果导向的健康投入机制，开展健康投入绩效监测和评价。充分调动社会组织、企业等的积极性，形成多元筹资格局。鼓励金融等机构创新产品和服务，完善扶持措施。大力发展慈善事业，鼓励社会和个人捐赠与互助。

第四节　加快转变政府职能

进一步推进健康相关领域简政放权、放管结合、优化服务。继续深化药品、医疗机构等审批改革，规范医疗机构设置审批行为。推进健康相关部门依法行政，推进政务公开和信息公开。加强卫生计生、体育、食品药品等健康领域监管创新，加快构建事中和事后监管体系，全面推开“双随机、一公开”机制建设。推进综合监管，加强行业自律和诚信建设，鼓励行业协会商会发展，充分发挥社会力量在监管中的作用，促进公平竞争，推动健康相关行业科学发展，简化健康领域公共服务流程，优化政府服务，提高服务效率。

第二十二章　加强健康人力资源建设

第一节　加强健康人才培养培训

加强医教协同，建立完善医学人才培养供需平衡机制。改革医学教育制度，加快建成适应行业特点的院校教育、毕业后教育、继续教育三阶段有机衔接的医学人才培养培训体系。完善医学教育质量保障机制，建立与国际医学教育实质等效的医学专业认证制度。以全科医生为重点，加强基层人才队伍建设。完善住院医师与专科医师培养培训制度，建立公共卫生与临床医学复合型高层次人才培养机制。强化面向全员的继续医学教育制度。加大基层和偏远地区扶持力度。加强全科、儿科、产科、精神科、病理、护理、助产、康复、心理健康等急需紧缺专业人才培养培训。加强药师和中医药健康服务、卫生应急、卫生信息化复合人才队伍建设。加强高层次人才队伍建设，引进和培养一批具有国际领先水平的学科带头人。推进卫生管理人员专业化、职业化。调整优化适应健康服务产业发展的医学教育专业结构，加大养老护理员、康复治疗师、心理咨询师等健康人才培养培训力度。支持建立以国家健康医疗开放大学为基础、中国健康医疗教育慕课联盟为支撑的健康教育培训云平台，便捷医务人员终身教育。加强社会体育指导员队伍建设，到 2030年，实现每千人拥有社会体育指导员 2.3 名。

第二节　创新人才使用评价激励机制

落实医疗卫生机构用人自主权，全面推行聘用制，形成能进能出的灵活用人机制。落实基层医务人员工资政策。创新医务人员使用、流动与服务提供模式，积极探索医师自由执业、医师个体与医疗机构签约服务或组建医生集团。建立符合医疗卫生行业特点的人事薪酬制度。对接国际通行模式，进一步优化和完善护理、助产、医疗辅助服务、医疗卫生技术等方面人员评价标准。创新人才评价机制，不将论文、外语、科研等作为基层卫生人才职称评审的硬性要求，健全符合全科医生岗位特点的人才评价机制。

第二十三章　推动健康科技创新

第一节　构建国家医学科技创新体系

大力加强国家临床医学研究中心和协同创新网络建设，进一步强化实验室、工程中心等科研基地能力建设，依托现有机构推进中医药临床研究基地和科研机构能力建设，完善医学研究科研基地布局。加强资源整合和数据交汇，统筹布局国家生物医学大数据、生物样本资源、实验动物资源等资源平台,建设心脑血管、肿瘤、老年病等临床医学数据示范中心。实施中国医学科学院医学与健康科技创新工程。加快生物医药和大健康产业基地建设,培育健康产业高新技术企业,打造一批医学研究和健康产业创新中心,促进医研企结合,推进医疗机构、科研院所、高等学校和企业等创新主体高效协同。加强医药成果转化推广平台建设,促进医学成果转化推广。建立更好的医学创新激励机制和以应用为导向的成果评价机制,进一步健全科研基地、生物安全、技术评估、医学研究标准与规范、医学伦理与科研诚信、知识产权等保障机制,加强科卫协同、军民融合、省部合作,有效提升基础前沿、关键共性、社会公益和战略高科技的研究水平。

<h3 style="text-align:center">第二节 推进医学科技进步</h3>

启动实施脑科学与类脑研究、健康保障等重大科技项目和重大工程,推进国家科技重大专项、国家重点研发计划重点专项等科技计划。发展组学技术、干细胞与再生医学、新型疫苗、生物治疗等医学前沿技术,加强慢病防控、精准医学、智慧医疗等关键技术突破,重点部署创新药物开发、医疗器械国产化、中医药现代化等任务,显著增强重大疾病防治和健康产业发展的科技支撑能力。力争到2030年,科技论文影响力和三方专利总量进入国际前列,进一步提高科技创新对医药工业增长贡献率和成果转化率。

<h2 style="text-align:center">第二十四章 建设健康信息化服务体系</h2>

<h3 style="text-align:center">第一节 完善人口健康信息服务体系建设</h3>

全面建成统一权威、互联互通的人口健康信息平台,规范和推动"互联网+健康医疗"服务,创新互联网健康医疗服务模式,持续推进覆盖全生命周期的预防、治疗、康复和自主健康管理一体化的国民健康信息服务。实施健康中国云服务计划,全面建立远程医疗应用体系,发

展智慧健康医疗便民惠民服务。建立人口健康信息化标准体系和安全保护机制。做好公民入伍前与退伍后个人电子健康档案军地之间接续共享。到2030年,实现国家省市县四级人口健康信息平台互通共享、规范应用,人人拥有规范化的电子健康档案和功能完备的健康卡,远程医疗覆盖省市县乡四级医疗卫生机构,全面实现人口健康信息规范管理和使用,满足个性化服务和精准化医疗的需求。

第二节 推进健康医疗大数据应用

加强健康医疗大数据应用体系建设,推进基于区域人口健康信息平台的医疗健康大数据开放共享、深度挖掘和广泛应用。消除数据壁垒,建立跨部门跨领域密切配合、统一归口的健康医疗数据共享机制,实现公共卫生、计划生育、医疗服务、医疗保障、药品供应、综合管理等应用信息系统数据采集、集成共享和业务协同。建立和完善全国健康医疗数据资源目录体系,全面深化健康医疗大数据在行业治理、临床和科研、公共卫生、教育培训等领域的应用,培育健康医疗大数据应用新业态。加强健康医疗大数据相关法规和标准体系建设,强化国家、区域人口健康信息工程技术能力,制定分级分类分域的数据应用政策规范,推进网络可信体系建设,注重内容安全、数据安全和技术安全,加强健康医疗数据安全保障和患者隐私保护。加强互联网健康服务监管。

第二十五章 加强健康法治建设

推动颁布并实施基本医疗卫生法、中医药法,修订实施药品管理法,加强重点领域法律法规的立法和修订工作,完善部门规章和地方政府规章,健全健康领域标准规范和指南体系。强化政府在医疗卫生、食品、药品、环境、体育等健康领域的监管职责,建立政府监管、行业自律和社会监督相结合的监督管理体制。加强健康领域监督执法体系和能力建设。

第二十六章　加强国际交流合作

实施中国全球卫生战略，全方位积极推进人口健康领域的国际合作。以双边合作机制为基础，创新合作模式，加强人文交流，促进我国和"一带一路"沿线国家卫生合作。加强南南合作，落实中非公共卫生合作计划，继续向发展中国家派遣医疗队员，重点加强包括妇幼保健在内的医疗援助，重点支持疾病预防控制体系建设。加强中医药国际交流与合作。充分利用国家高层战略对话机制，将卫生纳入大国外交议程。积极参与全球卫生治理，在相关国际标准、规范、指南等的研究、谈判与制定中发挥影响，提升健康领域国际影响力和制度性话语权。

第八篇　强化组织实施

第二十七章　加强组织领导

完善健康中国建设推进协调机制，统筹协调推进健康中国建设全局性工作，审议重大项目、重大政策、重大工程、重大问题和重要工作安排，加强战略谋划，指导部门、地方开展工作。

各地区各部门要将健康中国建设纳入重要议事日程，健全领导体制和工作机制，将健康中国建设列入经济社会发展规划，将主要健康指标纳入各级党委和政府考核指标，完善考核机制和问责制度，做好相关任务的实施落实工作。注重发挥工会、共青团、妇联、残联等群团组织以及其他社会组织的作用，充分发挥民主党派、工商联和无党派人士作用，最大限度凝聚全社会共识和力量。

第二十八章　营造良好社会氛围

大力宣传党和国家关于维护促进人民健康的重大战略思想和方针政策，宣传推进健康中国建设的重大意义、总体战略、目标任务和重大举措。加强正面宣传、舆论监督、科学引导和典型报道，增强社会对健康中国建设的普遍认知，形成全社会关心支持健康中国建设的良好社会氛围。

第二十九章　做好实施监测

制定实施五年规划等政策文件，对本规划纲要各项政策和措施进行细化完善，明确各个阶段所要实施的重大工程、重大项目和重大政策。建立常态化、经常化的督查考核机制，强化激励和问责。建立健全监测评价机制，制定规划纲要任务部门分工方案和监测评估方案，并对实施进度和效果进行年度监测和评估，适时对目标任务进行必要调整。充分尊重人民群众的首创精神，对各地在实施规划纲要中好的做法和有效经验，要及时总结，积极推广。

参 考 文 献

[1] 董玉整."亚健康"初探 [J]. 广州医学院学报, 1998 (3): 77-78+85.

[2] 周英, 尤黎明, 张晋碚, 关念红. 产生亚健康状态的原因与应对措施 [J]. 中国健康教育, 2002 (11): 35-36.

[3] 范存欣, 王声湧, 朱丽, 肖永杰, 马绍斌. 广东省高校教工亚健康现况及危险因素分析 [J]. 中华流行病学杂志, 2003 (9): 25-28.

[4] 邓旭, 蔡虎志, 陈青扬, 别明珂, 李兰心, 彭艳斌, 陈新宇. 基于"四时调阳"理念构建"治未病"新体系 [J]. 中医杂志, 2019, 60 (10): 895-897.

[5] 谢雁鸣, 刘保延, 朴海垠, 何丽云, 李文泉, 胡镜清, 高荣林, 何良志, 高颖, 冯兴中. 基于临床流行病学调查的亚健康人群一般特征的探析 [J]. 中国中西医结合杂志, 2006 (7): 612-616.

[6] 赵瑞芹, 宋振峰. 亚健康问题的研究进展 [J]. 国外医学 (社会医学分册), 2002 (1): 10-13.

[7] 刘保延, 何丽云, 谢雁鸣, 胡镜清. 亚健康状态中医基本证候特征调查问卷的研制 [J]. 中国中医基础医学杂志, 2004 (9): 23-28.

[8] 张铭, 刘欢, 王营营, 郑萍萍, 吴佳琪, 杭晴, 侯善兵. 医学生"考试月"期间亚健康流行现状及影响因素分析 [J]. 沈阳医学院学报, 2019, 21 (2): 147-150.

[9] 曹淑芹，张艳青．用人单位"亚健康"状态表现及破解研究 [J]．农村经济与科技，2019，30（2）：137，147-148.

[10] 杨玉芳，孙贵香，龚兆红，厉佳俊，孙豪娴，邓琳蓉．中医学的形神统一观与亚健康刍议 [J]．国医论坛，2019，34（2）：55-57.

[11] 张志，王启，杨坤．"治未病"理论在社区健康管理中应用的可行性分析 [J]．心电图杂志（电子版），2019，8（2）：120-121.

[12] 孔惠．分析在"治未病"过程中采用中医药调理脾胃的作用、方式和优势 [J]．中国疗养医学，2019，28（4）：392-394.

[13] 李昊，赵映前，向楠，叶松，郭怡，李小玉，曾婧，王丽君，叶昭素．湖北省中医医院开展"治未病"工作初探 [J]．湖北中医学院学报，2010，12（2）：79-80.

[14] 邓旭，蔡虎志，陈青扬，别明珂，李兰心，彭艳斌，陈新宇．基于"四时调阳"理念构建"治未病"新体系 [J]．中医杂志，2019，60（10）：895-897.

[15] 李昊，赵映前，郭怡，王丽君，曾婧，叶昭素．开展中医"治未病"工作的重要意义 [J]．湖北中医杂志，2009，31（9）：31-32.

[16] 陈大杰，赵顾涵，郭玉琳，刘帅，曹雄晶，谭晓东．"健康湖北"背景下居民健康素养研究 [J]．中国卫生事业管理，2016，33（11）：867-871.

[17] 项继权，罗峰，许远旺．构建新型农村公共服务体系——湖北省乡镇事业单位改革调查与研究 [J]．政策，2007（1）：37-40.

[18] 项继权，罗峰，许远旺．构建新型农村公共服务体系——湖北省乡镇事业单位改革调查与研究 [J]．华中师范大学学报（人文社会科学版），2006（5）：2-11.

[19] 卢现祥，李晓敏，卢青．湖北省城乡公共服务均等化：现状、问题与对策 [J]．学习与实践，2009（11）：35-42.

[20] 张禄生. 湖北省农村居民卫生服务需求及利用影响因素研究 [D]. 华中科技大学, 2009.

[21] 陈大杰. 湖北省普通人群健康素养现况调查及影响因素分析 [D]. 武汉大学, 2017.

[22] 刘冰. 湖北省乡镇卫生院发展问题研究 [D]. 武汉大学, 2005.

[23] 唐婴, 任先平. 湖北省卫生事业发展策略 [J]. 预防医学情报杂志, 2002 (6): 519-520.

[24] 袁芳. 农村区域公共卫生体系绩效控制机制研究 [D]. 华中科技大学, 2015.

[25] 罗艺, 杨玉茹, 朱国军, 刘冰. "新医改"背景下乡镇卫生院的发展研究——以湖北省襄阳市为例 [J]. 卫生软科学, 2012, 26 (7): 598-600.

[26] 李发新, 刘慧. "医改"后农村医疗卫生现状考察——以湖北省神农架林区为例 [J]. 三峡论坛 (三峡文学. 理论版), 2013 (2): 74-78.

[27] 孙敏, 宇传华, 杨子娟, 连肖, 何良, 刘家元, 马荣娴, 张爽. 2007-2011 年湖北省政府卫生投入研究 [J]. 中国卫生资源, 2014, 17 (1): 20-22.

[28] 徐萍. 公共卫生管理中的问题与解决策略研究 [J]. 临床医药文献电子杂志, 2018, 5 (25): 183-184.

[29] 叶俊. 我国基本医疗卫生制度改革研究 [D]. 苏州大学, 2016.

[30] 李文中. 我国健康保障制度的公平与效率研究 [D]. 首都经济贸易大学, 2011.

[31] 翟理祥, 凌子平, 叶清, 张娟, 廖吴美子. "双一流"背景下中医药文化融入校园文化建设研究 [J]. 黑龙江高教研究, 2018, 36 (12): 13-15.

[32] 白欲晓. 价值实现是中医药文化传承与传播的终极目标——评《中医药文化传承与传播的价值实现》 [J]. 南京晓庄学院学报,

2018，34（4）：118.

[33] 曹洪欣．坚定文化自信 弘扬中医药文化［J］.中国政协，2018
（18）：32-33.

[34] 黄河．健康中国战略视域下传统文化传播问题与对策［J］.边疆
经济与文化，2018（8）：78-79.

[35] 张洪雷，张宗明．文化强国视域下中医药文化软实力提升路径研
究［J］.中国中医药现代远程教育，2018，16（21）：1-4.

[36] 亢连茹，郑爽，于志国，朱路文，唐强，尹洪娜．文化自信背景
下中医药文化精准传播路径的构建［J］.中国中医药现代远程教
育，2019，17（3）：149-151.

[37] 傅文第．中医药文化传播的现实困境与对策选择［J］.中国医药
导报，2018，15（31）：119-123.

[38] 李寒冰，吴宿慧．中医药文化自信在中医药人才培养中的必要
性［J］.教育现代化，2018，5（30）：5-7.

[39] 陈小寒，蓝海，黄泽娟，杨晓明．中医药院校学生文化自觉自信
培育途径研究［J］.成都中医药大学学报（教育科学版），2018，
20（3）：93-95.

[40] 陈静锋，郭崇慧，魏伟．"互联网+中医药"：重构中医药全产业
链发展模式［J］.中国软科学，2016（6）：26-38.

[41] 冯娇，冯雯妍．关于传统中医药文化融入医学生人文素质培养中
的思考［J］.医药高职教育与现代护理，2018，1（4）：195-197.

[42] 宋欣阳，陈丽云，严世芸．关于中医药文化教育的思考［J］.中
医杂志，2014，55（19）：1702-1704，1710.

[43] 陈永灿．在健康服务中传承中医药文化［N］.中国中医药报，
2018-03-21（03）.

[44] 陈庆．中医药文化传承的制度困境及对策研究［J］.时珍国医国
药，2017，28（11）：2701-2703.

[45] 孙光荣．中医药文化传承与发展战略的思考［J］.中国中医药现

代远程教育，2005，3（10）：3-6.

[46] 申俊龙，马洪瑶，魏鲁霞. 中医药文化核心价值传承与创新的互动和演化逻辑 [J]. 医学与哲学（A），2013，34（10）：90-94.

后 记

实施健康湖北战略智库建设是"新时代健康中国（长江经济带）战略研究"的系列成果之一，由湖北省级宣传文化发展专项基金"长江经济带健康产业及结构布局研究"和湖北中医药大学校级科研平台"健康湖北研究中心"资助出版。

本人作为课题负责人和本书写作的主持人，负责写作大纲的制定和内容编写，并对全书进行修改和统稿定稿。本书相关章节执笔为：第一章胡慧远、陈繁义，第二章武卫兵、周士权，第三章胡慧远、武卫兵，第四章姚泷皓、费雪莱，第五章胡慧远、姚泷皓，第六章胡瑾玥、胡永干，第七章胡瑾玥、卢江，第八章李文、胡慧远。

本书的写作得到了学校领导和相关学科专家的大力支持和热情帮助，我校王祚桥教授和湖北省社会科学院问青松教授在写作中多次给予专门指导，为本书的选题、内容的选定及写作提出了许多宝贵的建议。本书在写作过程中，也参考了近几年来这一领域最前沿的研究动态，吸收了不少专家学者的研究成果，在此一并致以诚挚的谢意！健康湖北战略智库建设的相关研究还是一个全新的课题，理论性与实践性强，随着时代的发展也在不断变化和发展。由于作者水平所限，对许多问题还没能进行更深入的研究，书中的各种数据还需要进一步更新、充实和完善，亦难免有疏漏与不足，敬请读者批评指正、不吝赐教。

作 者

269